GOLDMANN
RATGEBER

Buch

Dieses Buch ist eine Anleitung für alle, die sich vorgenommen haben, mit dem Überschreiten der Lebensmitte nicht an Attraktivität und Lebensfreude zu verlieren. Jane Fonda erklärt anschaulich, wie sich die Bedürfnisse des reifen Körpers verändern und wie man seine Lebensgestaltung darauf einstellen sollte. Ein ausgewogenes Ernährungsprogramm, in dem den zahlreichen Diäten der Kampf erklärt wird, sorgt für einen gesunden Körper. Gymnastik- und Fitneßübungen, in die Jane Fondas jahrelange Aerobicserfahrungen eingeflossen sind und die anhand von über hundert Abbildungen erläutert werden, bilden die Grundlage zu einem neuen Selbstgefühl.

Es ist an der Zeit, daß sich eine Generation von Frauen bewußt und stolz zu ihren mittleren Jahren bekennt und für sich selbst und ihre Töchter einen positiven neuen Weg durch einen früher mißverstandenen und ignorierten Lebensabschnitt bahnt.

Autorin

Jane Fonda, geboren 1937, hat sich nicht nur als Hollywood-Star einen Namen gemacht. Ebenso berühmt wurde die begabte Schauspielerin als engagierte Kämpferin für den Frieden in der Welt, für die Gleichberechtigung der Frau und für eine intakte Umwelt. Ihre Gesundheitsbücher und Videokurse für Frauen erfreuen sich größter Popularität. Jane Fonda lebt mit ihrem Mann, dem Politiker Tom Hayden, und ihren zwei Kindern Vanessa und Troy in Santa Monica, Kalifornien.

Im Goldmann Verlag liegt außerdem vor:
»Meine Erfahrungen mit der Lebensmitte. Die selbstbewußte, attraktive Frau« (13571).

Jane Fonda

Mein Ernährungs- und Fitneßprogramm für die besten Jahre

Die selbstbewußte, attraktive Frau

unter Mitarbeit von Mignon McCarthy

Fotos von Harry Langdon

Aus dem Amerikanischen übertragen
von Brigitte Stein

GOLDMANN VERLAG

Originaltitel: Women Coming of Age
Originalverlag: Simon and Schuster, New York

Der Goldmann Verlag
ist ein Unternehmen der Verlagsgruppe Bertelsmann

Made in Germany · 7/90 · 1. Auflage
Genehmigte Taschenbuchausgabe

Umschlaggestaltung: Design Team München
Umschlagfoto: dpa, Frankfurt/M.
Satz: Uhl+Massopust, Aalen
Druck: Presse-Druck Augsburg
Verlagsnummer: 13578
Lektorat: Diane von Weltzien
Herstellung: Barbara Rabus
ISBN 3-442-13578-8

INHALT

Anhang

ERSTER TEIL

Damit es so bleibt: Mein Programm für das Wohlbefinden in der Lebensmitte

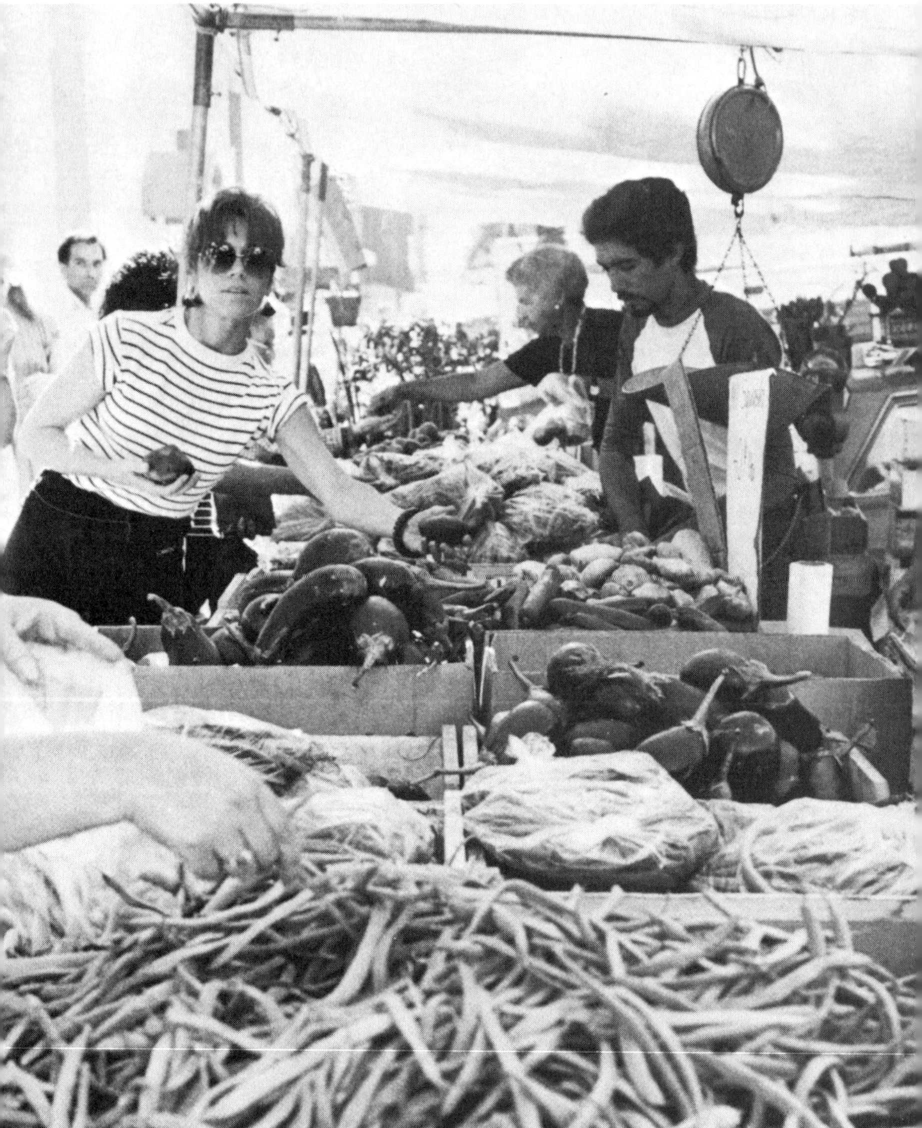

KAPITEL 1

Ernährung, die uns fit hält

In den letzten fünfzehn Jahren habe ich eine Menge über gute Ernährung gelernt. Nahrung – die ich in meinen früheren Jahren des Fastens und Überessens so lange als Feind betrachtete – ist schließlich mein Bundesgenosse geworden. Nun ja, es gibt noch gelegentliche Gefechte, aber im großen und ganzen haben wir Frieden geschlossen. Und ich bin mehr denn je davon überzeugt, daß eine gesunde Kost entscheidend ist – für mein seelisches und körperliches Wohlbefinden ebenso wie für das meiner Familie. Sie kann uns auch helfen, den Alterungsprozeß zu bremsen, die Erfahrung der Wechseljahre zu mildern, das Auftreten chronischer Krankheiten zu verhindern, und nicht zuletzt beschert sie uns die Vitalität, die wir uns in den mittleren Jahren alle wünschen und die wir brauchen.

Die Nahrung, die wir zu uns nehmen, wirkt sich auf jede Zelle im Körper aus – von den Hormonen bis zu den Knochen, von den Nerven bis zur Haut, von den Enzymen bis zu den Muskeln. Regelmäßige Bewegung trägt entscheidend dazu bei, daß die Nahrung, die wir essen, von den Zellen als Energiequelle, zum Aufbau und zur Reparatur verwendet werden kann. In der Lebensmitte wird die Qualität und Quantität der Nährstoffe, die wir zu uns nehmen und verwerten, zunehmend wichtig.

Im dritten Kapitel von »Meine Erfahrungen mit der Lebensmitte« habe ich beschrieben, wie sich der Zellstoffwechsel allmählich verlangsamt und den Zellen bei ihrer Regeneration und ihren Reparaturen zunehmend Fehler unterlaufen. Daher brauchen diese winzigen Zellfabriken die *besten Rohstoffe*, um so gesunde und starke Zellen wie möglich reproduzieren zu können – sonst fehlt es ihnen an den Nährstoffen, die sie für den ständigen Wiederaufbau brauchen, und die Schäden nehmen beschleunigt zu. Und weil sich auch unser Stoffwechsel etwas verlangsamt, brauchen wir alle

Beim Einkaufen auf einem Erzeugermarkt in Santa Monica.

weniger Kalorien – um so mehr Grund, daß die Speisen, die wir essen, nährstoffreich sein sollten. Nutzlose Kalorien können wir uns nicht leisten. Wir müssen daher die Diätkunst meistern, *von weniger mehr zu haben.*

Mit zunehmendem Alter verdauen oder verwerten wir die Nahrung nicht mehr so gut wie früher. Die Enzyme, die Nahrung in verwertbare Stoffe umwandeln, sind nicht mehr maximal leistungsfähig. Aus diesem Grund können manche Nahrungsmittel im Verdauungstrakt unerwartete Allergien oder Irritationen auslösen. So kommt es nicht selten vor, daß Milch nicht mehr vertragen wird, weil das Darmenzym Laktase, das für den Abbau der Laktose in der Milch nötig ist, sich im Alter verringern kann. Die Zellen können mit der Zeit teilweise ihre Fähigkeit einbüßen, Nährstoffe sowohl zu resorbieren als auch zu verwerten. Dies scheint etwa für Glukose oder Zucker zu gelten, worüber ich später noch sprechen werde. Die Leichtigkeit, mit der wir die Abfallprodukte von Nahrung ausscheiden, kann ebenfalls nachlassen. Unsere Nieren, die Abfallstoffe aus dem Blut ausfiltern, funktionieren etwas langsamer. Und wir neigen eher zu Verstopfung, wenn wir ungenügend Faserstoffe zu uns nehmen oder zu wenig Wasser trinken. All diese Auswirkungen können wir durch körperliche Bewegung minimieren, aber die Resultate werden nur dann zufriedenstellend sein, wenn wir Bewegung mit gesunden Ernährungsgewohnheiten verbinden.

Die Grundnahrungsmittel

Eine gesunde Kost bleibt in jedem Alter gesund. Eine Ernährung, die mit zwanzig gut für uns war, wird uns auch mit vierzig, sechzig und achtzig guttun. Bei der Aufstellung der Nahrungsmittel, die wir alle brauchen, wollen wir mit den Grundstoffen – den Großen Drei – beginnen.

- *Kohlenhydrate* führen dem Körper die umfassendste, am leichtesten verfügbare Energie zu; solche mit Faserrückständen halten den Verdauungstrakt sauber und gesund.
- *Proteine* oder *Eiweiße* sind die Bausteine für jede Zelle des Körpers.
- *Fette* ölen jede Zelle und liefern dem Körper Energie in der konzentriertesten Form.

Die meisten Nahrungsmittel enthalten alle drei der genannten Nährstoffe, wobei jeweils einer vorherrscht. Kartoffeln enthalten beispielsweise eine Spur Fett und einige Gramm Eiweiß, aber zehnmal soviel Kohlenhydrate. Eine Tasse fettarmer Quark enthält 4 g Fett und 8 g Kohlenhydrate, aber 31 g Eiweiß. In manchen Fällen ist die Bilanz ausgeglichener – Spinat besteht zur Hälfte aus Proteinen und zur Hälfte aus Kohlenhydraten, mit nur einer Spur Fett. Nur wenige Nahrungsmittel enthalten bloß eines der Großen Drei, etwa Pflanzenöle, die ausschließlich aus Fett, oder Kabeljau, der fast rein aus Eiweiß besteht. Eine Frucht wie die Wassermelone stellt die größte Annäherung an ein »reines Kohlenhydrat« dar.

Es gibt keine Beweise dafür, daß unsere Ernährungsbedürfnisse im Alter abnehmen. Jeder der Hauptnährstoffe ist wesentlich für eine gesunde Ernährung – wobei die komplexen Kohlenhydrate im Vordergrund stehen. Aber aufgrund all der Veränderungen, die wir mit zunehmendem Alter durchmachen, ändern sich auch bestimmte Elemente unseres täglichen Eiweiß-, Kohlenhydrat- und Fettbedarfs. Wir brauchen mehr von manchen Nährstoffen und weniger von anderen. Und weil wir Vitamine und Mineralstoffe nicht mehr so gut absorbieren wie früher, kann sich unser Bedarf an vielen dieser Spurenelemente tatsächlich erhöhen.

Altmachende Ernährung

Jeder der drei Hauptnährstoffe hat seine Kehrseite. Bei den Proteinen ist es ein Überschuß an tierischem Eiweiß. Beim Fett ein Überschuß an gesättigten Fettverbindungen. Bei den einfachen Kohlenhydraten ein Überschuß an Zucker – und der damit einhergehende Mangel an Faserstoffen. Zu viele Kalorien aus allen drei Quellen haben unerwünschte Pfunde zur Folge.

Bedauerlicherweise fügen sich diese negativen Seiten der Grundnährstoffe zu einem allzu vertrauten Ernährungsbild zusammen – der herkömmlichen Durchschnittskost. Diese fettreiche, zuckerreiche, kalorienreiche und faserstoffarme Kost mit ihrem Defizit an Vitaminen und Mineralstoffen könnte man mit Fug und Recht als altmachende Ernährung bezeichnen!

Die Tatsachen sind schockierend. 62 Prozent der Kalorien, die in den USA konsumiert werden, stammen von Zucker, Alkohol und tierischen

Fetten. Das bedeutet, daß *weit mehr als die Hälfte* der Nahrung, die wir essen, weder Nährwert noch Faserstoffe enthält und daß nur 38 Prozent der Nahrung, die wir zu uns nehmen, zur Deckung unseres gesamten Nährstoffbedarfs geeignet ist. Als Gesellschaft könnten wir uns unser Grab mit Schaufeln nicht schneller graben, als wir es mit Messer und Gabel tun. Die Situation ist kritisch und gefährlich – für uns ebenso wie für unsere Kinder. Wir müssen unsere Ernährungsgewohnheiten ändern. Auf den folgenden Seiten werden Sie lernen, so wie ich es lernte, wie Sie sich auf eine lebensrettende fettarme, zuckerarme, kalorienarme, faserstoffreiche und nährstoffreiche Kost umstellen können. Schauen wir uns dann, der Grundstoffe als des unerläßlichen Pfeilers einer gesunden Ernährung eingedenk, die wichtigsten Elemente an, die Sie von Ihrem Speisezettel *eliminieren* sollten. Ich nenne sie »die acht Altmacher«.

DIE GRUNDSTOFFE: GESUND IN JEDEM ALTER

PROTEINE

Protein baut die Zellen in praktisch allen Geweben des Körpers auf, erhält und repariert sie. Es besteht aus 22 Aminosäuren, die alte Zellen ersetzen und neue aufbauen – in Haut, Muskeln, Knochen, Knorpeln, Blutgefäßen und inneren Organen. Die Aminosäuren sind auch für die Bildung von Hormonen und Enzymen nötig, die für jeden chemischen Prozeß im Körper erforderlich sind.

Protein wird auch zum Energielieferanten, wenn die Kohlenhydrat- und Fettreserven erschöpft sind. Das ist jedoch nicht wünschenswert, da das Protein nicht gespeichert werden kann und für die ständige Regeneration des Körpers ergänzt werden muß.

Tagesbedarf: 35–55 g Eiweiß täglich ist reichlich – Proteine sollten 15–20 % Ihrer täglichen Kalorienmenge ausmachen. Innerhalb dieser Spanne zu bleiben, ist wichtig für die mittleren und späteren Jahre. Eine zu eiweißreiche Kost, wie sie in Amerika üblich ist, kann die Nieren belasten und beschleunigt den Verlust an Kalzium, der zu Osteoporose führen kann.

Lieferanten: Der Körper kann die meisten Aminosäuren selbst herstellen. Neun davon müssen jedoch durch die Nahrung aufgenommen und können vom Körper am besten verwertet werden, wenn man sie gleichzeitig zu sich nimmt. Die proteinreichsten Nahrungsmittel, die alle essentiellen Aminosäuren enthalten, werden als *vollständige Proteine* bezeichnet. Dies sind die tierischen Produkte: Fisch, Geflügel, Rindfleisch, Eier, Milch, Joghurt und Käse. Obzwar selbst nicht vollständig, stellen *pflanzliche Proteine in bestimmten Kombinationen eine ebenso reiche Quelle an Proteinen* und den wesentlichen Fettsäuren dar (z. B. Hülsenfrüchte und ungemahlenes Getreide, die auch gut miteinander kombiniert werden können).

FETTE

Fette stellen die konzentrierteste Energiezufuhr dar. Dies gilt für Fette in der Nahrung wie für die gespeicherten Fettreserven im Körper. Fett ist der Energielieferant, den zu verbrennen Sie Ihren Körper in den Ausdauersportarten trainieren. Fett wirkt isolierend, ölt die Zellen, schützt die Gewebe vor Trockenheit und hilft bei der Absorption fettlöslicher Vitamine.

Fett besteht aus zwei Grundformen von Fettsäuren: gesättigtes Fett, das bei Zimmertemperatur gewöhnlich fest ist und in erster Linie aus tierischen Fetten einschließlich Butter und Schmalz besteht; und ungesättigtes Fett, das bei Zimmertemperatur flüssig ist und überwiegend aus den Ölen von Pflanzen, Nüssen und Samen stammt. Die festen, gesättigten Fette enthalten Cholesterin, eine wachsartige Substanz, die nötig für die Gesundheit und ein wichtiger Bestandteil der Geschlechtshormone ist, aber im Überschuß mit potentiell tödlichen chronischen Gefäß- und Herzerkrankungen in Verbindung gebracht wird. Die ungesättigten Fette enthalten dagegen kein Cholesterin und können sogar bei mäßigem Konsum das im Blut enthalene Cholesterin verringern. Auch enthalten nur die ungesättigten Fette Linolsäure, die »essentielle« Fettsäure, die wir für das Wachstum, den Stoffwechsel und die Gesunderhaltung von Blut, Arterien und Nerven brauchen.

Tagesbedarf: Ein Eßlöffel eines mehrfach ungesättigten pflanzlichen Öles deckt unseren Tagesbedarf an Linolsäure. *Der Gesamtkonsum an Fetten sollte geringer sein als der an den beiden anderen Grundstoffen.* Die Kalorienmenge pro Gramm ist doppelt so hoch wie bei Eiweiß und Kohlenhydraten, daher sollte Fett nicht mehr als 25 % Ihrer täglichen Kalorienmenge ausmachen. Die Durchschnittskost besteht zu mehr als 40 % aus Fett, und zwar zum größten Teil aus gesättigten Fetten, die weitgehend aus Rindfleisch, Geflügel und Vollmilchprodukten stammen.

Lieferanten: Mäßig genossen sind die besten Fettquellen pflanzliche Öle, insbesondere das mehrfach ungesättigte Mais-, Sonnenblumen-, Sojabohnen- und Safloröl, wobei das Safloröl den höchsten Gehalt an Linolsäure hat. Erdnuß-, Oliven- und Sesamöl sollten sparsam verwendet werden. Kokosnuß- und Palmöl sollten gemieden werden.

KOHLENHYDRATE

Kohlenhydrate sind die Hauptenergiequelle für alle körperlichen Funktionen. Sie sind leicht verdaulich und werden in den Blutzucker Glukose umgewandelt, der Gehirn, Nervensystem und Muskeln mit Energie versorgt. Glukose hilft, den kompakteren Brennstoff Fett effizienter zu verbrauchen, und wird in den Muskeln und der Leber als der Reservebrennstoff Glykogen gespeichert.

Kohlenhydrate kommen in einfacher und komplexer Form vor. Einfache Kohlenhydrate werden rasch zu Glukose abgebaut und enthalten kaum Nährstoffe. Komplexe Kohlenhydrate, die aus Stärke und Faserstoffen bestehen, werden langsamer in Glukose umgewandelt und versorgen uns anhaltender mit Energie. Wenn sie nicht durch Verarbeitungsprozesse ihrer Nährstoffe beraubt werden, sind die komplexen Kohlenhydrate eine reiche Quelle an Vitaminen, Mineralstoffen und unverdaulichen Faserstoffen, die das Tempo der Glukoseabsorption verlangsamen und das Ausscheidungssystem gesund erhalten.

Tagesbedarf: *Unsere Nahrung sollte überwiegend aus komplexen Kohlenhydraten bestehen* – sie sollten mindestens 60 % der täglichen Kalorien ausmachen.

Lieferanten: Komplexe Kohlenhydrate sind in allen Gemüsearten, Obst, Hülsenfrüchten, Samen und Nüssen enthalten; in ungemahlenem Getreide wie Naturreis und Haferschrot sowie in ungesüßten Zerealien, Teigwaren und Brot aus ungemahlenem Getreide. Einfache Kohlenhydrate sind in Zucker und Maissirup enthalten. Schwarze Melasse, Honig und Ahornsirup sind ebenfalls einfache Zuckerverbindungen, enthalten aber gewisse Nährstoffe. Achtung: 70 % des Zuckers in der heutigen Durchschnittskost sind in Erzeugnissen der Lebensmittelindustrie wie Obstkonserven, Würstchen und den meisten kommerziell vertriebenen Zerealien verborgen.

VITAMINE

Die für die Gesundheit unerläßlichen Vitamine sind Spurenelemente in der Nahrung, die den Proteinen, Fetten und Kohlenhydraten helfen, ihre verschiedenen Funktionen im Körper zu erfüllen. Diese Mikronährstoffe liefern selbst keine Energie, sondern wirken als Bestandteile von Enzymen bei der Umwandlung von Kohlenhydraten und Fett in Energie sowie von Protein in Zellen und Gewebe mit. Sie unterstützen auch die Bildung von Hormonen und chemischen Substanzen des Nervensystems, wie sie im Gehirn enthalten sind und z. T. die Stimmung beeinflussen.

Vitamine sind oft gerade in den Nahrungsmitteln enthalten, die für ihre eigene Verwertung im Körper dieser bedürfen. So sind komplexe Kohlenhydrate beispielsweise voll von B-Vitaminen, die zur Umwandlung der Kohlenhydrate in Glukose beitragen. Mehrfach ungesättigte Pflanzenöle enthalten Vitamin E, das die Öle vor der Oxydation schützt; die Öle erleichtern ihrerseits die Absorption von Vitamin E im ganzen Körper.

Es gibt zwei Haupttypen von Vitaminen: wasserlösliche und fettlösliche. Die wasserlöslichen können im Körper nicht gespeichert werden, daher ist eine ständige Zufuhr nötig. Es sind dies die Vitamine C und der B-Komplex. Fettlösliche Vitamine werden dagegen mühelos im Körper gespeichert. Dies sind die Vitamine A, D, E und K. Ein Überschuß an diesen Vitaminen kann zu einem toxischen Stau führen, obwohl dies selten vorkommt.

Tagesbedarf: In den USA veröffentlichte der Ernährungsausschuß der Nationalen Akademie der Wissenschaften eine Empfohlene Tagesdosis (ETD) für alle Vitamine und Mineralstoffe. Inzwischen wurde eine separate Kategorie für Menschen über 50 eingeführt. Die ETD war immer Empfehlung für *durchschnittliche* Bedürfnisse, und die Angaben für die über 50jährigen basieren auf Hochrechnungen des Bedarfs *jüngerer* Erwachsener.

Es ist zu bezweifeln, daß unser Vitaminbedarf mit zunehmendem Alter absinkt. Höchstwahrscheinlich bleibt er gleich oder nimmt eher noch zu, da die Effizienz nachläßt, mit der der Körper Nährstoffe absorbiert, und da wir in den mittleren Jahren weiterhin einen Verlust an Nährstoffen durch Alkohol, Zucker, Rauchen, Streß, Luftverschmutzung und gefährliche Chemikalien im Wasser und in der Nahrung erleiden. Angesichts der denaturierten Erzeugnisse der Lebensmittelindustrie, die einen Großteil der Durchschnittskost ausmachen, halte ich es für wichtig, *täglich zu den Mahlzeiten ein Multivitaminpräparat einzunehmen, das mindestens 100 Prozent der ETD* enthält. Möglicherweise brauchen wir in den mittleren Jahren höhere Mengen an bestimmten Vitaminen.

MINERALSTOFFE

Mineralstoffe sind ebenso lebenserhaltend und unerläßlich für das körperliche und seelische Gesamtbefinden wie Vitamine. Alle unsere Körpergewebe und -flüssigkeiten enthalten Mineralstoffe. Sie dienen als Katalysator für die Übertragung von Nervenbotschaften, für die Muskeltätigkeit, die Hormonproduktion und die Regulierung unseres Flüssigkeitshaushalts. Sie wirken auch mit den Vitaminen im Nahrungsstoffwechsel zusammen.

Die wichtigsten Mineralstoffe sind Kalzium, Magnesium, Kalium, Phosphor, Natrium, Chlor und Schwefel. Die Spurenminerale, die der Körper in winzigen, aber ebenso nötigen Quantitäten enthält, sind Eisen, Zink, Selen, Jod, Mangan, Kupfer, Chrom, Fluor und andere.

Tagesbedarf: Für die meisten Mineralstoffe stehen ETD zur Verfügung. Ebenso wie bei den Vitaminen gibt es kein Anzeichen, daß unser Mineralbedarf im Alter abnimmt. Zum Glück sind Minerale weniger anfällig als Vitamine, und sowohl die Haupt- als auch die Spurenminerale fehlen selten in der Nahrung, mit Ausnahme von Kalzium, Eisen und Zink. Frauen leiden beispielsweise an einem chronischen Kalziummangel, was in späteren Jahren zu Osteoporose führen kann. Das Zusammenspiel der Minerale setzt jedoch eine ausgewogene Balance voraus, deshalb sollten wir nie zuviel von einem einzelnen Mineralstoff zu uns nehmen. So brauchen wir beispielsweise die gleiche Menge an Phosphor und Kalzium. Zuviel Phosphor – der reichlich in rotem Fleisch, vielen konservierten Lebensmitteln und chemisch hergestellten Limonaden enthalten ist – baut die Kalziumreserven des Körpers ab. Andererseits brauchen wir etwa halb soviel Magnesium wie Kalzium. Zuviel Natrium, der nach Zucker am reichlichsten benutzte Nahrungsmittelzusatz, baut oftmals die Kaliumreserven des Körpers ab; dies kann den Wasserhaushalt des Körpers verändern und Wasserretention zur Folge haben, wodurch das Risiko eines erhöhten Blutdrucks zunimmt.

Wie bei den Vitaminen sichert man sich eine ausgewogene tägliche Zufuhr an Mineralstoffen durch Einnahme eines *Multimineralpräparats mit den Mahlzeiten, das mindestens 100 Prozent der ETD enthält.* Mineralpräparate sind gewöhnlich in kombinierter Form mit den Vitaminpräparaten erhältlich.

Die acht Altmacher

1. Fleisch

Fleisch hat durchaus seine Vorzüge. Es ist ein kompakter, reicher Lieferant an vollständigem Eiweiß und enthält viel Eisen. Ab und zu überfällt mich ein Heißhunger nach einem echten amerikanischen Hamburger, den ich dann auch ohne Gewissensbisse verschlinge. Aber die Probleme eines regelmäßigen Konsums von Fleisch und anderer tierischer Proteine überwiegen zweifellos die Vorteile.

- Rotes Fleisch ist reich an Phosphaten, die, wenn man sie in großen Mengen konsumiert, den Knochen Kalzium entziehen.
- Praktisch das gesamte Rindfleisch- und Geflügelangebot stammt heute von Tieren, die in hochtechnisierten Massenstallungen gehalten werden. Ihr Fleisch enthält synthetische Hormone, Giftrückstände von Pestiziden, Antibiotika und andere unerwünschte Substanzen.
- Die meisten Fleischsorten und alle Vollmilchprodukte haben einen sehr hohen Fettgehalt – insbesondere an gesättigten Fetten und Cholesterin, die zu den fetthaltigen Ablagerungen in den Arterienwänden beitragen, welche für die Arteriosklerose und viele der bedeutendsten chronischen Herzerkrankungen verantwortlich gemacht werden. (Diätetisches Cholesterin ist ausschließlich in tierischen Nahrungsmitteln enthalten. Tatsächlich enthält jede tierische Nahrung eine gewisse Menge Cholesterin; die höchsten Quantitäten sind in Eiern, Butter und im Fleisch tierischer Organe enthalten. Mehr über Cholesterin und Fett in Kürze.)

Die meisten Menschen essen doppelt soviel Proteine, wie sie brauchen, überwiegend in Form von Fleisch. Unsere Gesellschaft ist seit langer Zeit proteinbezogen, überzeugt, daß uns nur rotes Fleisch das Eiweiß liefert, das wir brauchen, und zwar je mehr, desto besser. Heute wissen wir jedoch, daß zuviel tierisches Eiweiß in Wirklichkeit schädlich ist, insbesondere, wenn es aus Fleisch oder anderen fettreichen tierischen Proteinen besteht. Die richtige Menge an Proteinen ist wichtig. Tatsächlich haben die wenigen Langzeituntersuchungen, die über den Zusammenhang zwischen Ernährung und Altern durchgeführt wurden, ergeben, daß jene Frauen am längsten leben, deren Nahrung weder zuviel noch zuwenig Proteine enthält. Aber wir brauchen nicht große Mengen an fettem Fleisch zu essen – das keine Faserstoffe enthält –, um diesen Bedarf zu decken.

Ich empfehle Ihnen, *weniger Fleisch, insbesondere rotes, industriell verarbeitetes, gepökeltes, geräuchertes oder angekohltes Fleisch zu essen, und auch weniger Leber.* Trotz ihres außerordentlich hohen Gehalts an den Vitaminen A, C und B habe ich Leber aus meinem Speisezettel gestrichen, und nicht bloß wegen ihres hohen Cholesteringehalts. Die Leber ist bei den Tieren ebenso wie bei uns die innere Entgiftungsanlage, eine Art Müllkippe für die Chemikalien, denen Rinder und Hühner zunehmend ausgesetzt sind. Es hat sich herausgestellt, daß Grillieren die Umwandlung von Fett in potentiell karzinogene (krebserzeugende) Substanzen bewirkt. Dieses Problem entsteht bei allen versengten oder angebrannten Nahrungsmitteln, die sowohl Fette als auch Eiweiß enthalten. Gepökelte und geräucherte Nahrungsmittel sind außerdem voll von Nitrat- und Nitrit-Konservierungsmitteln. Der Körper wandelt diese in Nitrosamine um, Substanzen, von denen man weiß, daß sie bei Tieren Tumore hervorrufen. Erzeugnisse wie Räucherspeck, Schinken und Wurst enthalten nicht nur hohe Mengen an diesen Substanzen, sondern auch an Fett und Salz.

Die Alternativen, an die Sie sich bedenkenlos halten können, sind *fettarme Milchprodukte, Fisch und Kombinationen pflanzlicher Proteine, die einander ergänzen.* Ich bin Frances Moore Lappé dankbar, die all dies in ihrem bahnbrechenden und einflußreichen Buch, *Die Öko-Diät,* so gut erklärt. In der neuesten revidierten Ausgabe schreibt Lappé, die Deckung unseres Proteinbedarfs ohne Fleisch sei noch leichter, als sie ursprünglich dachte, wenn wir unverarbeitete, frische Vollwertnahrung zu uns nehmen – eine frohe Botschaft für Menschen mit fleischarmer und fleischloser Diät, die sich nicht ständig den Kopf über die Aminosäurekombinationen zerbrechen wollen.

Ebenso wie die Vitamine und Mineralstoffe besteht auch das Protein, das wir zu uns nehmen, nicht zur Gänze aus *verwertbarem* Eiweiß. Alle neun essentiellen Aminosäuren sind in vielen Lebensmitteln einschließlich mancher Gemüse- und Obstsorten vorhanden, aber die Mengen und Prozentsätze aller neun bestimmen die *Qualität* des Proteins in unserer Kost.

Molkereiprodukte (wie Milch, Joghurt und Quark), Eier, Fisch, Geflügel und rotes Fleisch erzielen die höchsten Noten sowohl hinsichtlich der

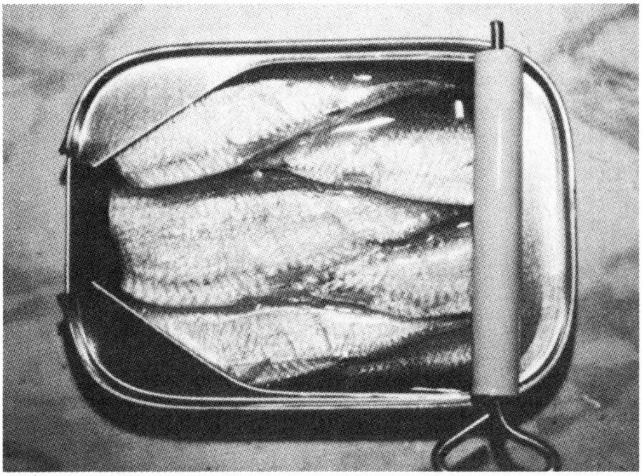

Sardinen – reich an Eiweiß, Kalzium, Eisen und Vitamin A (gießen Sie aber das Öl ab).

Quantität als auch der Verwertbarkeit ihres Eiweißgehalts. Sie werden aus diesem Grund oft als vollständige Proteine bezeichnet. In Pflanzen – Hülsenfrüchten (getrockneten Bohnen, Erbsen, Linsen), ungemahlenem Getreide (Reis, Weizen, Mais, Hafer, Gerste und anderen Zerealien), Samen, Nüssen, einigen Gemüsen und einigen Obstsorten – ist Protein dagegen generell in geringeren Mengen vorhanden. Die meisten pflanzlichen Nahrungsmittel enthalten wenig von manchen Aminosäuren, dagegen viel von anderen. Werden jedoch zwei oder mehr kombiniert, dann sind auch sie erstklassige Proteinlieferanten.

Die Kunst, reichliche Mengen an verwertbarem Eiweiß aus nichttierischen Quellen zu beziehen, besteht darin, die Schwäche eines Nahrungsmittels durch die Stärke eines anderen zu kompensieren. Dadurch kann sich die Verwertbarkeit der Proteine in beiden um 40–50 Prozent erhöhen! Dies ist nicht so kompliziert, wie es klingt, und wenn Sie eine im Grunde gesunde, abwechslungsreiche Kost zu sich nehmen, dann erhalten Sie alle Proteine, die Sie brauchen. Die Zusammenstellungen sind bei den einzelnen Speisen verschieden, aber zum Glück gibt es gute bekannte Kombinationen; eine der besten ist *Hülsenfrüchte mit Getreide*. Beispielsweise ergeben Bohnen mit Maiskuchen oder Erdnußbutter auf Weizenvollkornbrot eine ausgezeichnete Eiweißbilanz. Sooft Sie Gemüse, Hülsenfrüchte, Getreide oder Obst mit einem Molkereiprodukt, mit Fisch oder Fleisch kombinieren, holen Sie das Maximum an Eiweiß aus diesen pflanzlichen

Nahrungsmitteln heraus. Die komplementären Proteine zur gleichen Mahlzeit zu essen ist am günstigsten, aber der volle Wert des Proteins bleibt auch erhalten, wenn Sie beispielsweise zu Mittag die Bohnen und einige Stunden später die Maiskuchen essen. Vergessen wir nicht, daß die amerikanische (und westeuropäische) Durchschnittskost wesentlich mehr als die ideale tägliche Proteinmenge enthält. Falls Sie besorgt sind, ob bei Ihnen ein Proteindefizit bestehen könnte, dann achten Sie auf Anzeichen wie langsam heilende Wunden oder ungesunde Haare und Nägel.

In der nachstehend beschriebenen Weise sorge ich dafür, daß Vanessa, Troy, Tom und ich unseren Proteinbedarf decken. Inzwischen sind dies unsere Lieblingsgerichte geworden.

- *Joghurt und Quark.* In ihrer fettarmen und fettlosen Form sind dies meine Hauptlieferanten an Eiweiß – dazu manchmal ein Glas entrahmte Milch und gelegentlich ein Ei. Ich weiß, daß eine Tasse reinen Joghurts 20 Prozent meines täglichen Proteinbedarfs deckt und eine Tasse Quark 60 Prozent. Fettarmen Joghurt füge ich fast allen Speisen bei – Obst, rohem und gekochtem Gemüse und Salaten. Ich verwende ihn auch als Ersatz für Sauerrahm in Soßen und beim Backen. Er schmeckt nicht nur köstlich – beispielsweise auf einer *baked potato* –, sondern ich kann mich auch darauf verlassen, daß der Joghurt eine maximale Nutzung der in anderen Nahrungsmitteln vorhandenen Proteine gewährleistet. Joghurt, Quark und Milch enthalten auch jede Menge Kalzium und Kalium. Bei manchen Menschen können Sie sogar eine cholesterinsenkende Wirkung haben.
- *Neue Zutaten und Kombinationen.* Joghurt ist nicht die einzige Eiweißergänzung, die ich benutze. Fettarme oder fettlose Milch mit ungemahlenem Getreide ist eine der besten Kombinationen. Naturreis und Gemüse ergänze ich durch kleine Häppchen Fisch oder Huhn (beides ohne Haut). Fettarmer Käse wie Mozzarella schmeckt ausgezeichnet auf Maiskuchen, Gemüse und Salaten.
- *Tofu und Reis.* Dieses Produkt der Sojabohne, das von den Chinesen als Bohnenquark und von den Japanern als Tofu bezeichnet wird, ist jenes pflanzliche Protein, das in der Qualität dem Eiweiß des Fleisches am nächsten kommt. Tofu und andere Verwandte der Bohnenfamilie wie Feuerbohnen, Schwarze Bohnen und Kichererbsen sind preiswerte und ausgezeichnete Proteinlieferanten, wenn man sie mit ungeschältem Reis

kombiniert – eine der vollwertigsten Getreidearten, die zu meinen Lieblingsspeisen zählt. Grüne oder gelbe Gemüsesorten, geschmort oder gedämpft, machen diese Kombination noch schmackhafter und proteinreicher. Tofu oder Bohnen kann man auch Salaten oder Suppen hinzufügen. Tofu, der einen etwas geringeren Fettgehalt hat als Mozzarella-Käse, ist auch ein ausgezeichneter Lieferant von Eisen und Kalzium und senkt bei manchen Menschen erwiesenermaßen den Cholesterinspiegel des Blutes.

- *Weizenkeime – meine Lieblings-»Zutat«.* Obwohl sie ein Getreideprodukt sind, enthalten Weizenkeime mehr Protein als viele andere pflanzliche Nahrungsmittel. Sie strotzen auch vor Vitaminen und Mineralstoffen. Ein oder zwei Eßlöffel Weizenkeime sind ein ausgezeichneter Proteinverstärker für Salate und Gemüse wie Spinat, Broccoli, Kohl und Pilze. (Pilze kombiniert mit diesen dunkelgrünen Gemüsesorten sind ebenfalls gute Eiweißlieferanten.) Weizenkeime eignen sich außerdem als Ergänzung für Kartoffeln, Tofu und Getreide wie Reis, Haferflocken und andere Zerealien. Ich füge sie auch Eiern, Joghurt und dem gelegentlichen Hamburger hinzu, den wir uns leisten, obwohl diese Speisen keines Proteinzusatzes bedürfen. Ich verwende Weizenkeime auch zum Backen.
- *Samen und Nüsse.* Diese sind ebenso eiweißreich wie Bohnen, insbesondere Sonnenblumensamen und Cashew-Nüsse. Sie sind auch hervorragende Proteinzusätze zu Tofu, Hülsenfrüchten, dunkelgrünen Blattgemüsen und Kartoffeln. Und sie entfalten ihre volle Kraft mit Weizenkeimen und Kleie. So wundervoll sie sind, verwende ich sie wegen ihres hohen Kalorien- und Fettgehalts dennoch sparsam.
- *Mein Protein-Drink.* Wenn ich im Fitneßcenter arbeite, besonders gestreßt bin oder außergewöhnlich viele Termine vor mir habe, mache ich mir zum Frühstück ein Proteingetränk, bevor ich morgens das Haus verlasse – selbst wenn ich am Tagesende dann meine gewöhnliche Proteinration überzogen habe. Auf diese Weise beginne ich den Tag mit mehr als der Hälfte meines normalen Proteinbedarfs. Das sichert mir die anhaltende Energie, die ich brauche, um den Tag durchzustehen (Rezept S. 24).

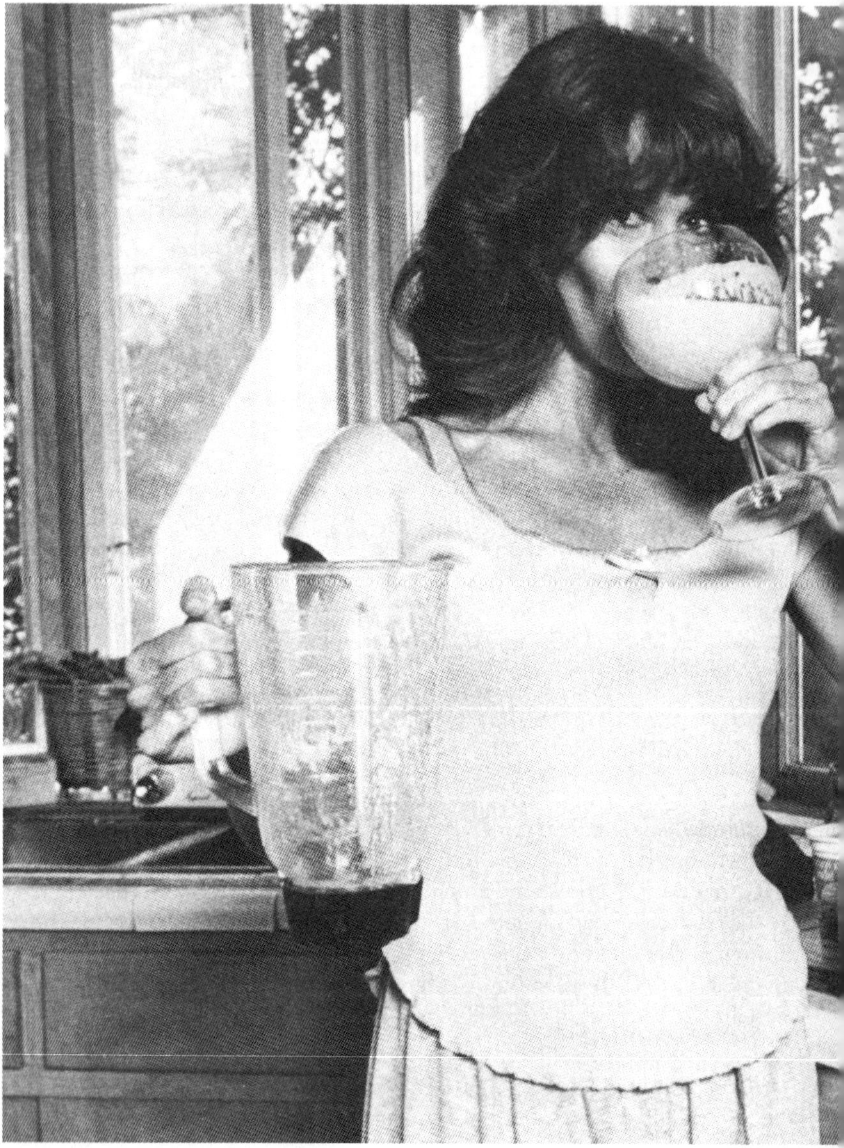

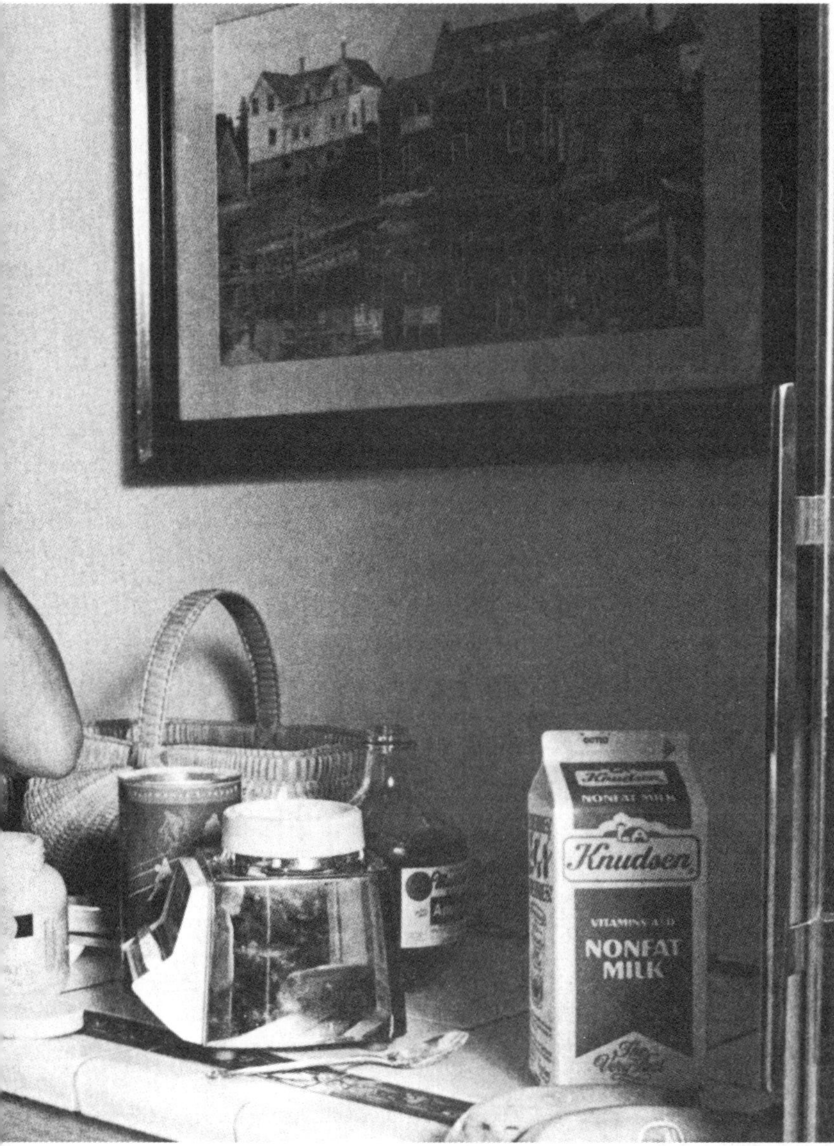
Knudsen
NONFAT MILK
Knudsen
NONFAT
MILK

Jane Fondas Protein-Shake

Mischen Sie folgende Zutaten in einem Blender (Versafter):

Eine Tasse fettlose Milch* oder Apfelsaft (wenn Sie Milch nehmen, können Sie ¼ Tasse Apfelsaft zum Süßen beimengen)
etwa 3 oder 4 frische oder tiefgekühlte Erdbeeren
oder ⅓ Tasse Heidelbeeren oder Pfirsiche (ohne den Saft)
½ frische Banane
1 Teelöffel Weizenkeime oder -kleie
1 bis 3 Eßlöffel Eiweißpulver, am besten aus Milch und Eiweiß hergestellt, ohne Beimengung von Zucker, künstlichen Farbstoffen oder Aromastoffen.
Ein paar Eiswürfel, falls die Früchte nicht tiefgekühlt sind
Wahlweise: ¼ Papaya (je mehr Obst Sie nehmen, desto mehr Milch oder Saft können Sie hinzufügen)

Versaften Sie alle Zutaten, bis ein dickflüssiges Getränk entsteht.

2. Fett

Berichten zufolge verzehrt die amerikanische Bevölkerung im Schnitt 58,5 Kilo Fett pro Kopf und Jahr. Das ist mehr als ein Kilo pro Person – *jede Woche!* An der Spitze der fettreichen Nahrungsmittel steht Fleisch, gefolgt von Vollmilch, Eiscreme, fettreichem Käse, Butter, Margarine und Ölen.

Eine fettreiche Nahrung wird mit zwei der bedeutendsten Todesursachen von Frauen in den mittleren Jahren in Verbindung gebracht – Brustkrebs und Herzerkrankungen. Sie wird auch für Bluthochdruck, Diabetes und Darmkrebs, die zweithäufigste Krebsart bei Frauen dieses Alters, verantwortlich gemacht. Der hohe Kaloriengehalt von Fett trägt ebenso dazu bei, daß wir übergewichtig werden.

Ein hoher Fettkonsum blockiert den Sauerstoff, der den Zellen zugeführt wird, so daß sie buchstäblich ersticken. Er beeinträchtigt auch den Stoffwechsel der Kohlenhydrate, unserer Hauptenergiequelle. Gesättigte

* Ich empfehle unpasteurisierte Vorzugsmilch, da durch die Pasteurisierung viele wichtige Vitamine und Enzyme in der Milch zerstört werden.

Fette werden, wie Sie wissen, mit einem hohen Blutcholesterinspiegel in Verbindung gebracht. Eine bestimmte Menge an Cholesterin ist wichtig. Es bildet beispielsweise einen wesentlichen Bestandteil der Geschlechtshormone und jeder Zellmembran. Aber der Körper ist weitgehend fähig, das Cholesterin für diese Zwecke selbst herzustellen. Und ein Cholesterinüberschuß durch tierisches Eiweiß in der Nahrung ist nur schädlich.

Ungesättigte Fette, die aus pflanzlichen Ölen, Samen, Nüssen und Getreide stammen, sind den festen, gesättigten Fetten vorzuziehen. Sie enthalten die so wichtige Linolsäure und helfen uns, die fettlöslichen Vitamine zu absorbieren. Aber auch ungesättigte Fette sind im Übermaß genossen problematisch. Mehrfach ungesättigte Öle sind anfällig für Oxydationsreaktionen, die für den Körper schädlich sein können und von denen vielfach angenommen wird, daß sie zum Alterungsprozeß beitragen, wie ich bereits erklärt habe.

Ich empfehle, den Konsum von *Fett aller Art, aber insbesondere gesättigtem Fett,* einzuschränken. Dabei beachten Sie folgende Richtlinien:

- *Bevorzugen Sie Mageres.* Bei rotem Fleisch ist das nicht leicht; es ist besser, ganz darauf zu verzichten. Falls Sie das nicht wollen, dann kaufen Sie die magersten Stücke, schneiden Sie alles sichtbare Fett weg und verwenden Sie Fleisch eher als Nebengericht denn als Hauptgang. Streichen Sie Schweineschmalz ganz aus Ihrem Speisezettel. Bei Geflügel hat das helle Fleisch (Brust) ohne die Haut den geringsten Fettgehalt. Bei Fischen – die zu den magersten tierischen Proteinquellen zählen – sind Kabeljau, Hummer, Garnelen, Schellfisch, Flunder, Flußbarsch und Seezunge am besten; als nächstes sind Seebarsch, Heilbutt, Krabben, Forellen, rosa Lachs und Thunfisch (als Konserve *in Wasser* eingelegt) zu nennen. Entfernen Sie von Fischen ebenso wie von Hühnern immer die Haut.
- *Verwenden Sie fettlose und fettarme Molkereiprodukte* – Milch, Joghurt und Käse. Die Käsesorten mit dem geringsten Fettgehalt sind neben dem fettarmen Quark der griechische Schafskäse und der italienische Mozzarella. Übrigens enthält Mozzarella auch relativ wenig Salz (Schafskäse dagegen relativ viel). Ricotta und Neufchâtel sind an zweiter Stelle zu nennen. Ganz von meinem Speisezettel gestrichen habe ich Butter, Margarine (wenn auch cholesterinfrei, besteht sie ganz aus Fett und ist

voll von Zusätzen und Konservierungsmitteln!), Backfett, Sauerrahm und fetthaltige Weich- und Schmelzkäse.

- *Pflanzliche Öle, Nüsse und Samen in mäßigen Mengen.* Ich sorge dafür, daß ich meinen täglichen Bedarf an Linolsäure durch einen Eßlöffel Pflanzenöl decke – gewöhnlich in Form einer Salatsauce. Safloröl enthält am meisten, aber Mais-, Sojabohnen- und Sonnenblumenöl sind ebenfalls ausgezeichnete Quellen. Eine Vierteltasse Sonnenblumensamen ist ebenso reich an dieser essentiellen Fettsäure, enthält aber weitaus mehr Kalorien. Im allgemeinen bin ich bei allen pflanzlichen Ölen zurückhaltend, ich bewahre sie im Kühlschrank auf und lasse sie nie ranzig werden. Erdnuß-, Oliven- und Sesamöl sollten, da sie dickflüssiger sind als die erstgenannten, noch sparsamer verwendet werden und bloß zur Würze dienen. Alle Öle enthalten 100 Prozent Fett, Nüsse 85 Prozent, Samen 75 Prozent – ihr Kaloriengehalt ist sehr hoch (ein Eßlöffel Öl = 120 Kalorien).

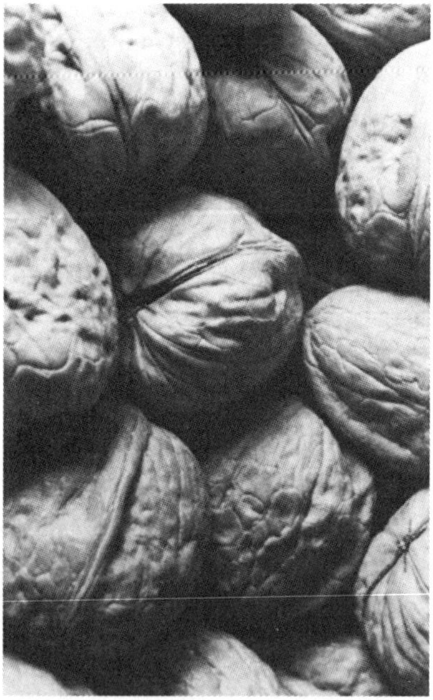

Walnüsse bereichern Salate um Proteine, Vitamine und Mineralstoffe.

- *Sparsamer Umgang mit der exotischen Avocado.* Ich mag diese Frucht sehr, aber sie besteht zu 75 Prozent aus Fett, wenn auch ungesättigtem, und ist reich an Linolsäure. Hoher Gehalt an Vitamin C, aber auch an Kalorien.
- *Schränken Sie die Eier ein.* Wegen ihres Cholesteringehalts versuche ich, mich auf drei Eier pro Woche zu beschränken, obwohl sie zu meinem Lieblingessen zählen. Beim Backen können Sie bloß das Eiweiß verwenden, das kein Cholesterin enthält. Bei Rührei aus mehreren Eiern können Sie die Hälfte der Dotter weglassen.
- *Essen Sie weniger konservierte und sonstwie »veredelte« Lebensmittel.* Fertiggerichte lassen uns schneller altern. Erzeugnisse der Lebensmittelindustrie wie Kartoffelchips, Crackers aller Art und Wurstwaren enthalten große Mengen an verborgenem Fett. Wenn Sie fertige Produkte wie Backwaren kaufen, die viel Zucker enthalten, können Sie nahezu sicher sein, daß sie ebenfalls vor Fett triefen. Wenn Sie auf einem Etikett Kokosnuß- oder Palmöl unter den Ingredienzen finden – beides gesättigte Fette –, dann verzichten Sie auf dieses Produkt.

3. Zucker

Zucker ist quasi der Zwillingsbruder von Fett. Beide sind die Ursache von Übergewicht und den sich überschneidenden Listen chronischer Erkrankungen der mittleren Jahre. Wenn Sie genau hinschauen, werden Sie bemerken, daß die meisten Erzeugnisse der Lebensmittelindustrie stets beides enthalten. *Zucker ist der Lebensmittelzusatz Nummer eins.* Nach letzten Berechnungen betrug der amerikanische Durchschnittskonsum 63 Kilo Zucker pro Jahr, die westeuropäischen Werte weichen kaum von diesem ab. Man stelle sich das vor – das ist erheblich mehr als ein Kilopaket pro Woche! Eine Meldung, die ich kürzlich im Fernsehen hörte, machte mir klar, wie süchtig wir nach Süßem sind. Der amerikanische Kongreß erhielt mehr Zuschriften, in denen gegen ein geplantes Verbot des künstlichen Süßstoffs Saccharin protestiert wurde, als gegen den Vietnamkrieg!

Ein Zuviel an Zucker hat in jedem Alter fatale Folgen – der Blutzuckerspiegel wird abwechselnd zu hoch und zu niedrig. Das einfache Kohlenhydrat Zucker als Energiequelle zu benutzen, ist, wie mit Zeitungen zu heizen. Zucker zündet mit einer Stichflamme, die rasch verlöscht, so daß ständig mehr »Papier« nachgelegt werden muß. Der plötzliche Anstieg von Blutzucker oder Glukose veranlaßt die Bauchspeicheldrüse, hohe

Mengen an Insulin abzusondern, das Hormon, das die Zellen für die Glukose aufschließt, die sie als Energiequelle benötigen. Durch diesen Insulinanstieg sinkt der Blutzuckerspiegel rasch ab. Außerdem bleibt das Insulin dann noch länger im Blut und hält den Blutzucker niedrig, so daß wir uns schlapp fühlen und ein Verlangen nach mehr Zucker haben – ein Teufelskreis. Weniger bekannt über das Insulin ist, daß es den Körper veranlaßt, Fett zu speichern! Je mehr Insulin wir absondern, desto schneller wird Fett in die Zellen transportiert und gespeichert.

Die Wissenschaftler sind nicht völlig sicher, warum, aber in höherem Alter scheinen alle Menschen eine leicht verringerte Toleranz für Glukose zu haben. Als Reaktion auf die Glukose, zu der sowohl einfache als auch komplexe Kohlenhydrate abgebaut werden, entsteht immer noch Insulin, aber die Glukose oder der Blutzucker wird von den Zellen nicht mehr so gut aufgenommen wie in früheren Jahren. Dies kann auf eine Abnahme der Insulinrezeptoren an den Zellen zurückzuführen sein – eine Erscheinung, die durch körperliche Bewegung gebessert werden kann. Möglicherweise ist auch das Insulin, das wir produzieren, weniger wirksam. Über die genaue Ursache ist man sich noch im unklaren. Bei Kindern und Erwachsenen kehrt der Blutzuckerspiegel wenige Stunden nach dem Essen auf das normale Niveau zurück. In mittlerem und höherem Alter kann der Glukosegehalt des Blutes vier bis sechs Stunden lang erhöht bleiben. Wenn wir zuviel Zucker (und auch zuviel Fett) essen, kann dieser Umstand Probleme verursachen und sogar zu Altersdiabetes eskalieren. Die Nieren sind zusätzlichen Belastungen ausgesetzt. Die kleinsten Blutgefäße werden beschädigt, die Zirkulation leidet, und die Folge ist eine Beeinträchtigung des Gewebes, das den lebenserhaltenden Sauerstoff und die Nährstoffe aus dem Blut braucht. Wir beginnen, zuviel Fett zu speichern, und je mehr Fett wir ansetzen, desto weniger scheinen wir auf Insulin anzusprechen.

Ein hoher Zuckergehalt der Nahrung steht nicht nur mit Diabetes und Übergewicht in Zusammenhang, sondern auch mit erhöhten Blutfettwerten und daher einem erhöhten Risiko für Herzerkrankungen, Harnweginfektionen, für die wir in den mittleren Jahren ebenfalls anfälliger sind, und Karies. Viele Frauen in den Wechseljahren berichten auch, daß Zucker Hitzewallungen auslöse – und natürlich Depressionen. Er beraubt uns auch der B-Vitamine.

Ich empfehle, *weniger Zucker, insbesondere Raffinade, zu essen.*

- *Entfernen Sie weißen, braunen und rohen Zucker aus Ihrem Küchenschrank.* Sie bestehen sämtlich aus Sucrose, der einfachsten und häufigsten Zuckerverbindung.
- Falls Sie einen Süßstoff brauchen, verwenden Sie schwarze Melasse, Honig oder Ahornsirup – aber *sparsam.* Vergessen Sie nicht, daß auch dies einfache Zuckerverbindungen sind. Ich stelle jedoch fest, daß ich sie nicht annähernd so freigiebig verwende wie früher »das weiße Zeug«. Die Kalorienmenge ist mehr oder weniger vergleichbar, Teelöffel für Teelöffel, aber Honig und die genannten Siruparten sind *doppelt so süß* wie Speisezucker, deshalb neigt man zu sparsamerer Verwendung. Im Gegensatz zur Raffinade haben Honig und Sirup auch einen gewissen Nährwert. Tatsächlich ist die Melasse, die den Rückstand aus dem Raffinadeprozeß bildet, voll Mineralstoffe. Ein Eßlöffel davon enthält mehr Kalium, Eisen, Kalzium und Magnesium als 1 Viertelliter Milch oder eine Scheibe Hühnerfleisch! Melasse enthält auch kleine Mengen von allen wichtigsten B-Vitaminen für die mittleren Jahre, auf die ich in einem späteren Kapitel zurückkommen werde, und etwas weniger Kalorien als alle übrigen Zuckersorten. Honig, der in manchen Kulturen als das vollkommene Nahrungsmittel angesehen wird, enthält in ungekochtem und ungefiltertem Zustand weniger Sucrose als Melasse und mehr Traubenzucker, der etwas langsamer verdaut wird. Er weist auch kleine Mengen an Kalzium, Magnesium, Kalium, Eisen, den B-Vitaminen und Vitamin C sowie eine Spur Protein auf. Er hat dazu eine leicht abführende und beruhigende Wirkung, ist in vielen Geschmacksvarianten erhältlich und bleibt auch ohne Kühlung jahrelang frisch. Ahornsirup liegt hinsichtlich des Nährwerts und der Kalorien zwischen Melasse und Honig. Machen Sie von allen diesen Dingen jedoch einen sehr sparsamen Gebrauch.
- *Leckereien.* Wenn ich Verlangen nach Süßem habe, greife ich zu komplexen Kohlenhydraten, die unser Körper ebenfalls in Blutzucker umwandelt, aber langsamer als einfache Kohlenhydrate. Dadurch kann ich nicht nur auf den kalorienreichen Raffinadezucker verzichten, sondern ich führe mir auch Energie und Nährstoffe zu. Zu meinen Favoriten zählen: fettloser Joghurt mit Früchten oder etwas Zimt; für unterwegs nehme ich mir immer einen Apfel mit; Scheiben tiefgekühlter Zuckermelone im Sommer oder tiefgekühlte Bananen das ganze Jahr über; und geschmorte Bananen oder Apfelmus mit Zimt. Wenn ich

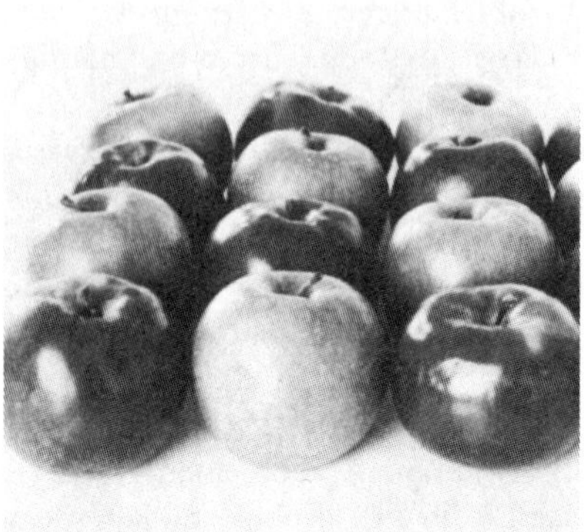

Äpfel – faserreiche Delikatesse, falls Sie Süßes mögen, und ausgezeichnete Zutat für Salate.

Kleiekekse backe, verwende ich Melasse oder Honig. Fruchtsaftkonzentrate, etwa vom Apfel, können ebenfalls zum Süßen von Backwaren benutzt werden.

- *Vergessen Sie künstliche Süßstoffe.* Sie helfen den meisten von uns *nicht* abzunehmen. Die amerikanische Bevölkerung konsumiert heute mehr Diätlimonaden denn je, aber wir nehmen trotzdem zu. Saccharin kann krebserregend sein, und der neueste künstliche Süßstoff, der bei uns auf dem Markt ist, Aspartame, enthält eine Aminosäure, deren Wirkungen in großen Quantitäten noch unbekannt sind. Gewöhnlich enthalten diese Süßstoffe auch andere potentiell schädliche Chemikalien. Außerdem gestatten einem künstliche Süßstoffe zwar, die Kalorienmenge zu reduzieren, aber sie helfen einem nicht, das Bedürfnis nach Süßem zu überwinden.
- *Essen Sie weniger Industrieprodukte.* Die Erzeugnisse der Lebensmittelindustrie enthalten in der Regel »verborgene« Mengen an Zucker. Auf fast jedem Etikett finden Sie Sucrose, Dextrose, Maltose, Traubenzucker, Maissirup, Rübenzucker oder Invertzucker (50 Prozent Dextrose/50 Prozent Traubenzucker). Lesen Sie die Etiketten sorgfältig: Je höher oben der Zuckerzusatz auf der Liste steht – und ein Produkt enthält gewöhnlich mehr als einen –, desto mehr Zucker ist vorhanden. Die industriell erzeugten Frühstückszerealien haben einen notorisch hohen Zuckergehalt. Viel Zucker ist auch in den meisten Obst- und manchen Gemüsekonserven enthalten sowie in Fruchtjoghurt, Salatsaucen, Gewürzgurken, Appetithappen und Würzen aller Art.

4. Salz

Salz steht als Lebensmittelzusatz an zweiter Stelle. Zuviel Natrium, das unerwünschte Ingrediens im Salz, ist die Hauptursache von hohem Blutdruck, der mit zunehmendem Alter in der Regel sowieso ansteigt, und von Wasserretention, die in den Wechseljahren für Depressionen und Hitzewallungen verantwortlich gemacht wird. Fettzellen können sich ebenso leicht mit Wasser wie mit Fett füllen, so daß wir uns aufgetrieben und belastet fühlen. Zuviel Natrium bewirkt auch, daß der Körper Kalium ausscheidet. Dies stellt zusätzliche Anforderungen an die Nieren.

Ich empfehle Ihnen, *weniger Salz und salzhaltige Nahrungsmittel* zu essen. Wir sind in viel größerer Gefahr, zuviel Natrium zu konsumieren als zuwenig.

- *Kein Salzstreuer mehr.* Ich verwende beim Kochen und Backen niemals Salz und salze auch die Speisen auf dem Teller nicht nach. Ich lasse das Salz einfach weg. Und ich stelle fest, daß das Salz oft den Eigengeschmack der Speisen zudeckt.
- Ersetzen Sie Salz durch Kräutersalz, Pfeffer, Kräuter und andere Gewürze und *mäßige Mengen* von Sojasauce. Mit Kräutersalz würze ich fast jedes Gemüse – ob gedünstet oder geschmort – sowie in der Folie gebackene Kartoffeln. Ich benutze stets eine Pfeffermühle, um schwarzen Pfeffer frisch zu mahlen, und auch Cayennepfeffer ist ständig vorhanden. Die aus Sojabohnen hergestellte Sojasauce enthält etwas Natrium – aber viel weniger als Tafelsalz. Sie ist auch viel stärker im Geschmack, deshalb kommt man mit weniger aus. Ein Viertel Teelöffel Sojasauce entspricht an Würzkraft einem Teelöffel Salz. Es gibt auch Sojasauce-Imitationen und Marken, die als »mild« oder »natriumarm« bezeichnet werden.
- *Verwenden Sie Lebensmittel mit niedrigem oder gar keinem Natriumgehalt.* Überprüfen Sie stets die auf dem Etikett angegebenen Zutaten – alles mit dem Wort »Natrium« enthält Salz, beispielsweise Natrium-Glutaminat (gelegentlich ist auch die englische Bezeichnung *Monosodium glutamate* zu lesen), Natriumnitrate und Nitrate (in Wurst, gepökeltem und geräuchertem Fleisch als Konservierungsstoffe enthalten). Auch Backpulver enthält Natrium. Die meisten Käsesorten haben einen hohen Salzgehalt. Es ist ratsam, sich an die Sorten zu halten, die als salzfrei oder salzarm gekennzeichnet sind. Einen relativ geringen Salz-

gehalt haben Emmentaler, milder Gruyère, der holländische Gouda, Mozzarella und Neufchâtel (die beiden letztgenannten sind auch relativ fettarm). Selbst manche Mineralwässer enthalten Natrium, achten Sie deshalb darauf, ob auf dem Etikett »salzlos« angegeben ist. Vielleicht sollten Sie sich mit dem Wasserwerk Ihrer Gemeinde in Verbindung setzen, um sich über den Natriumgehalt Ihres Leitungswassers informieren zu lassen. Falls dieser hoch ist (mehr als 150:1 Million), empfehle ich Ihnen, Mineral- oder Quellwasser zu trinken.

- *»Bitte kein Salz ...«* Die Restaurants gewöhnen sich zunehmend daran, diese Bitte zu hören. Scheuen Sie sich nicht, darauf zu bestehen, daß Sie kein Salz oder Natrium-Glutaminat in Ihren Speisen wollen.
- *Essen Sie weniger Industrieprodukte.* Kommt Ihnen das bekannt vor? Das bedeutet Tiefkühlprodukte, Fertigprodukte, marinierte und in Essig eingelegte Lebensmittel; Dosenkonserven wie Suppen; heiße Würstchen, Speck und Wurst; gesalzene Snacks wie Brezeln und Kartoffelchips; verbreitete Würzmittel wie Ketchup.

5. Industrieprodukte

Wenn Sie bis hierher gelesen haben, dann wissen Sie, warum diese zu den acht Altmachern zählen. Allein der Verzicht auf Industrieerzeugnisse in Ihrer täglichen Nahrung wäre ein bedeutender Schritt zur Eliminierung der Fett-, Zucker- und Salz-Trias. Wenn Sie darüber hinaus auf rotes Fleisch verzichten und die bisher empfohlenen Alternativen wählen, dann haben Sie das Fundament zu einer gesunden Ernährung gelegt. Gleichzeitig entgehen Sie auch den schlimmsten Lebensmittelgiften. Wir sollten unser Getreide, Gemüse und Obst mit *allen* Nährstoffen – oder soviel wie möglich davon – zu uns nehmen, die ihnen die Natur verliehen hat.

6. Alkohol

Übermäßig genossener Alkohol wirkt, ähnlich wie zuviel Zucker, streßerzeugend und nährwertvernichtend. Er entzieht uns Vitamin C, viele der B-Vitamine und aufgrund seiner diuretischen (entwässernden) Wirkung viele der essentiellen Mineralstoffe wie Kalzium, Magnesium, Kalium und Zink. Alkohol enthält 7 Kalorien pro Gramm (mehr als Kohlenhydrate oder Eiweiß) und fast keinen Nährwert, mit Ausnahme von Bier und Wein, die Spuren von Protein, Kohlenhydraten und einigen Mineralien enthalten.

Es ist wichtig, den ganzen Komplex zusammenhängender Wirkungen zu verstehen, den zuviel Alkohol auf unseren Körper haben kann. Alkohol ist ein bekannter Auslöser für Hitzewallungen, Depressionen und Schlaflosigkeit; er ist ein starkes Oxydationsmittel, sobald er im Körper abgebaut ist – was unter anderem zur vorzeitigen Faltenbildung führen kann; er erhöht den Fett- und Zuckerspiegel im Blut; er überlastet das Verdauungssystem, die Nieren und insbesondere die Leber, in der sich eine Zirrhose, eine potentiell tödliche Krankheit bilden kann; Alkohol ist ein bekannter Risikofaktor für Herzerkrankungen, Krebs und Diabetes; er verursacht Unfälle; und er ist suchterzeugend. Frauen in mittleren Jahren, die Alkohol trinken, nehmen bedauerlicherweise daneben auch oft Beruhigungsmittel – die seine negativen Wirkungen verstärken. Falls Sie aufgrund von Streß trinken, kann ich Ihnen versichern, daß ein gründliches körperliches Bewegungstraining ein höchst wirksamer und viel dauerhafterer Ersatz für Alkohol ist.

Es gibt auch eine gute Nachricht in bezug auf Alkohol. *Mäßig* genossen wirkt er leicht entspannend, stimmungsfördernd und anregend auf das Herz. Alkohol erweitert die Blutgefäße und erhöht, wie man annimmt, den Gehalt an »gesunden« Fetten im Blut (Lipoproteine hoher Dichte), insbesondere bei Leuten, die sich körperlich genügend bewegen. Ein oder zwei Gläser Wein oder Bier pro Tag oder 100 bis 200 Gramm an höherprozentigem Alkohol gelten als mäßige Mengen. Bedenken Sie jedoch, daß Alkohol eine Droge ist und daß auch mäßige Mengen 100 bis 200 Kalorien ohne Nährwert enthalten.

7. Koffein

Das in Kaffee, Tee, vielen Cola-Getränken, Schokolade und einigen aspirinähnlichen schmerzstillenden Mitteln enthaltene Koffein ist eine Droge und ein Diuretikum, das dem Körper Vitamin C und viele der B-Vitamine sowie Kalzium, Kalium und Zink entzieht. Das im Tee enthaltene Tannin, das je nach Teesorte etwa ein Viertel bis die Hälfte weniger Koffein enthält als Kaffee, beeinträchtigt auch unsere Eisenabsorption.

Obwohl Koffein die Blutgefäße verengt, ist bekannt, daß es Hitzewallungen auslöst, vielleicht weil es ein so wirksames Stimulans ist. Es veranlaßt die Nebennieren, mehr Adrenalin, und die Bauchspeicheldrüse, mehr Insulin abzusondern – wodurch der Blutzucker gleichzeitig erhöht und gesenkt und die Fettspeicherung gefördert wird. Koffein erhöht auch den Appetit, weckt Verlangen nach Süßem und regt das Nervensystem an, was zu Schlaflosigkeit, Reizbarkeit und schließlich allgemeiner Erschöpfung führen kann.

Koffein zählt zu einer Gruppe chemischer Substanzen namens Methylxanthine, die bei Frauen mit der Entstehung von Fibrozysten, schmerzhaften, aber ungefährlichen Knoten in der Brust, in Verbindung gebracht werden. Diese Zysten bilden sich in den mittleren Jahren oft spontan zurück, aber sie stellen auch einen möglichen Risikofaktor für Brustkrebs dar. Ein totaler Verzicht auf Koffein führt oft zu einer schlagartigen Rückbildung der Fibrozysten (insbesondere wenn gleichzeitig Vitamin E genommen wird), aber bei Frauen über 45 kann es ein Jahr oder länger dauern, bis die Symptome verschwunden sind (Rauchen kann diesen Prozeß verlangsamen). Eine Verminderung des Fettkonsums wirkt sich ebenfalls günstig aus.

Während der Arbeit an diesem Buch habe ich es geschafft, mir das Kaffeetrinken abzugewöhnen. Das ist mir nicht leichtgefallen. Ich liebe Kaffee. Der Duft von Espresso am Morgen begrüßte mich wie ein guter Freund. Ich hatte mich auf ein oder zwei Tassen täglich, und zwar nur vormittags, beschränkt, trotzdem merkte ich, daß ich mich um zehn oder elf Uhr vormittags wieder müde fühlte und noch mehr Kaffee wollte. Je mehr Kaffee ich trank – das kann leicht passieren, wenn man am Schreibtisch arbeitet –, desto mehr hatte ich das Bedürfnis, meine Energie zu erneuern. Ich hatte schon früher mit Koffein gebrochen, deshalb wußte ich, was mir bevorstand: Kopfschmerzen und eine starke Müdigkeit, die etwa zehn Tage dauern würde. Aber diesmal wappnete ich mich innerlich, als gelte es, eine Schlacht zu schlagen. Ich wußte, daß es ein harter Kampf sein würde, aber ich wollte ihn unbedingt gewinnen. Jetzt, da die Sache ausgestanden ist, bin ich überrascht, um wieviel besser ich mich fühle. Meine Energie kommt aus mir selbst, und ich verfüge über mehr. Meine Stimmungen sind stabiler.

Ich bin zu einem der besten natürlichen Energiespender zurückgekehrt, den ich kenne – drei Eßlöffel Bierhefeflocken, gewürzt mit Cayenne-Pfeffer, in kochendem Wasser aufgelöst. Der Cayenne nimmt den Hefegeschmack weg. Die vielen Freundinnen, die ich für dieses Energiegetränk begeistert habe, finden, daß es eher nach einer würzigen Hühnerbrühe schmecke als nach der schrecklichen Hefe, an die sich manche aus der

Kindheit erinnern. Ich trinke auch Kräutertees in mäßigen Mengen und finde Geschmack an ihren unterschiedlichen Aromen und ihrer gesundheitsfördernden Wirkung. Ginseng und Kamille zählen zu meinen Lieblingstees. Darüber hinaus gibt es heute auch koffeinfreien Kaffee, der sowohl köstlich schmeckt als auch ungefährlich ist. Falls Sie Ihren koffeinfreien Kaffee in Form ganzer Bohnen oder gemahlen kaufen, achten Sie darauf, daß das Koffein durch Wasser bzw. Dampf entzogen wurde. Falls Sie den Kaffee abgepackt kaufen, sollte das Koffein durch denselben Wasserextraktionsprozeß oder unter Verwendung von Äthylazetat entfernt worden sein, die einzige chemische Substanz, die sich bei der Entkoffeinierung bisher als unschädlich erwiesen hat.

8. Rauchen

Der aus Zigaretten inhalierte Rauch passiert nicht den Verdauungstrakt wie Alkohol und Koffein; seine Rückstände dringen vielmehr aus den Lungen in das Blut und das Gewebe ein. Aber Rauchen ist deshalb genauso eine Droge, und nicht weniger suchterzeugend. Wenn es darum geht, welche gesundheitsuntergrabende Gewohnheit am gefährlichsten ist, dann könnte dies sehr wohl das Rauchen sein. Leider entwickeln sich immer mehr Frauen zu starken Raucherinnen, und sie beginnen in jüngeren Jahren zu rauchen als früher. Ich komme darauf noch in dem Kapitel »Geplante Patientenschaft« zurück. An dieser Stelle nur einige Hinweise.

Durch das Rauchen, selbst durch den Rauch, den wir durch die Zigaretten, Zigarren oder Pfeifen anderer inhalieren, werden uns wichtige Nährstoffe entzogen: viele der B-Vitamine, Vitamin A und insbesondere Vitamin C. Ebenso wie Alkohol und Koffein kann es sich auch auf unseren Kalziumhaushalt auswirken, da es ein bekannter Risikofaktor für Osteoporose ist. Es ist auch ein starkes Oxydationsmittel. Es beschleunigt den Alterungsprozeß, verursacht das *cross-linking*, das vorzeitige Faltenbildung bedeuten kann, und die Verhärtung der Blutgefäße und anderer Bindegewebe. Rauchen verengt die Blutgefäße und erhöht die Blutfettwerte, was die gesamte Zirkulation beeinträchtigt. Eines seiner Hauptgifte, das Kohlenmonoxyd, verringert die Fähigkeit der roten Blutkörperchen, die Zellen mit dem lebenserhaltenden Sauerstoff zu versorgen. Rauchen gilt auch aus Auslöser von Hitzewallungen und einer verfrühten Menopause. Bei Personen, die täglich eine Packung Zigaretten oder mehr rauchen, *verdoppelt* sich das Risiko, an Herzerkrankungen, Emphysemen und Lungenkrebs zu sterben. Tatsächlich ist Lungenkrebs im Begriff, Brustkrebs als häufigste Todesursache von Frauen in den mittleren Jahren zu überholen! Zum Glück beginnen die positiven Auswirkungen auf die Gesundheit fast sofort, nachdem man das Rauchen einstellt.

Bevor wir weitergehen, noch einmal eine Zusammenfassung der Dinge, die wir in den mittleren Jahren reduzieren oder ganz abschaffen sollten. Machen Sie sich dies zur Regel:

weniger Fleisch, insbesondere rotes Fleisch;
weniger Fett, insbesondere gesättigtes Fett;
weniger Zucker;
weniger Salz;
weniger konservierte Nahrungsmittel;
weniger Alkohol;
weniger Koffein;
NICHT rauchen.

Wenden wir uns jetzt den guten Nachrichten zu – den Dingen, um die Sie Ihre Ernährung bereichern können.

Echte LEBENSmittel

Wenn Sie all die Dinge in Ihrer Kost einschränken, die mehr nehmen als geben, die Sie erschöpfen, statt Sie zu verjüngen, die schädigen, statt aufzubauen – dann haben Sie Ihre Tafel für die wirklich wertvollen Nahrungsmittel freigemacht, die Sie brauchen, die *Energiespender,* die weniger Kalorien und dafür einen höheren Nährwert haben.

1. Komplexe Kohlenhydrate

Ich habe Ihnen schon einiges über die Zusammensetzung meiner Nahrung gesagt, die sich zu einem großen Teil auf die wichtigen Grundstoffe der komplexen Kohlenhydrate stützt. Dies sind die ersten und vielleicht wichtigsten Ergänzungen, mit denen Sie Ihre Kost anreichern können. Gemüse und Obst, getrocknete Bohnen und Erbsen, Samen und Nüsse, ungeschälter Naturreis, Teigwaren, unbehandeltes Getreide und Vollkornbrot können leicht an die Stelle des bisherigen roten Fleisches, von Butter, Käse, salzhaltigen Industrieprodukten, Kuchen und Torten treten. Diese komplexen Kohlenhydrate sind Nahrungsmittel, die ganze Kulturen jahrhundertelang am Leben erhalten haben. Sie machen den größten Teil meiner Ernährung aus. Die zähesten, schlanksten Sportler ernähren sich in derselben Weise, und ebenso die Bevölkerungsgruppen der Welt, welche für ihre Langlebigkeit bekannt sind.

Bestimmte Nahrungsmittel aus dieser Gruppe der komplexen Kohlenhydrate sind gute Lieferanten der Aminosäure-Bausteine, ohne die Nachteile und Kalorien, die mit dem Fett in tierischem Eiweiß verbunden sind. Komplexe Kohlenhydrate belasten auch den Körper weniger, sind leichter verdaulich als tierische Proteine und werden langsamer verdaut als einfache Zuckerverbindungen. Sie stellen Ihre Energiebasis dar, enthalten Vitamine und Mineralstoffe in Fülle und können Ihnen als *einzige* Quelle der Faserstoffe dienen – den nächsten wesentlichen Ingredienzen einer lebensfreundlichen Ernährung.

2. Faserstoffe

Als Faserstoffe bezeichnet man die Rückstände der Pflanzenzellwände, die von unserem Körper nicht absorbiert werden. Ich betrachte die Faserstoffe als meine natürliche Versicherung für ein gesundes Verdauungssystem und als Freunde, die mir helfen, mein Gewicht zu halten. Die Faserstoffe bilden im Verdauungstrakt ein Gel, von dem man weiß, daß es die Absorption von Zucker verlangsamt, so daß unser Insulinspiegel und damit auch unsere Energiereserven ausgeglichener sind. Sie reduzieren auch die Absorption von Fetten, sorgen also dafür, daß Kalorien und vorhandene Giftstoffe rasch das Verdauungssystem passieren. Darum wirkt eine faserreiche Diät erwiesenermaßen vorbeugend gegen Darm- und Brustkrebs, Diabetes und Herzerkrankungen.

Es gibt zwei Hauptarten von Faserstoffen, die beide spezifische Funktionen erfüllen. Die hauptsächlich in Obst und Gemüse vorkommenden Pektine wirken vermindernd auf bestimmte fetthaltige Substanzen wie Cholesterin im Blutkreislauf. Es gibt auch Anzeichen dafür, daß die Pektine dazu beitragen, den Blutdruck gleichmäßig zu halten und, wie manche annehmen, Kreislaufbeschwerden wie Krampfadern zu lindern. Die in Getreidekörnern enthaltene Zellulose wie die Weizenkleie und Weizenkeime, die aus dem Weizenkorn stammen, stellt die zweite Art der

Faserstoffe dar. Sie regt die Eingeweide zu regelmäßiger und rascher Ausscheidung an, was vor Verstopfung, Hämorrhoiden und der ernsteren Gefahr des Dickdarmkrebses schützt, dem dritthäufigsten Krebs, an dem Frauen in den mittleren Jahren sterben.

Ein paar rohe Karotten täglich versorgen Sie ebenso mit einer hinreichenden Menge an beiden Faserstoffen wie eine Kost, die generell einen hohen Anteil an komplexen Kohlenhydraten enthält. Ich füge oft ein oder zwei Eßlöffel roher Weizenkleie zu Müslis (Zerealien), Eiern, Salaten oder Suppen hinzu und nehme mir auch kleine Mengen auf Reisen mit, wenn ich an Orte fahre, an denen Frischkost knapp ist. Ich achte jedoch darauf, nie zuviel von diesem gesunden Zusatz zu verwenden. *Zuviel* Kleie kann die Absorption wichtiger Mineralstoffe wie Kalzium, Eisen und Zink behindern und sie dem Körper vorenthalten. Und noch ein letztes. Dieser voluminöse Faserstoff kann das Fünffache seines Gewichts an Wasser absorbieren – darum ist er so wirksam. Falls Sie Ihrer Kost Kleie hinzufügen, müssen Sie auch mehr Flüssigkeit zu sich nehmen, und das bringt uns zur nächsten Notwendigkeit der mittleren Jahre – viel H_2O.

3. Wasser

Wasser ist das wichtigste Nahrungsmittel – als Voraussetzung des Lebens steht es nur hinter dem Sauerstoff zurück. Der Körper kann viel länger auf Nahrung verzichten als auf Wasser.

Wasser ist in jeder Zelle vorhanden und macht zwei Drittel unseres Körpergewichts aus. Wir benötigen Wasser für nahezu jede Körperfunktion. Als Hauptbestandteil des Blutes ist Wasser für die Beförderung von Nährstoffen und Hormonen zu den wartenden Zellen und zur Unterstützung der Nieren und Eingeweide bei der Beseitigung der Abfallstoffe unerläßlich. Es reguliert auch unsere Körpertemperatur durch den Kühlungsmechanismus des Schwitzens und hält die Haut und die Schleimhäute sowie Bindegewebe, z. B. die Gelenkknorpel, feucht. Allein die Muskeln bestehen zu 75 Prozent aus Wasser. Wenn eine Sportlerin an Flüssigkeitsmangel leidet, sinkt ihre Energie rapide ab, und ihre Leistung läßt nach.

Ich glaube, daß sich viele Menschen den ganzen Tag schlapp fühlen, weil sie sich, ohne es zu wissen, in einem Zustand der Dehydration befinden und sich nicht klarmachen, daß ihnen ein Glas Wasser zu neuer Energie verhelfen würde. Aber gewöhnlich warten wir, bis wir vor Durst fast umkommen, bevor wir nach Wasser greifen – zu diesem Zeitpunkt können wir schon eine Menge Wasser durch das Schwitzen beim Training, durch Hitzewallungen oder einfach durch die hohe Außentemperatur verloren haben.

Mit zunehmendem Alter verlieren wir auch Zellflüssigkeit – mit 65 sind es bereits etwa 10–15 Prozent. Außerdem sind wir von Wasserräubern umgeben. Koffein, Alkohol und größere Mengen Fett oder Zucker entziehen den Zellen Wasser. Und ihre Wasserreserve bleibt niedrig, falls Sie ständig nach den genannten Dingen greifen oder Ihren Flüssigkeitsbedarf durch chemisch hergestellte gewöhnliche oder durch Diätlimonaden decken wollen, die beide viel Natrium und Koffein enthalten. Das Geheimnis ist, sich ständig genügend Flüssigkeit zuzuführen – auf gesunde Weise.

Falls Sie sich Sorgen über mangelhafte Flüssigkeitsausscheidung machen, seien Sie versichert, daß das Wassertrinken *nicht* die Ursache ist; es ist im Gegenteil ein natürliches Diuretikum, das ich empfehle, um das wasserspeichernde Natrium aus dem Körper zu entfernen. Ich rate Ihnen, die ungesunden Diuretika in Ihrem Leben zu reduzieren und das Wasser wieder zu entdecken. Es hat viele, viele Male mein Gefühl des Wohlbefindens wiederhergestellt und hilft mir auch, mein Gewicht niedrig zu halten. Wenn Sie wie ich zu Wasserretention neigen, widerstehen Sie der Versuchung, Ihre Flüssigkeitszufuhr einzuschränken. Ich trinke täglich sechs bis acht Gläser Wasser.

An manchen Tagen fülle ich mir am Morgen eine Plastikflasche mit fast zwei Litern Quell- oder Mineralwasser (verwenden Sie möglichst immer diese, wenn Sie nicht mit Sicherheit wissen, daß Ihr Leitungswasser frei von fragwürdigen Chemikalien, Verschmutzung und Natrium ist); dies entspricht acht Gläsern Wasser. Diese Flasche paßt in die große Umhängetasche, die ich gewöhnlich bei mir trage, und begleitet mich ins Büro, zu den Dreharbeiten oder wo immer ich bin, selbst zu Hause. Ich sorge dafür, daß die Flasche leer ist, wenn ich abends das Licht ausmache. An anderen Tagen fülle ich eine Literflasche und achte darauf, die restliche Menge in Form von Kräutertee, Quell- oder Mineralwasser zu mir zu nehmen, wobei ich auf Salzlosigkeit oder geringen Salzgehalt achte (Sodawasser ist salzhaltig). Der Trick bei all dem ist, das Wassertrinken bequem und mühelos zu machen – am besten zwischen den Mahlzeiten, damit Ihre Magenenzyme während des Verdauungsvorgangs nicht verdünnt werden. Halten Sie immer einen Krug mit kaltem Wasser im Kühlschrank griffbereit und Zitrusfrüchte als Geschmackszusatz in der Nähe. Oft verlangt unser Körper nach Wasser, nicht nach Nahrung, wenn wir die Kühlschranktür öffnen.

Viele der Nahrungsmittel, die ich hier bereits gepriesen habe, enthalten auch viel Wasser (geringe Kalorienmenge und hoher Wassergehalt scheinen Hand in Hand zu gehen). Fast jede Frucht besteht zu nahezu 90 Prozent aus Wasser, bei der Wassermelone sind es dem Namen entsprechend noch mehr. Auch Gemüse enthält große Mengen an Wasser, wobei die dunkelgrünen Blattgemüse die 90-Prozent-Marke überschreiten. Auch Molkereiprodukte bilden ebenso wie viele Fische eine ausgezeichnete Quelle. Öle sind dagegen ihrer Definition nach wasserlos, und viele Zuckerverbindungen nahezu gänzlich.

4. Die Superstars

Ich möchte jetzt ein Gebiet der Ernährungswissenschaft betreten, das mich fasziniert, und über die »Mikronährstoffe« sprechen, die Vitamine und Mineralstoffe, die es ermöglichen, daß die Nährstoffe, die wir zu uns nehmen, für uns wirksam werden. Sie sind wesentlich für die Bildung der Hormone, Enzyme sowie der chemischen Substanzen des Nervensystems. Sie spielen auch eine Rolle für die Fähigkeit des Körpers zur Selbstreparatur und sind daher von einzigartiger Bedeutung für den Alterungsprozeß.

Wir wissen, daß unser Bedarf an Eiweiß, Kohlenhydraten, Fett, Faserstoffen und Wasser mit zunehmendem Alter konstant bleibt, obwohl unser Kalorienbedarf abnimmt. Weniger ist darüber bekannt, wie sich in höherem Alter unser Bedarf an Vitaminen und Mineralstoffen entwickelt. Die Ernährungsforscher beginnen eben, sich näher mit dieser Frage zu beschäftigen. Sie stimmen darin überein, daß unsere Zufuhr an Mikronährstoffen in mittlerem und höherem Alter zumindest ebenso hoch bleiben dürfte wie in früheren Jahren. Ihre Forschungen könnten ergeben, daß unser Bedarf an Vitaminen und Mineralien mit zunehmendem Alter sogar *ansteigt* – insbesondere, da unser Körper Nährstoffe nicht mehr so gut absorbiert wie zuvor. Wir haben bereits gelernt, daß beispielsweise im Falle des Kalziums bei Frauen nach der Menopause eine erhöhte Zufuhr nötig ist. Es wird auch darüber spekuliert, daß sich unser Bedarf an Vitamin B_6 im Laufe der Zeit erhöhen könnte.

Bis alle Befunde über unseren Bedarf an jedem einzelnen Mikronährstoff in mittlerem und höherem Alter vorliegen, sollten wir zumindest die

Empfohlenen Tagesdosen (ETD) beachten – wobei wir uns der Schwächen dieser Richtlinien bewußt sein sollten. Die ETD besagen, wieviel man im Durchschnitt von jedem Nährstoff braucht, um Mangelerscheinungen zu vermeiden, nicht aber, wieviel für den einzelnen optimal sein könnte. Außerdem basieren die ETD für die Gruppe der über 50jährigen vorwiegend auf Untersuchungen jüngerer, nicht älterer Erwachsener.

Ob wir Vitamin- und Mineralpräparate nehmen sollten, um auf diese Empfohlenen Tagesdosen zu kommen, ist heute eine der umstrittensten Fragen in der Ernährungswissenschaft. Das Ideal wäre, sich so ausgewogen zu ernähren, daß man stets sicher sein könnte, das volle Spektrum der Mikronährstoffe zu erhalten. Tatsächlich ist unsere tägliche Kost der Punkt, an dem wir ansetzen müssen. Kein ergänzendes Präparat kann uns für die Versäumnisse einer falschen Ernährung entschädigen.

Die täglichen Eßgewohnheiten der meisten Amerikaner/innen entsprechen jedoch nur selten dem Ideal – selbst bei den besten Absichten. Falls Sie sich in einer der folgenden Beschreibungen wiedererkennen, dann ist es wahrscheinlich, daß Sie zuwenig Vitamine und Mineralstoffe erhalten:

- Sie leben allein, kochen in der Regel nicht für sich und haben wenig Abwechslung in Ihrer täglichen Kost.
- Ob Sie allein leben oder nicht, Sie sind die meiste Zeit unterwegs, essen in unregelmäßigen Abständen und entscheiden sich aus Zeitgründen häufig für Fertiggerichte.
- Sie leben in zwangloser Weise vegetarisch und verwenden wenig Zeit auf die Planung und Zubereitung Ihrer Mahlzeiten. Ihr Eiweiß beziehen Sie größtenteils aus Eiern und Käse, nur wenig aus anderen Quellen wie Bohnen, Naturreis oder Fischen.
- Sie leben ständig Diät.
- Sie trinken und/oder rauchen viel.

Auch wenn wir keinem dieser verbreiteten Lebensstile entsprechen, können wir nicht immer sicher sein, wie nährstoffreich die guten Nahrungsmittel sind, die wir wählen. Es ist allgemein bekannt, daß Vitamine und Mineralstoffe bei der Verarbeitung, Lagerung und Zubereitung von Nahrungsmitteln verlorengehen – und diese Einbußen können beträchtlich sein. Außerdem ist es unmöglich, jene Nährstoffe zu ersetzen, die fehlen, wenn Pflanzen auf nährstoffarmen Böden wachsen.

Aus all diesen Gründen empfehle ich seit langem, täglich ein Multivitamin- und Mineralpräparat zu nehmen, das mindestens 100 Prozent der ETD enthält – ungeachtet Ihres Alters. Dies wird um so wichtiger in den mittleren Jahren, wenn wir anfangen, weniger Kalorien und entsprechend auch weniger Nährstoffe zu uns zu nehmen.

Ich nehme täglich ein solches Präparat. Ich habe auch angefangen, sowohl in meiner Nahrung als auch in den Präparaten speziell auf eine Reihe von Vitaminen und Mineralstoffen zu achten, die ich inzwischen als die *Superstars* bezeichne: die Vitamine E, C, A, verschiedene B-Vitamine und natürlich das Mineral Kalzium. Gerade diese Wirkstoffe spielen eine spezielle Rolle für die Gesundheit in den mittleren Jahren und sind möglicherweise imstande, einen beschleunigten Alterungsprozeß zu verlangsamen.

Es gibt Anzeichen dafür, daß einige dieser Wirkstoffe die Fähigkeit unserer Zellen zur Selbstreparatur fördern und daß sie uns vor den Schäden schützen können, die durch abnorme innere Oxydation entstehen und die in dem Kapitel »Der Vorgang des Alterns« in dem Band »Meine Erfahrungen mit der Lebensmitte« erörtert werden. Wie wir da gesehen haben, kann die Fähigkeit der Zelle, sich selbst zu verjüngen und zu reparieren, in höherem Alter und durch zusätzliche, von außen kommende Belastungen nicht mehr mit den auftretenden Schäden Schritt halten. Die Vitamine A, C, E, B_1 (Thyamin), B_6 (Pyridoxin) und B_5 (Pantothensäure) sowie die Minerale Zink und Selen sind Oxydationshemmer, die die inneren Reparaturmechanismen des Körpers unterstützen. Dabei wirkt jeder auf etwas andere Weise, deshalb benötigen wir sie alle.

Bei den Recherchen für dieses Buch war ich erstaunt, wie oft die Superstar-Vitamine und Minerale als Abhilfe bei Problemen wie Hitzewallungen, Wasserretention, Depression, brüchigen Knochen sowie Faltenbildung und Austrocknen der Haut genannt wurden. Auch andere Umstände können unseren Bedarf an diesen Nährstoffen über die normalerweise empfohlenen Mengen hinaus erhöhen. Wer Östrogenpräparate nimmt, braucht beispielsweise mehr B-Vitamine. Starke Raucher haben einen erhöhten Bedarf an Vitamin C. Streß, zuviel Alkohol, Fett und Salz, Verunreinigung des Wassers, der Nahrung und der Luft – all diese Nährstoffräuber können es erfordern, daß wir etwas mehr an bestimmten Vitaminen und Mineralen benötigen.

Ein Aspekt meines Ernährungsplanes besteht darin, viele der Superstar-

Vitamine in Dosen zu nehmen, die über den ETD liegen. Als Frau in der Lebensmitte und Bewohnerin von Los Angeles, dessen Luft stärker belastet ist als die der meisten anderen Städte in Amerika, wünsche ich mir den zusätzlichen Schutz, den mir die oxydationshemmenden Vitamine und Mineralstoffe geben können. Vitamin A ist besonders gut für meine Haut. Vitamin E fördert die Verwertung von Vitamin A und ist notwendig für die Gesundheit aller Zellen, Hormone, den Kreislauf und sogar für unser aerobisches Leistungsvermögen. Vitamin E wirkt heilend auf das Vaginalgewebe und mildert bei manchen Frauen auch Hitzewallungen (siehe »Gibt es ein Leben nach dem Klimakterium?« in »Meine Erfahrungen mit der Lebensmitte«). Vitamin C unterstützt sowohl A als auch E in allen ihren Funktionen. Vitamin C ist wichtig für gesundes Kollagen in der Haut und in allen Bindegeweben, die beide so anfällig für den Prozeß der Vernetzung sind, der die Faltenbildung und das Steifwerden verursacht, die mit dem Alter einhergehen. Es ist auch unerläßlich in Zeiten besonderer Belastungen. Die B-Komplex-Vitamine, ebenso wichtig bei Streß, sind unerläßlich für gesunde Nebennieren, Drüsen, die nach der Menopause für die Hormonproduktion nötig sind.

In den nachstehenden Tabellen werden diese Vitamine und Mineralstoffe eingehend beleuchtet. Ob Sie über die Deckung des Grundbedarfs durch ein Multivitamin- und Mineralpräparat hinaus so wie ich weitere Zusatzpräparate nehmen, ist eine Entscheidung, die Sie aufgrund Ihres körperlichen Zustandes treffen sollten, am besten mit Hilfe eines in Ernährungsfragen sachkundigen Arztes. Wenn gegenwärtig wenig Einigkeit darüber besteht, ob überhaupt Zusatzpräparate genommen werden sollten, dann ist die Übereinstimmung über die nötigen Mengen noch geringer. Bis unter den Ernährungswissenschaftlern ein Konsens vorhanden ist, müssen die ergänzenden Präparate aufgrund einer sehr sorgfältigen individuellen Bewertung gewählt werden. Nur die genauen Quantitäten sind umstritten; daß wir diese Superstars in reichlichen Mengen zu uns nehmen müssen, steht außer Frage.

SUPERSTAR-VITAMINE UND MINERALSTOFFE

	VITAMIN A	*DIE B-VITAMINE*
Wichtig für die mittleren Jahre	• Notwendig für *gesunde Haut, Haare* und *Augen.* • Fördert die Erhaltung der *Elastizität* und *Glätte* der Haut. • Schützt vor Trockenheit und fördert die Reparatur des *weichen inneren Körpergewebes* – wie der Drüsen oder der Auskleidung des Verdauungstrakts – sowie der *Schleimhäute* des Körpers wie in der Vagina. • Hat wichtige *oxydationshemmende* Eigenschaften.	Die 11 Vitamine, aus denen der *B-Komplex* besteht, sind alle wichtig für unsere *geistige und psychische Gesundheit,* einen *aktiven Stoffwechsel* und gesunde Haut, insbesondere um Nase, Mund und Augen. Thyamin, Riboflavin, Niacin (Nikotinsäure), Pantothensäure, Pyridoxin und Folsäure sind die wichtigsten B-Vitamine in der Lebensmitte und nötig für: • *Starke Nebennierendrüsen,* die besonders Nikotinsäure und Pantothensäure brauchen. • Ein *gesundes Nervensystem,* das speziell Thyamin, Nikotinsäure, Pantothensäure und Pyridoxin benötigt. • Die richtige *Umwandlung von Kohlenhydraten* in die Glukose, die wir zur Energieerzeugung verbrennen, wozu speziell Thyamin, Riboflavin, Niacin, Pantothensäure und Pyridoxin erforderlich sind. Thyamin (B_1) hat oxydationshemmende Eigenschaften, insbesondere wenn es mit Vitamin C zusammenwirkt. Riboflavin (B_2) ist wichtig für ein *gutes Sehvermögen* und *gesunde Haut, Nägel und Haare.* Niacin (B_3) ist außer den obengenannten Funktionen wichtig für die Bildung und Verwertung der *Geschlechtshormone,* es fördert die *Zirkulation* und senkt den Cholesterin-

(Fortsetzung S. 46)

VITAMIN C

- Ein wichtiger *Oxydationshemmer,* der insbesondere die anderen Vitamine des Körpers und die zahlreichen Bindegewebe vor Oxydationsschäden schützt.
- Wichtig für die Bildung und Erhaltung von gesundem *Kollagen,* dem Protein, das der Hauptbestandteil des Bindegewebes unseres Körpers ist, das die *Zellen* zusammenhält und aus dem die Wände der *Blutgefäße* sowie die Gewebe unserer *Muskeln, Sehnen, Bänder, Knorpel, Knochen und Haut* bestehen. Zusammen mit den Mineralen Zink und Selen ist Vitamin C auch für die Gesundheit des *Elastins,* einem anderen wichtigen Bestandteil des Bindegewebes, wesentlich.
- Notwendig für die Gesundheit der *Nebennieren,* wichtigen Drüsen in Zeiten der Belastung und für die Produktion von Östrogen nach dem Klimakterium. Der größte Teil des Vitamin C unseres Körpers ist dort gespeichert.
- Regt das *Immunsystem*

(Fortsetzung S. 47)

VITAMIN E

- Ein starker *Oxydationshemmer,* der insbesondere das Fett und die fettlöslichen Vitamine des Körpers vor Schäden durch abnorme Oxydation schützt.
- Schützt jede Zelle und Zellmembran des Körpers, wichtig für die *normalen Aspekte des Alterns,* einschließlich der Menopause.
- Nötig für die Produktion und Gesundheit aller *Geschlechts- und Nebennierenhormone,* die während des Klimakteriums und danach so wichtig sind.
- Erhält die Kapillarwände stark und geschmeidig, verbessert die *Zirkulation* und *vermindert abnorme Blutgerinnung,* die zu Herzinfarkt oder Schlaganfall führen könnte.
- Wesentlich für den *Transport von Sauerstoff und Nährstoffen zu den Körperzellen* einschließlich des Herzens und der Skelettmuskeln, wodurch die aerobische Leistungsfähigkeit und Ausdauer gesteigert wird.
- Erhält die *Haut* glatt, vermindert den Juckreiz, der manchmal im Alter auf-

(Fortsetzung S. 47)

KALZIUM

- Wesentlich für *gesunde, starke Knochen und Zähne* und für die *Verhütung von Osteoporose.*
- Notwendig für das Anspannen und Entspannen der Muskeln.
- Trägt zur Erhaltung der *Zellmembranen* und des *Bindegewebes,* insbesondere der Haut, bei.
- Fördert zusammen mit Magnesium die Funktionsfähigkeit des *Nervensystems* und kann lindernd auf Nervosität, Reizbarkeit und Schlaflosigkeit wirken, die manchmal in den Wechseljahren auftreten – ein natürliches Beruhigungsmittel.
- Wirkt entspannend auf die *Blutgefäße* und senkt überhöhten Blutdruck. Es könnte auch die Absorption von Cholesterin blockieren helfen.
- Kalzium ist der am reichlichsten vorhandene Mineralstoff des Körpers, der aber von Frauen aller Altersstufen stets in zu geringen Mengen konsumiert wird. Die empfohlene Tagesdosis wird gegenwärtig überprüft. Ernährungswissenschaftler

(Fortsetzung S. 47)

	VITAMIN A	DIE B-VITAMINE
Wichtig für die mittleren Jahre		spiegel des Blutes. Es ist auch gut gegen brüchige Nägel. Pantothensäure (B_5) ist ein *Oxydationshemmer* und wirkt von allen B-Vitaminen am stärksten streßmindernd. Neben den obengenannten Funktionen kann es auch das Altern der Haut verlangsamen. Pyridoxin (B_6) wirkt *oxydationshemmend* und ist aufgrund seiner Wirksamkeit gegen *Wasserretention* und *Depression* besonders wichtig im Klimakterium. Ein natürliches Diuretikum, wirkt B_6, zusammen mit Vitamin C, bei der Bildung der Gehirnsubstanz Serotonin mit, die zu Ausgeglichenheit beiträgt und für den Schlaf nötig ist. Es trägt auch zur Erhaltung eines hohen Blutspiegels an dem Mineral Magnesium bei, das als naturgegebenes Beruhigungsmittel gilt. Schließlich besteht eine noch nicht ganz verstandene Interaktion zwischen B_6 und dem Hormon Östrogen. Ernährungsspezialisten glauben inzwischen, daß der Bedarf an B_6 bei allen Menschen im Lauf der Zeit zunimmt. Folsäure ist wichtig für die Bildung und Nutzung von *Östrogen*. Sie ist auch wesentlich für die Teilung der Körperzellen, die Verwertung von Zucker und die Förderung roter Blutkörperchen. Ein Mangel an Folsäure, der bei älteren Frauen nicht selten ist, kann zu Anämie führen (Blutarmut). Folsäure tritt chemisch in Verbindung mit Para-Aminobenzoesäure auf, einem Oxydationshemmer, der selbst ein B-Vitamin sein könnte.

VITAMIN C	*VITAMIN E*	*KALZIUM*
an, den wichtigsten Abwehrmechanismus unseres Körpers, der in zunehmendem Alter anfälliger wird und der an der Abwehr jeder Gefahr für unsere Gesundheit vom Schnupfen bis zum Krebs beteiligt ist.	*tritt; beschleunigt die Heilung der Haut.* • Vitamin E vermindert bei manchen Frauen *Hitzewallungen* im Klimakterium. Es kann auch die Behandlung bestimmter Zirkulationsstörungen der Beine wie *Krampfadern* und Muskelkrämpfe fördern und eine vorbeugende Rolle gegen Herzerkrankungen spielen. Vitamin E hat sich bei manchen Frauen auch in der Behandlung von *Fibrozysten* in der Brust bewährt, den manchmal schmerzhaften Knoten in der Brust, die auf eine Neigung zu Brustkrebs hindeuten können.	nehmen an, daß unser Kalziumbedarf mit zunehmendem Alter ansteigt.

	VITAMIN A	*DIE B-VITAMINE*
Schutz vor Umweltgiften	• *Vitamin A* schützt gegen Beschädigung innerer Gewebe, die durch *Smog* und auch *Rauchen* entstehen kann – insbesondere Beschädigung der Schleimhäute des Mundes, der Nase und des Rachens sowie der Lungen.	
Feinde	• Rauchen • zuviel Alkohol	• Streß • zuviel Zucker und denaturierte Kohlenhydrate • zuviel Alkohol • Rauchen • Östrogenpräparate • Thyamin ist das anfälligste B-Vitamin gegenüber Hitze, Luft und Wasser, insbesondere beim Kochen. Pantothensäure und Folsäure gehen ebenfalls bei langer Lagerung und Kochen verloren. • Thyamin und Pantothensäure werden speziell durch das Koffein in Kaffee und Tee abgebaut.

VITAMIN C	*VITAMIN E*	*KALZIUM*
• *Vitamin C* ist ein starkes Entgiftungsmittel. Vitamin C schützt vor vielen gefährlichen Chemikalien und den Folgen von Smog, Zigarettenrauch, Pestiziden und Strahlen; unterdrückt die Tendenz von Natriumnitriten und -nitraten in Lebensmittelkonservierungsstoffen, krebserzeugende Nitrosamine zu bilden, und verhindert zusammen mit dem Mineral Zink die Aufnahme von Blei in den Körper.	• *Vitamin E* schützt vor Zellschäden, die durch *Smog, Rauchen* und *Strahlen* entstehen können. Zusammen mit Vitamin A genommen, schützt es das Lungengewebe von Rauchern. • Unterdrückt die Tendenz von Natriumnitrit und -nitrat in Lebensmittelkonservierungsstoffen, krebserzeugende Nitrosamine zu bilden.	• *Kalzium* schützt zusammen mit Magnesium vor den giftigen Schwermetallen Blei und Cadmium.
• Von allen Vitaminen besitzt C die geringste Stabilität in Hitze, Licht, Luft und Wasser. Der Vitamin-C-Gehalt von Obst und Gemüse kann sich durch übermäßiges Waschen verringern. • Rauchen – durch jede Zigarette, die wir rauchen, werden 25 mg Vitamin C zerstört! Dasselbe geschieht, wenn wir den Rauch anderer einatmen. • zuviel Alkohol • Smog • Streß • Koffein • Aspirin • Östrogen-Präparate	• Durch die industrielle Verarbeitung wird ein Großteil des Vitamins E zerstört, das im Getreide und anderen Nahrungsmitteln enthalten ist. • Mehrfach ungesättigte Fette zwingen E zu verdoppelter Leistung, um den Vorgang abnormer Oxydation zu verhindern, den diese bekanntlich beschleunigen. Je mehr Fett jeder Art wir essen, desto mehr E benötigen wir. • Smog • Eisen verhindert die Absorption von E, wenn es gleichzeitig konsumiert wird.	• Rauchen • Streß • eiweißreiche Kost • hohe Phosphorzufuhr – beispielsweise durch rotes Fleisch und chemische Limonaden • Koffein und Alkohol erhöhen das Risiko von Osteoporose.

	VITAMIN A	*DIE B-VITAMINE*
Freunde	• *Vitamin E* schützt Vitamin A vor der Zerstörung. • *Zink* mobilisiert die Körperreserven an Vitamin A. • Beta-Karotin ist ein wasserlöslicher natürlicher Vorläufer bzw. Lieferant von Vitamin A.	• Alle Vitamine des B-Komplexes arbeiten zusammen und treten gewöhnlich zusammen in den Nahrungsmitteln auf. • Vitamin C schützt die B-Vitamine vor Zerstörung.
Empfohlene Tagesdosis	• 4000 IE (Internationale Einheiten) Frauen (5000 IE Männer)	• Thyamin: 1 mg • Riboflavin: 1,2 mg • Niacin (Nikotinsäure): 13 mg • Pantothensäure: keine ETD; 4–7 mg gelten als gefahrlose und ausreichende Tagesdosis • B_6: 2 mg • Folsäure: 0,4 mg (oder 400 mcg)

VITAMIN C	VITAMIN E	KALZIUM
• Die *Bioflavonoide,* die häufig zusammen mit Vitamin C im Obst vorkommen, schützen das Vitamin C vor Zerstörung und fördern seine Absorption und Nutzung. Insbesondere unterstützen die Bioflavonoide – die auch *oxydationshemmend* wirken – C bei der Gesunderhaltung des Kollagens und der Kapillaren. • *Vitamin E* fördert die Wirksamkeit von Vitamin C, während C seinerseits E vor Zerstörung schützt und auch auf A und B konservierend wirkt. • Vitamin C fördert stark die Absorption von Eisen.	• *Vitamin C* schützt E vor Zerstörung und fördert seine Wirksamkeit insbesondere gegen Hitzewallungen und zur Gesunderhaltung der Blutgefäße. • Das Spurenelement *Selen,* das selbst *oxydationshemmend* wirkt, fördert auch die Wirksamkeit von Vitamin E und kommt häufig zusammen mit E in unserer Nahrung vor. • Vitamin E schützt die fettlöslichen Vitamine A, D und K vor Zerstörung.	• *Vitamin D* ist wichtig für die optimale Absorption und Verwertung von Kalzium. • Vitamin C fördert ebenfalls die Absorption. • *Magnesium* gleicht die Wirkung von Kalzium aus.
• 60 mg	• 12 IE Frauen (15 IE Männer)	• 800 mg *Anmerkung:* Die meisten Ernährungswissenschaftler und Ärzte sind sich jetzt einig, daß die gegenwärtige ETD für Frauen zu niedrig ist. Nachstehend die revidierte empfohlene Tagesdodis für Frauen vor und nach der Menopause: • 1000 mg *vor* der Menopause • 1500 mg *nach* der Menopause

	VITAMIN A	*DIE B-VITAMINE*
Besondere Probleme		• Menopause: Manche Ärzte verordnen B-Komplex-Präparate zusammen mit Vitamin E gegen Hitzewallungen. In diesem Fall achten Sie darauf, daß Sie das Niacin in Form von *Niacinamid* (Nikotinamid) nehmen, das zum Unterschied von Niacin die Blutgefäße nicht erweitert. Eine solche Erweiterung kann eine Rötung bewirken und die Hitzewallungen noch verstärken. • *Wasserretention:* Gegen Wasserretention und die manchmal damit verbundenen Depressionen verschreiben manche Ärzte Vitamin-B_6-Präparate in Dosen von 200 mg pro Tag und bis zu 800 mg pro Tag. Ärzte raten zu einer allmählichen Steigerung der Dosis, wobei die Höchstmenge *niemals* überschritten werden sollte. • *Östrogentherapie:* Falls Sie eine Östrogentherapie machen, sollten Sie besonders darauf achten, genügend Vitamin B_6 und Folsäure zu sich zu nehmen. Sprechen Sie mit Ihrem Arzt über die Möglichkeit ergänzender Präparate.

VITAMIN C	*VITAMIN E*	*KALZIUM*
	• Menopause: Zur Linderung von Hitzewallungen verordnen manche Ärzte Vitamin-E-Präparate in Dosen bis zu 800 IE und manchmal 1200 IE täglich. Die Ärzte empfehlen eine allmähliche Steigerung der Dosis, insbesondere, da bei manchen Frauen schon geringere Dosen ausreichen können. (Vitamin C und B-Komplex-Präparate werden oft zusammen mit E verschrieben, um dessen Wirksamkeit zu erhöhen.) • *Fibrozysten der Brust:* Gegen die Bildung von Fibrozysten in der Brust empfehlen manche Ärzte Vitamin-E-Präparate in Dosierungen bis zu 600 IE täglich – achten Sie auf eine allmähliche Steigerung der Dosis.	• Osteoporose: Ärzte verschreiben Frauen mit Osteoporose täglich zusätzlich 1500 mg Kalzium. • Operativ herbeigeführte Menopause: Nach operativer Entfernung der Eierstöcke verordnen Ärzte Ergänzungspräparate in Höhe von 1500 mg täglich.

	VITAMIN A	DIE B-VITAMINE
Ergänzungspräparate: Maximale Absorption	• Vitamin-A-Präparate sind mit den Mahlzeiten zu nehmen – einmal täglich genügt. *Anmerkung:* Dies ist ein fettlösliches Vitamin, das im Körper gespeichert wird. Toxizität ist nur bei sehr großen Dosen aufgetreten, dennoch empfiehlt es sich, 25 000 IE täglich nicht zu überschreiten.	• Vitamin-B-Präparate sollten mit den Mahlzeiten eingenommen werden. • Teilen Sie Ihr tägliches Quantum in mehrere Dosen, denn es handelt sich um wasserlösliche Vitamine, die im Körper nicht gespeichert werden. • Falls Sie eines der B-Vitamine nehmen, sorgen Sie dafür, daß Sie mindestens 100 Prozent der ETD für den gesamten Komplex zu sich nehmen, um die richtige Balance der B-Vitamine zu erhalten.

VITAMIN C

- *Vitamin-C-Präparate* sollten mit den Mahlzeiten eingenommen werden.
- *Teilen Sie Ihr Tagesquantum in mehrere Dosen.* Dies ist ein wasserlösliches Vitamin. Es wird im Körper nicht gespeichert, sondern alle drei bis vier Stunden aus dem Blut ausgeschieden.
- Denken Sie beim Kauf Ihres Präparats an die Notwendigkeit kleinerer Dosen. Wählen Sie aus praktischen Gründen ein Vitamin-C- oder Multivitamin-Präparat, das bereits die Bioflavonoide enthält, die als Rutine, Hesperitin oder Zitrin bezeichnet sein können.
- *Anmerkung:* Falls Sie lange Zeit hohe Dosen an Vitamin C genommen haben und Ihre Dosis verringern wollen, dann tun Sie dies allmählich. Ihr Körper könnte diese Veränderung sonst als ein Defizit wahrnehmen.
- Ascorbypalmitat ist eine fettlöslische Form von Vitamin C, die ebenfalls stark oxydationshemmend wirkt und in Zellbereiche eindringen kann, die von der wasserlöslichen Form von Vitamin C nicht erreicht werden.

VITAMIN E

- Vitamin-E-Präparate sind mit den Mahlzeiten einzunehmen, wobei das Essen etwas Fett enthalten sollte, da dies die Absorption fettlöslicher Vitamine fördert. Einmal täglich genügt.
- Das Präparat sollte aus einer Kombination von Alpha-Tokopherol, dem am genauesten erforschten und wirksamsten der sieben Tokopherolverbindungen von Vitamin E, und gemischten Tokopherolen bestehen. Eine Basis von natürlichem Weizenkeimöl oder Pflanzenöl ist am besten.
- Nehmen Sie Vitamin-E- und Eisen-Präparate oder eisenhaltige Medikamente nicht zur selben Tageszeit. Eisen beeinträchtigt die Absorption von E.
- *Anmerkung:* Vitamin E ist ein fettlösliches Vitamin, das im Körper gespeichert wird. Bis jetzt wurde noch keine Toxizität festgestellt, aber Frauen mit hohem Blutdruck oder rheumatischem Herzleiden sollten ihren Arzt konsultieren, der eine Beschränkung auf 30 bis 100 IE empfehlen könnte.
- Die Wirksamkeit des Vitamin-E-Präparates kann sich erhöhen, wenn es zu-

(Fortsetzung S. 57)

KALZIUM

- *Kalzium-Präparate sollten zwischen den Mahlzeiten genommen werden,* entweder auf leeren Magen oder vielleicht mit etwas Joghurt, Milch oder Orangensaft (die Lactose und das Vitamin E in den Milchprodukten und das Vitamin C in Zitrusprodukten fördern die Absorption).
- *Teilen Sie Ihr Tagesquantum in mehrere Dosen,* wobei Sie die letzte Dosis vor dem Zubettgehen nehmen, da wir während des Schlafs mehr Kalzium verlieren, und auch, weil Kalzium ein natürliches Beruhigungsmittel ist.
- Lesen Sie beim Kauf Ihres Präparats sorgfältig das Etikett, um festzustellen, wieviel Kalzium jede Tablette enthält und um welche Form von Kalzium es sich handelt. Kalziumkarbonat ist die konzentrierteste Form. Meiden Sie Dolomit- und Knochenmehlprodukte wegen ihres hohen und möglicherweise toxischen Gehalts an Blei.
- Achten Sie darauf, daß Sie die ETD von 400 IE Vitamin täglich zu sich nehmen, insbesondere wenn Sie sich nicht regelmäßig im Freien aufhalten.

Anmerkung: Manche Prä-

(Fortsetzung S. 57)

	VITAMIN A	DIE B-VITAMINE
Ergänzungspräparate: Maximale Absorption		

sammen mit Selen eingenommen wird. Eine gute Faustregel besagt, 50 mcg Selen auf jeweils 200 IE von E – jedoch nicht mehr als 200 mcg täglich, da Selen in höheren Dosen toxisch sein kann. Es gibt Präparate, in denen Vitamin E bereits mit Selen kombiniert ist – achten Sie jedoch beim Kauf eines solchen Präparats auf das Verhältnis von Selen zu Vitamin E.

parate sind bereits mit Vitamin D kombiniert; achten Sie jedoch darauf, daß Sie nicht mehr als 1000 IE von Vitamin D täglich zu sich nehmen. In höheren Dosen kann sich D negativ auf Kalzium auswirken, d.h. seine Ausscheidung fördern. Außerdem ist Vitamin D fettlöslich und wird im Körper gespeichert; es kann daher bei sehr hohen Dosen über einen langen Zeitraum potentiell toxisch wirken.

- Sorgen Sie dafür, daß Ihre Kalziumdosis immer doppelt so hoch ist wie Ihre Zufuhr an Magnesium. Es gibt Präparate, die dieses richtige Verhältnis sowie zusätzlich Zink enthalten, das weniger gut absorbiert wird, wenn der Nahrung mehr Kalzium hinzugefügt wird.
- Falls Sie zu Nierensteinen neigen, konsultieren Sie Ihren Arzt, der empfehlen könnte, die Dosis Ihres Ergänzungspräparats unter 250 mg täglich zu halten. Für die meisten übrigen Menschen gilt jedoch eine ergänzende Einnahme von bis zu 2500 mg täglich zwar als unnötig, aber als ungefährlich.
- Halten Sie Ihre Phosphorzufuhr niedrig; sie sollte niemals Ihre Kalziumzufuhr überschreiten. Ein Phosphordefizit ist sehr selten.

In folgenden Nahrungsmitteln enthalten:

VITAMIN A

- Die *besten* Lieferanten sind *dunkelgrüne Blattgemüse* wie Spinat, Broccoli, Kohl und Petersilie; *gelbe Gemüse* wie Karotten und Süßkartoffeln; *orange Früchte* wie Cantaloupes, Papayas, Mangos und Aprikosen – insbesondere getrocknete Aprikosen; und *Fischöle* wie Lebertran.
- Andere ausgezeichnete Lieferanten sind fettlose und fettarme Milch; Ricotta-, Mozzarella- und Parmesan-Käse; Eier – aber in mäßigen Mengen wegen ihres Cholesteringehalts; und Leber – in mäßiger Menge, falls überhaupt, wegen der Gifte, die sich in tierischer Leber ansammeln.
- Versuchen Sie roten Paprika, Kürbis und die Gewürze Paprika, Cayenne-Pfeffer und Chili – lauter gute Quellen.

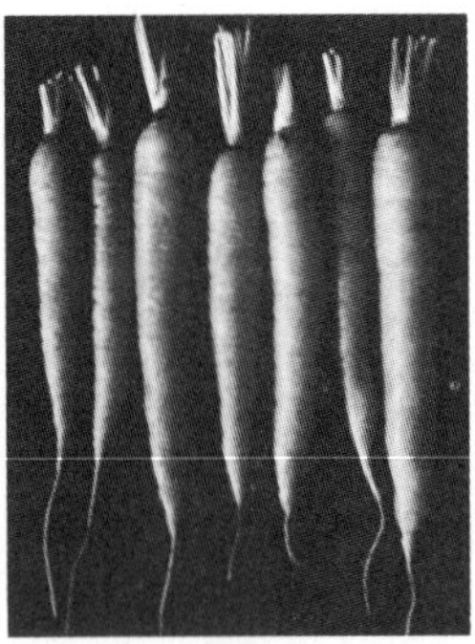

DIE B-VITAMINE

- Die *komplexen Kohlenhydrate,* an deren Verarbeitung zu Glukose die B-Vitamine mitwirken, enthalten von Natur aus viele B-Vitamine. *Ungemahlener Weizen und Reisprodukte, Weizenkeime, Weizenkleie, Hafergrütze und getrocknete Bohnen sind ausgezeichnete Lieferanten von allen B-Vitaminen.*
- Industriell behandelte Kohlenhydrate und Raffinadezucker enthalten dagegen keine B-Vitamine, sondern erhöhen faktisch unseren Bedarf an diesen.
- Bierhefe ist die reichste natürliche Quelle für jedes B-Vitamin mit Ausnahme von B_{12}.
- *Leber, Eier, Nüsse und Samen,* insbesondere Sonnenblumenkerne, sind ebenfalls reiche Quellen – aber mit Mäßigung zu genießen, vor allem Leber, wie bereits an anderer Stelle angemerkt.
- *Niacin* (Nikotinsäure) ist in vielen Nahrungsmitteln neben den obengenannten enthalten: in Geflügel und Fischen, insbesondere Huhn und Thunfisch; in dunkelgrünen Blattgemüsen wie rohem Broccoli, Kohl, Petersilie und Spinat; in Mais, Pilzen, Kartoffeln und Rosenkohl sowie in Cantaloupe und Orangen.

  Die B-reichen Nahrungsmittel sind auch reich an der Aminosäure *Tryptophan,* die vom Körper in Niacin umgewandelt werden kann (60 mg Tryptophan = 1 mg Niacin). (*Pantothensäure* ist ebenfalls in vielen weiteren Nahrungsmitteln enthalten, insbesondere in Broccoli, Pilzen und Joghurt.)
- B_6 ist auch in Huhn, Thunfisch und Bananen enthalten.
- Folsäure ist in Huhn, Thunfisch, Spinat, Kohl und Petersilie zu finden.

VITAMIN C

- Alle *Zitrusfrüchte* und ihre *Säfte* sind reich an Vitamin C, aber auch andere Früchte wie Cantaloupes, Papayas, Mangos, Aprikosen, Pfirsiche und Erdbeeren.
- Ebenso reichlich und manchmal noch konzentrierter ist C in dunkelgrünen Blattgemüsen wie Broccoli, Spinat, Kohl und Petersilie. Rosenkohl, Tomaten, Kartoffeln sowie grüner und roter (insbesondere roter) Paprika sind ebenfalls ausgezeichnete Lieferanten.
- Die Schale und die weiße Hülle aller obengenannten Obstarten, insbesondere der Zitrusfrüchte, sind auch reich an Bioflavonoiden. (Ich empfehle nicht, die Schale zu essen, da diese häufig mit toxischen Chemikalien behandelt wird.)

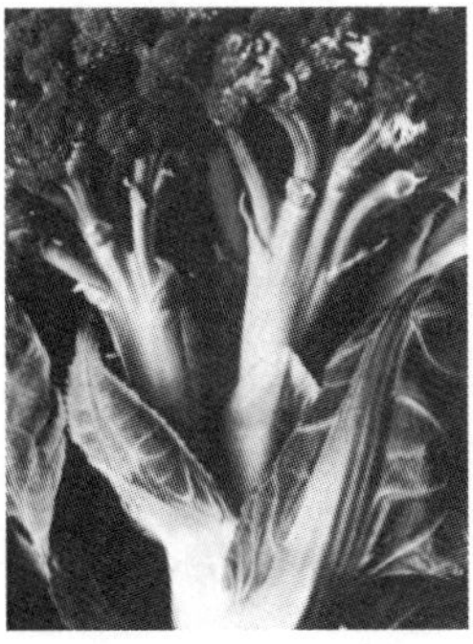

VITAMIN E

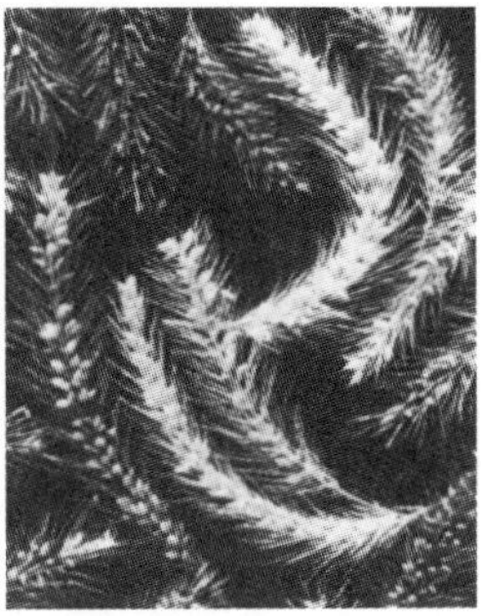

- Die größten Konzentrationen von Vitamin E sind in *unbehandeltem, ungemahlenem Getreide* enthalten; in *unbehandelten pflanzlichen Ölen,* insbesondere Saflor-, Mais- und Sojabohnenöl, und in *dunkelgrünen Blattgemüsen* wie Broccoli, Spinat und Petersilie.
- Zu den besten natürlichen Lieferanten zählen *rohe Weizenkeime* und *Weizenkeimöl.*

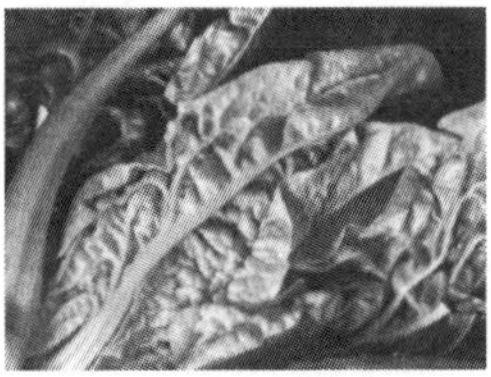

KALZIUM

- Alle Molkereiprodukte sind reich an Kalzium. Zu den besten zählen fettlose und fettarme Milch, fettlose Trockenmilch, Buttermilch, fettloser und fettarmer Joghurt und fettarmer Quark. Vollmilch und Vollmilchkäse sind ebenfalls ausgezeichnet, sollten aber wegen ihres Fett- und Cholesteringehalts nur mäßig genossen werden.
- Dunkelgrüne Blattgemüse enthalten ebenfalls reichlich Kalzium: Kohl, Senf- und Rübenblätter, Wirsing und Broccoli.
- Fische: Sardinen und Lachs in Dosen sind ebenfalls gute Lieferanten, wenn man die Gräten mitißt.
- Tofu und Melasse (in mäßigen Mengen) sind ebenfalls ausgezeichnete Lieferanten.
- Vitamin D wird gewöhnlich der Milch zugesetzt und findet sich in beschränkten Mengen auch in Joghurt und denselben grünen Gemüsen und Fischen, die reich an Kalzium sind.
- Kalzium im richtigen Verhältnis zu Magnesium ist in allen dunkelgrünen Blattgemüsen (als Bestandteil des Chlorophylls) sowie in Tofu und Melasse enthalten.

ANDERE MINERALSTOFFE

EISEN

Das am reichlichsten im Körper enthaltene Spurenmineral Eisen ist in jeder Zelle vorhanden und wird häufig als Garant der Gesundheit angesehen, weil es *das Blut sauerstoffreich hält.* Die durchschnittliche Ernährung enthält wenig Eisen, deshalb sind Mangelerscheinungen speziell bei Frauen häufig. Der Eisenmangel bewirkt, daß das Gewebe nicht genug Sauerstoff enthält, was zu Anämie führt – man ermüdet rasch und ist anfälliger für Streß und Krankheiten.

Ernährungswissenschaftler glauben, daß der Eisenmangel bei Frauen über 40 nicht so gravierend sei wie das Kalziumdefizit, insbesondere nach der Menopause, wenn die Frauen nicht mehr menstruieren. Ich achte dennoch darauf, mindestens 18 mg täglich zu mir zu nehmen – einen Teil davon in meinem Multimineralpräparat, den größten Teil durch die Nahrungsmittel, die ich esse. Proteinreiche Nahrungsmittel sind häufig auch reich an Eisen: Geflügel, Eier, ungemahlenes Getreide und Getreideflocken (insbesondere Hafer).

Aber am liebsten esse ich Weizenkeime und -kleie,

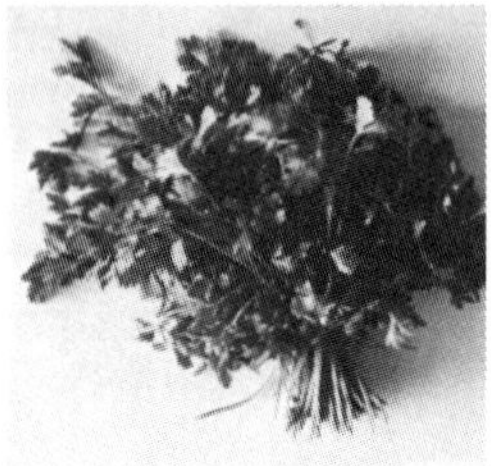

Tofu, Rosinen, Spinat und Petersilie – die alle sehr viel Eisen enthalten. Die eisenreichen, dunkelgrünen Blattgemüse und der Rosenkohl enthalten auch Vitamin C, das die Absorption von Eisen *verdreifacht,* wenn es gleichzeitig konsumiert wird. (Große Mengen an Kaffee, Tee oder Rotwein können dagegen die Eisenabsorption beeinträchtigen.) Sonnenblumenkerne, Kichererbsen und schwarze Melasse sind ebenfalls reiche Lieferanten – in mäßigen Mengen genossen. Die Eisenzufuhr erhöht sich, wenn Sie Ihre Speisen in eisernen Töpfen kochen.

ZINK

Das mengenmäßig an zweiter Stelle stehende Spurenelement Zink hat ebenfalls stark *oxydationshemmende* Wirkungen (das einzige andere oxydationshemmende Mineral ist Selen). Zink ist genauso notwendig und ebenso ungenügend in der amerikanischen Durchschnittskost vorhanden wie Eisen. Weiße Flecken unter den Fingernägeln können auf einen Zinkmangel hindeuten.

Dieses Mineral fördert die Heilung der *Haut* einschließlich des *Gesichts- und Vaginalgewebes.* Tatsächlich sind 20 Prozent unseres Zinks in der Haut gespeichert. Zink fördert den Transport von Vitamin A, dem Hautvitamin, zu den Hautzellen. Es intensiviert auch die Wirkung und die Absorption anderer Vitamine, insbesondere der B-Gruppe. Zink ist ein Bestandteil der Enzyme, die an der Verdauung und am Stoffwechsel beteiligt sind, sowie der Enzyme, die den Körper vor innerer Oxydation schützen. Es ist auch ein Bestandteil des Hormons Insulin, und es ist am Aufbau von Protein im Körper beteiligt.

Bis ich mir die zinkreichen Nahrungsmittel eingeprägt habe, verlasse ich mich auf mein Multivitaminpräparat, das mir gewährleistet, daß ich die 15 mg Zink zu mir nehme, die ich täglich mindestens benötige. (Eine gute Faustregel besagt jedoch, eine Tagesdosis von

40 mg nicht zu überschreiten – von Mineralstoffen kann man auch *zuviel* bekommen.) Eiweißreiche Nahrungsmittel sind gewöhnlich gute Lieferanten von Zink ebenso wie von Eisen: Huhn, Fische, Eier, Joghurt und Milch (insbesondere fettlose Trockenmilch); Mozzarella-Käse ist besonders gut. Ungemahlenes Getreide, Bohnen, Sonnenblumenkerne und Pilze sind ebenfalls gute Lieferanten.

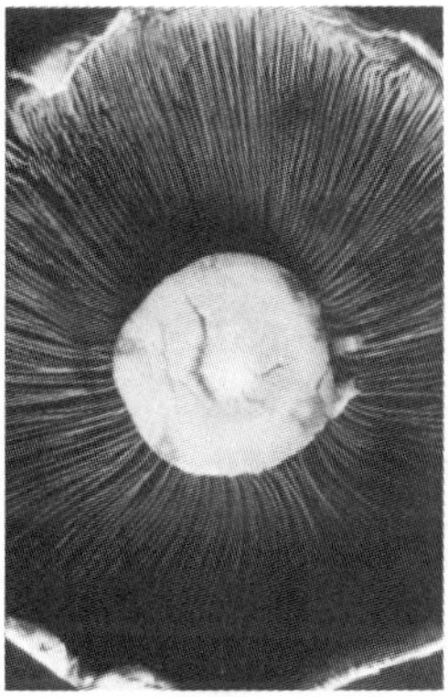

KALIUM

Einer der wichtigsten Mineralstoffe, den unser Körper neben Kalzium und Magnesium braucht, ist Kalium, das für die Funktionsfähigkeit der *Nerven und Muskeln* wichtig ist. Müde, verkrampfte Muskeln sind manchmal ein Zeichen, daß unsere Kaliumreserven zu gering sind. Kalium reguliert auch normalerweise den *Wasserhaushalt* der Zellen und trägt dazu bei, den *Blutdruck* stabil zu halten. Wenn der Körper zuviel Natrium aufweist, verlieren wir automatisch Kalium, was eine Störung dieser Flüssigkeitsbalance bedeutet. Wasser wird zurückgehalten, und der Blutdruck steigt. Man verliert auch Kalium, wenn man schwitzt, sei es durch Körpertraining oder Hitzewallungen; wenn man eine Blitzdiät mit hohem Eiweißgehalt und wenig Kohlenhydraten macht, die einen Wasserverlust verursacht; und wenn man Diuretika wie Alkohol, Koffein oder entsprechende Medikamente zu sich nimmt.

Zum Glück ist Kalium in praktisch allen Gemüsen reichlich vorhanden, insbesondere in den dunkelgrünen Blattgemüsen, in Obst, getrockneten Bohnen, Sa-

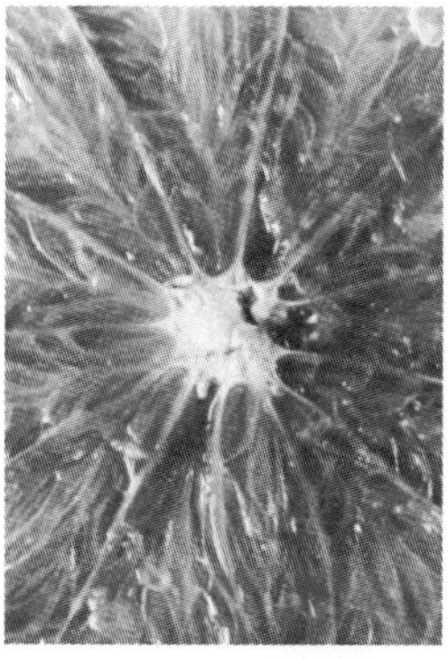

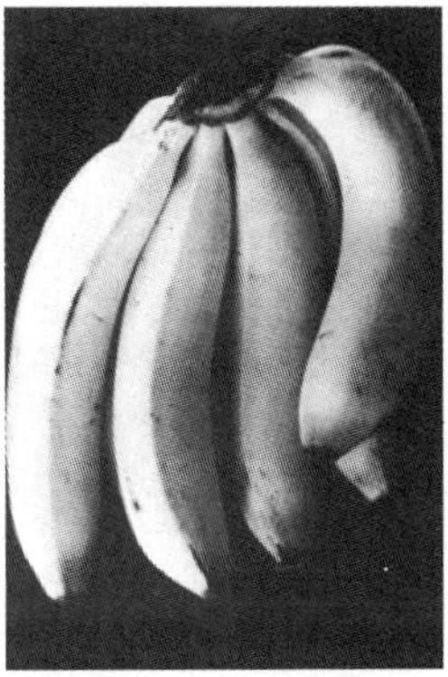

menkörnern, ungemahlenem Getreide und Molkereiprodukten.

Meine Hauptlieferantin ist die Banane – die mich auch reichlich mit Magnesium und Vitamin B_6 versorgt. Sonnenblumenkerne, Kichererbsen und getrocknete Aprikosen zählen zu den reichsten Quellen, sollten aber sparsam genossen werden.

Eine mit der Haut gebakkene Kartoffel plus etwas Joghurt ist ein ausgezeichneter Kaliumlieferant. Schwarze Melasse enthält abgesehen von ihrem hohen Zukkeranteil auch eine Menge Kalium.

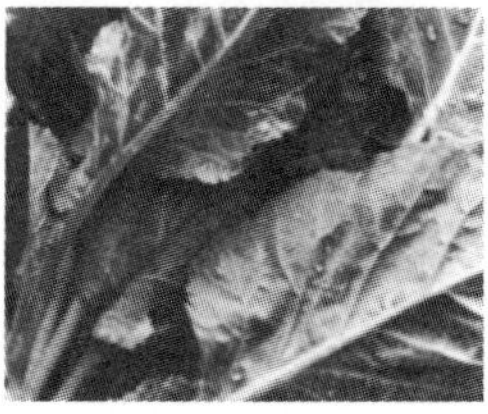

5. Die Spitzenreiter

Obwohl ich ergänzende Präparate für einen wesentlichen Teil meiner Ernährung halte, *kommen die Nahrungsmittel immer an erster Stelle,* und das sollten Sie auch so halten. Wenn das Geld knapp ist, rücken die Präparate an das Ende der Einkaufsliste. Die tägliche Rohkost, die Bohnen, Milchprodukte und das Getreide sind unsere natürlichen Vitaminpillen; frisches Obst und Gemüse sind unsere natürlichen Oxydationshemmer.

Was mir auffällt, ist, daß die *bescheidenen* Nahrungsmittel in der Lebensmitte an die Spitze rücken:

Bananen, Broccoli und Bierhefe...
Hülsenfrüchte...
Joghurt...
Karotten, Kartoffeln und Kleie...
Paprika, Petersilie und Papaya...
Rosenkohl...
Spinat...
Tofu, Tomaten und (Vollkorn-)Teigwaren...
Weizenkeime und Wassermelone...
Zitronen und andere Zitrusfrüchte...

All die genannten enthalten wenig Kalorien, aber große Mengen an *Nährstoffen* – und zwar gerade die, die wir in den mittleren Jahren am dringendsten benötigen. Sie sind auch relativ frei von Fett und Zucker und reich an Faserstoffen.

Analysieren wir einmal den Nährwert eines *Salats* – der ebenfalls täglich auf meinem Speisezettel zu finden ist. Zunächst die Blattsalate. Eissalat enthält geringe Mengen der meisten Vitamine und Mineralstoffe, die wir in der Lebensmitte benötigen, sowie die Faserstoffe und *viel* Wasser. Kopfsalat hat den doppelten Nährwert und enthält ein Vielfaches an Vitamin A. Aber erst roher Spinat! Dieser lebenslange Freund enthält ungekocht 25mal mehr Vitamin A, 9mal mehr Vitamin C, 6mal mehr Eisen, 5mal mehr Kalzium und 3mal mehr Kalium als Eissalat. Außerdem versorgt uns Spinat mit Vitamin E, einigen der B-Vitamine und etwas Eiweiß – und das alles bei sehr wenig Kalorien.

Wenn wir unserem rohen Spinat Tofu beimengen, dann erhöhen wir seinen Eiweißgehalt und steigern gleichzeitig die Verwertbarkeit des Eiweißes im Spinat. Tofu versorgt uns auch mit mehr Kalzium und Eisen. Etwas Weizenkeime steigern ebenfalls die Verwertbarkeit der Proteine im Spinat und versorgen uns gleichzeitig mit mehr B-Vitaminen, Vitamin E und etwas Selen. Die Variationsmöglichkeiten sind unbegrenzt. Pilze bedeuten mehr Kalium. Luzerne und Mungobohnensprossen bringen mehr Eisen, B-Vitamine, Vitamin C und Protein. Ein paar Samenkörner oder Kichererbsen, vielleicht anstelle von Tofu, liefern Protein, Kalium, Eisen und sogar auch etwas Kalzium, Zink und B-Vitamine. Ein paar Orangenstückchen, die im Spinatsalat köstlich schmecken, reichern diesen mit C-Vitamin an, wodurch sich die Absorption des im Spinat enthaltenen Eisens verdreifacht. Dasselbe passiert, wenn wir in unserer Salatsauce Zitronensaft statt Essig verwenden. Ein kleiner Schuß Safloröl, der all diese Aromen zur Geltung bringt, versorgt uns schließlich mit einer guten Dosis Vitamin E sowie der essentiellen Fettsäure, der Linolsäure.

Damit will ich nicht Eis- und Kopfsalat sowie andere Arten von Blattsalat abwerten. Es soll sie nicht dasselbe Schicksal ereilen wie die oft verleumdete Kartoffel (auf die ich übrigens nie verzichtet habe). Wir brauchen *alle* diese Gemüse, und damit bin ich bei der Wichtigkeit einer abwechslungsreichen Ernährung.*

6. Abwechlungsreichtum

Den Speisezettel abwechslungsreich zu gestalten, ist überaus wichtig. Wenn Sie das nicht tun, stumpfen Ihr Gaumen und Ihr Körper ab – und Sie riskieren, nicht das gesamte Spektrum an Vitaminen und Mineralstoffen zu erhalten, das Sie benötigen. Experimentieren Sie deshalb mit den Möglichkeiten, und mischen und kombinieren Sie Nahrungsmittel, wie ich das mit dem einfachen Spinatsalat getan habe.

Halten wir jetzt einen Moment inne und vergegenwärtigen wir uns die Ernährungsaspekte, die wir in der Lebensmitte besonders beachten sollten:

* Es ist zu bedenken, daß zwei der hervorragendsten Nahrungsmittel, Spinat und Kleie, die Kalziumabsorption im Körper beeinträchtigen können. Sie brauchen aber trotzdem nicht auf sie zu verzichten. Sorgen Sie jedoch dafür, daß Sie kalziumreiche Nahrungsmittel bzw. Ihr Kalziumpräparat zu einer anderen Tageszeit zu sich nehmen.

Mehr komplexe Kohlenhydrate
mehr Faserstoffe ...
mehr Wasser
mehr von den wichtigsten Vitaminen und Mineralstoffen
mehr Spitzenreiter-Nahrungsmittel
mehr Abwechslung
und IMMER AUSGEWOGENHEIT UND MÄSSIGUNG.

Der letzte Punkt auf dieser Liste ist vielleicht der allerwichtigste – und darum geht es auch im folgenden Abschnitt.

Ein Wort an Diätsüchtige

Alles, was ich über Ernährung geschrieben habe – Ernährung für ein langes Leben – gewährleistet nach meiner Überzeugung eine optimale Versorgung meines Körpers, insbesondere jetzt, da ich in den mittleren Jahren bin. Es hilft mir auch, mein Gewicht zu halten. Die Bevorzugung gewisser Nahrungsmittel und das Abrücken von anderen hilft mir, so zu bleiben, wie ich sein möchte – ohne ständig nach einer Diät zu leben.

Wer sich von einer Diät abhängig macht, neigt erfahrungsgemäß zu gelegentlichen Freßorgien. Beides geht Hand in Hand, wie ich aus den leidvollen Jahren weiß, als ich selbst an Eßstörungen litt. Das Problem besteht bei vielen darin, daß wir uns unrealistische, unerreichbare Ziele setzen, wieviel wir wiegen und wie wir aussehen wollen. Dies veranlaßt uns, eine ungesunde Blitzdiät zu beginnen, die unmöglich aufrechtzuerhalten ist – unmöglich deshalb, weil der menschliche Organismus nicht auf lange Sicht zu Entbehrungen gezwungen werden kann.

In meinen Zwanzigern lebte ich oft von 500 Kalorien am Tag und wunderte mich, warum ich nach dem Genuß eines Apfels an verlangsamter Wasserausscheidung litt und noch zunahm. Ich wurde auch von einem ständigen Hunger gepeinigt, der mich nervös und reizbar machte und meine Gedanken verständlicherweise ständig um Nahrung kreisen ließ. Jetzt verstehe ich, wie *kontraproduktiv* mein extremes Fasten war – sowohl physisch als auch psychisch.

In dem Kapitel über den »Speck der mittleren Jahre« in »Meine

Erfahrungen mit der Lebensmitte« erklärte ich, daß wir durch Null- und Blitzdiäten ebensoviel magere Muskeln verlieren wie Fett und daß dies zu einem verlangsamten Stoffwechsel führt. Ich habe auch erklärt, wie sich der Körper zur Wehr setzt, wenn man sich wiederholt oder chronisch unterernährt. Er klammert sich an das restliche Fett und verlangsamt den Stoffwechsel nötigenfalls noch mehr. Deshalb habe ich in all den Jahren, als ich ständig Diät lebte, um so leichter zugenommen, je magerer ich wurde.

Durch schmerzliche Erfahrung mußte ich lernen, daß wir uns nicht einbilden dürfen, jederzeit, wenn es uns einfällt, schnell und ohne Folgen fünf Kilo abnehmen zu können. Wenn wir so gelebt haben, dann ist es nicht nur schwieriger abzunehmen, sondern wir können unserem Körper auch Schäden zufügen, die in zunehmendem Alter immer schwieriger wiedergutzumachen sind.

Schlankheit könnte ein unrealistisches und nicht erstrebenswertes Ziel für Sie sein. Wenn Sie es vergeblich zu erreichen suchen, werden Sie sich selbst hassen und an starken Schuldgefühlen und Depressionen leiden – als beweise diese Nichterreichung des angestrebten Schlankheitsideals, daß Sie nichts taugen und keine Selbstdisziplin haben. Wie wir alle wissen, sind dies genau die Emotionen, die uns zu Freßorgien verleiten, welche noch mehr auf unsere Selbstachtung drücken.

Hören Sie bloß auf, an »Schlanksein« zu denken, und streben Sie statt dessen nach »Ausgeglichenheit und Mäßigung« – Begriffe, die in den mittleren Jahren immer größere Bedeutung annehmen.

Nach diesem Grundsatz wollen wir handeln, ob es nun darum geht, in diesem Abschnitt unseres Lebens das Gewicht zu halten oder abzunehmen. Im Lauf der Jahre eintretende Veränderungen der Muskeln und des Stoffwechsels zwingen uns alle früher oder später, unsere Kalorienzufuhr einzuschränken. Eine Frau wird *im Schnitt* in den Vierzigern ihre tägliche Kost um etwa 100 Kalorien verringern müssen, in den Fünfzigern um weitere 100 und mehr in den Sechzigern, Siebzigern und Achtzigern. Das kann bedeuten, auf ein Vollkornbrötchen oder einen Eßlöffel Öl in der Salatsauce oder ein Stück Brot zu verzichten. Das ist keine Blitzdiät. Es ist eine kleine Umstellung oder Anpassung. Wenn Sie die 100 Kalorien in Bewegung übersetzen, dann brauchen Sie die Kalorienmenge gar nicht zu verringern – ein Kilometer mehr gelaufen oder rasch gegangen, hält Ihr Gewicht unverändert! Sie *verbrennen* die überschüssige Menge.

Nur ein warnendes Wort zum Training, bevor wir weitergehen. Wer zwanghaft Diät hält, neigt auch dazu, zwanghaft zu trainieren, Listen zu machen und zu arbeiten *(»workaholic«)*. Was wir anstreben sollten, ist, alle unsere Zwänge abzubauen. Ersetzen Sie nicht extremes Fasten durch extremes Fitneß-Training. Denken Sie daran: Ausgewogenheit und Mäßigung.

Falls Sie Ihr Gewicht reduzieren wollen oder müssen, gebe ich Ihnen folgenden Rat:

1. *Gehen Sie schrittweise vor,* das heißt, reduzieren Sie Ihre ideale Ernährung um nicht mehr als 500 Kalorien. Dies ist am besten, weil es Ihren Körper am wenigsten belastet, Ihre Muskeln schont, Sie nicht zu Exzessen verleitet und daher am leichtesten durchzuhalten ist.
2. *Reduzieren Sie speziell Fett und Zucker,* als nächstes bestimmte kalorienreiche komplexe Kohlenhydrate wie Obst, Bohnen, Samen, Nüsse und Brot. Der größte Teil Ihrer Nahrung sollte immer noch aus komplexen Kohlenhydraten bestehen, aber vorzugsweise aus Gemüse. Erhöhen oder verringern Sie Ihren täglichen Eiweißkonsum nicht – bevorzugen Sie aber fettlose Molkereiprodukte. Vermeiden Sie die eiweißreichen, kohlenhydratarmen Diäten, die einen raschen Gewichtsverlust bewirken, da die verlorenen Pfunde nicht bloß aus Fett bestehen – sie setzen sich zu einem großen Teil aus Wasser und Muskeln zusammen. Und das sind die Pfunde, die Sie sofort wieder zunehmen – aber ohne die Muskeln. Außerdem *brauchen* Sie die Vitamine und Mineralstoffe und die Energie, die Sie den komplexen Kohlenhydraten verdanken.
3. *Trainieren Sie regelmäßig.* Ich kann das als Ergänzung zur Kalorienreduktion nicht genug hervorheben. Eine Verminderung um weitere 500 Kalorien auf dem Wege der Verbrennung ist ideal für ein gefahrloses und rascheres Abnehmen. (In »Meine Erfahrungen mit der Lebensmitte« finden Sie Richtlinien für das Training zum Abnehmen und für reines Bewegungstraining.)

   Die Vorzüge eines regelmäßigen Körpertrainings gehen jedoch weit über eine schlanke Figur hinaus. Ein Hauptziel des Trainings ist, eine positivere Einstellung zu sich selbst zu gewinnen. Sie fangen an, sich selbst und Ihr Aussehen mehr zu mögen. Ihr Körper wird ungeachtet seines Umfangs muskulöser und besser proportioniert. Ihre Haut wird straffer, und der ganze Körper fühlt sich fest und elastisch an. Und Sie werden mehr Energie haben, als Sie für möglich hielten! Vergessen Sie auch nicht, daß sich durch körperliches Training unsere Fähigkeit erhöht, mit Streß fertig zu werden. Wenn Sie täglich trainieren, werden Sie weniger zu Exzessen neigen, auch unter Druck.

4. *Essen Sie Ihre letzte Mahlzeit des Tages vor 18 Uhr oder so früh wie möglich.* Im Rahmen einer weithin bekanntgewordenen Untersuchung erhielten Probanden täglich eine aus 2000 Kalorien bestehende Mahlzeit entweder als Frühstück, Mittag- oder Abendessen. Die Gruppe, die alle Kalorien zum Frühstück erhielt, nahm ab, die sie zu Mittag aßen, behielten ihre Gewicht bei und die sie abends verzehrten, *nahmen zu* – der Unterschied betrug mehr als 1 Kilo!
5. Verzichten Sie nicht auf das Frühstück. Wenn Sie eine Mahlzeit auslassen wollen, dann das Abendessen. Das Frühstück bringt Sie in Schwung und gibt Ihnen Energie für den Tag. Mehrere Untersuchungen ergaben sogar, daß ein regelmäßiges Frühstück zu einem längeren Leben beitragen könnte.
6. Ich habe oft darauf hingewiesen, wie wichtig es ist, *zu essen, wenn man Hunger hat,* ohne zu bedenken, daß Menschen, die ständig Diät leben bzw. die an Eßstörungen leiden, sich nicht an ihrem Hungergefühl orientieren können. Vielleicht wissen sie gar nicht mehr, wann sie hungrig sind, insbesondere, wenn ihre Eßgewohnheiten durch zu große Spannungen und Angst gestört sind. In diesem Fall ist es wichtig, wieder zur *Regelmäßigkeit* zurückzufinden: drei Mahlzeiten täglich in gleichbleibenden Abständen, bestehend aus einer gesunden Mischkost einschließlich fester, faserhaltiger Nahrungsmittel, die gekaut werden müssen.
   – Essen Sie langsam, und kauen Sie gut, damit die Verdauungsenzyme einwirken können, *bevor* die Nahrung den Magen erreicht.
   – Essen Sie nicht gedankenlos, während Sie telefonieren oder fernsehen (und nehmen Sie Ihr Mittagessen nicht an Ihrem Schreibtisch ein, falls Sie in einem Büro arbeiten).
   – Nehmen Sie sich Zeit, den Geschmack der Speisen auszukosten und sie zu genießen.
   – Wenn Sie einen Heißhunger verspüren, machen Sie einen möglichst einstündigen Spaziergang.

Meine Küche

Ich koche gern und tue es so oft wie möglich. Im Laufe der Jahre habe ich mich bemüht, klüger einzukaufen und die Nahrungsmittel so zu lagern und zuzubereiten, daß meine Familie, unsere vielen Gäste und ich selbst mehr von den Speisen haben, die ich zubereite – sei es ein Salat, ein Sandwich aus Weizenvollkornbrot oder ein ganzes Abendessen mit Obst und Joghurt als Nachtisch.

Nachstehend einige der kulinarischen Gebräuche, die sich in unserem Haus entwickelt haben.

Die Standardausrüstung

- *Ein guter, schwerer Wok,* eines der vielseitigsten Kochutensilien in meiner Küche. Diese uralte, aus China stammende Form des Kochtopfes eignet sich zum Dämpfen, Schmoren oder Fritieren. Am besten ist er aus Eisen, weil sich da die Hitze am gleichmäßigsten verteilt. Die einfache Gebrauchsanweisung liegt dem Wok gewöhnlich bei.
- *Dampfkochtöpfe* sind das Zweitwichtigste. Ich benutze diejenigen, die übereinandergestapelt werden können, so daß man Speisen, die schneller gar werden, später aufsetzen und gesondert abnehmen kann. Aber auch die einstöckigen aus rostfreiem Stahl sind ausgezeichnet.
- *Töpfe und Pfannen aus starkem rostfreiem Stahl oder Email,* an denen die Speisen nicht haftenbleiben, sind am besten und halten jahrzehntelang. Teflon ist ebenfalls brauchbar, solange es nicht beschädigt ist. (Aluminiumutensilien sind nicht ratsam, da Aluminiumoxyd in die Speisen geraten kann.)
- Ein *Mixer,* der in unserem Haus täglich in Betrieb ist.
- *Gute Hartstahlmesser* zum Schneiden von Gemüse und Fleisch.
- *Eine Trockenschleuder für Salat* mag als Luxus erscheinen, aber sie kann einem helfen, mit viel weniger Öl in der Salatsauce auszukommen. Wenn die Salatblätter schön trocken sind, reicht ein Eßlöffel Safloröl für eine große Schüssel Salat.
- *Gemüsebürsten* zum Schrubben von Gemüse, damit die nährstoffreiche Haut nicht geschält werden muß.
- *Eine Knoblauchpresse* für frischen Knoblauch.
- *Eine Pfeffermühle* für frischgemahlenen Pfeffer.
- Viele *Glas- und Plastikbehälter* mit luftdicht schließenden Deckeln.

Große Plastikflaschen eignen sich zum Einfrieren des Kochwassers von Gemüse, das für Suppe verwendet werden kann.

Einkaufen

- *Machen Sie sich eine Liste,* um Impulskäufe zu vermeiden.
- *Folgen Sie beim Einkaufen den Wänden des Supermarkts* – dort finden Sie in der Regel das frische Obst und Gemüse, die Molkereiprodukte, die Fische und das Geflügel. Da können Sie improvisieren – nehmen Sie, was der Jahreszeit entspricht und am frischesten ist. Halten Sie nach dem satten Grün, Rot und Gelb Ausschau. Nehmen Sie immer Zitrusfrüchte und frische Kräuter mit. Tiefgekühlt ist nicht so gut wie frisch, und Konserven sind die letzte Wahl.
- *Halten Sie sich an Ihre Liste in den mittleren Regalen,* wo gewöhnlich die alkoholfreien Getränke, Süßigkeiten und Konserven zu finden sind. Merken Sie sich, wo sich getrocknete Kräuter und Gewürze, getrocknete Bohnen und Erbsen, Reis, ungemahlenes Getreide und Vollkornbrot, Weizenkeime und -kleie befinden.
- *Kaufen Sie so ein, daß Sie ein Maximum an Nährwert für Ihr Geld und Ihre Kalorienwährung erhalten.* Eine im Herd gebackene Kartoffel enthält weitaus mehr Nährstoffe als eine Tüte voll Kartoffelchips. Sie kostet weniger, enthält viel weniger Kalorien und fast kein Fett.
- *Kaufen Sie keine Nahrungsmittel, die leere Kalorien enthalten – das heißt kalorienreiche, gehaltlose Nahrung.*
- *Lesen Sie die Etiketten,* und denken Sie daran, daß der an erster Stelle genannte Bestandteil in der größten Menge vorhanden ist und alle folgenden in immer geringeren Mengen. Vermeiden Sie Konservierungsmittel, künstliche Farbstoffe, Zucker, Fette und Natrium (Kochsalz).
- Falls Sie sich Sorgen über Ihr Gewicht machen, kaufen Sie nicht ein, wenn Sie hungrig sind.
- *Einheimische Produkte* sind stets vorzuziehen, falls Sie die Wahl haben (kaufen Sie aber kein Obst und Gemüse, das in der Sonne gelegen hat; das vermindert den Nährwert).
- Kaufen Sie nicht zuviel frisches Obst und Gemüse auf einmal. Es verliert schon nach zwei oder drei Tagen im Kühlschrank die Hälfte an Vitamin C, bei Zimmertemperatur noch rascher. Selbst Kartoffeln verlieren bei langer Lagerung ihr Vitamin C.

Lagerung

- Die Kunst der richtigen Lagerung von Lebensmitteln besteht weniger darin, *Schlechtes fernzuhalten, als das Gute zu bewahren* – die lebenswichtigen Vitamine und Mineralstoffe. Das Ziel ist, die Nahrungsmittel so *frisch* wie möglich zu kaufen und zu erhalten. (Vitamine sind anfälliger gegen Luft, Licht und Hitze als Mineralstoffe, insbesondere die Vitamine C und B.)
- *Frisches Obst und Gemüse kommt sofort in den Kühlschrank.* Waschen oder schneiden Sie es *nicht,* bevor Sie es in luftdichten Plastikbehältern verstauen. Weichen Sie es niemals ein, und lagern Sie es nicht in Wasser. Spargel, grüne Bohnen und Limabohnen können roh eingefroren werden, ohne an Geschmack oder Nährwert zu verlieren. Pilze halten sich am besten in einer braunen Papiertüte.
- Getrocknetes rohes Getreide, Bohnen und Samenkörner halten sich in luftdichten Glasbehältern acht bis zehn Monate lang. Im Kühlschrank halten sie sich unbegrenzt. Alle frischen, ganzen Nahrungsmittel halten sich besser an kühlen, trockenen und dunklen Orten.
- Pflanzliche Öle, Weizenkeime (roh oder geröstet) und Sojasauce (ohne Konservierungsmittel) können, sobald sie angebrochen sind, verderben und sollten im Kühlschrank aufbewahrt werden. Aus diesem Grund empfiehlt es sich, diese in geringen Mengen zu kaufen, selbst wenn dies etwas mehr kostet.
- Vollkornweizenmehl hält sich ebenfalls länger, wenn es im Kühlschrank oder gar tiefgekühlt aufbewahrt wird. Es enthält das Vitamin E und das Öl, die beim ausgemahlenen Mehl verlorengegangen sind, und ist daher bei Zimmertemperatur nicht so lange haltbar.
- Lagern Sie Fruchtsäfte oder Speisereste nicht unbedeckt im Kühlschrank oder in geöffneten, bleiverlöteten Dosen.

Kochen

- *Kurz-Schmoren* ist die schonendste Kochmethode. Gemüse bei ständigem Rühren kurze Zeit hohen Temperaturen auszusetzen, bewirkt einen geringeren Verlust an Nährwert als die langen Kochzeiten des Backens, Kochens in Wasser und des gewöhnlichen Dünstens. Und falls Sie einen Wok benutzen, sind nur kleine Mengen Pflanzenöl nötig. Mais- und Erdnußöl eignen sich am besten.

  Methode: Der Wok und das Öl müssen heiß sein. Erhitzen Sie

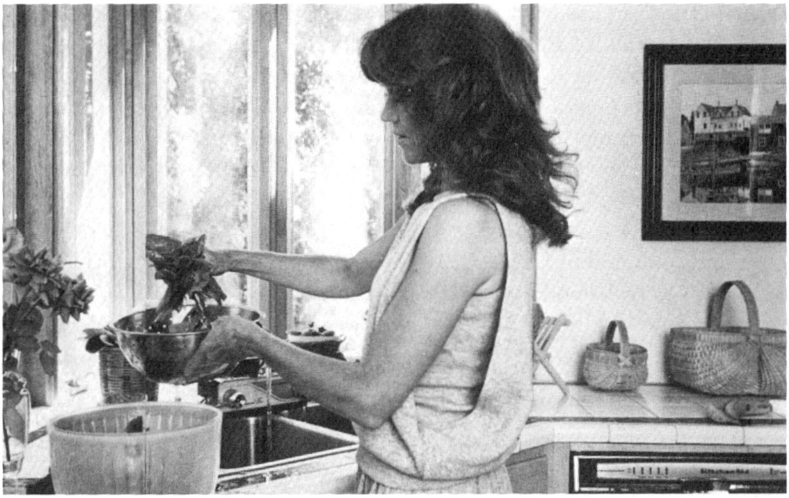

zunächst den Wok, gießen Sie dann ein bis drei Eßlöffel Öl hinein (gewöhnlich ein Eßlöffel für eine Beilage und drei Eßlöffel für das Hauptgericht). Das Öl ist heiß genug, sobald ein Stückchen Lauch oder ein grünes Gemüseblatt sofort braun wird. Schmoren Sie die Zutaten separat, und mischen Sie sie später zusammen. Die Schmorzeit beträgt gewöhnlich nicht mehr als zwei bis drei Minuten.

Im Wok kann man auch in Wasser dünsten, ich verzichte jedoch ungern auf das Öl, das das Aroma der Speisen steigert und ihnen Substanz verleiht. Einige Tropfen Sesam- oder Olivenöl verfeinern den Geschmack noch mehr.

- *Dünsten* über kochendem Wasser ist die zweitbeste Methode. Gemüse, das *al dente* gedünstet wird, bleibt knackig und behält seine leuchtenden Farben. Hitze bedeutet immer einen Verlust, denken Sie deshalb auch beim Dünsten daran, daß die schnellste Methode die beste ist. Halten Sie die Deckel immer fest geschlossen. Heben Sie das Kochwasser für Suppen auf.
- *Mikrowellen* sind ungefährlich und erhalten den Nährwert. Obwohl der Mikrowellenherd bei hoher Temperatur kocht, sind die Speisen in kurzer Zeit gar.
- Kochen in Wasser ist wahrscheinlich die *schlechteste* Methode, aber

wenn Sie Gemüse kochen müssen, heben Sie die Kochflüssigkeit auf, und frieren Sie sie zu späterer Verwendung in Suppen ein. Kochen Sie Kartoffeln in der Schale, um die Nährstoffe zu erhalten.

- Weichen Sie Gemüse und Obst nicht ein, und waschen Sie sie nicht zuviel. Karotten und Kartoffeln sollen geschrubbt, nicht geschält werden. Die Haut enthält Nährstoffe und schützt auch vor Vitamin- und Mineralverlust beim Kochen.
- *Kochen Sie nicht mehr, als Sie brauchen.* Reste sind ein schlechter Ersatz für frisch zubereitete Speisen.
- Wenn Sie Fisch und Huhn kochen, *entfernen Sie immer zuerst die Haut.* Schneiden Sie alles sichtbare Fett vom Fleisch weg. Kurz-Schmoren, Grillen oder Backen, in dieser Reihenfolge, ist dem Braten in der Pfanne und dem Fritieren vorzuziehen.
- Vermeiden Sie das gewöhnliche Braten in der Pfanne – die Speisen werden zu fett, und die Garzeit ist zu lang. Kartoffeln werden besser im Ofen gebacken als in der Pfanne gebraten. Fleisch ist eher zu grillen als in der Pfanne mit Fett zu braten.
- Toasten Sie Brot nur leicht, falls überhaupt, um die Nährstoffe zu erhalten.
- Es erfordert Kunstfertigkeit, ohne Salz köstliche Suppen zu kochen, die gehaltvoll sind und einem helfen, schlank zu bleiben. Verwenden Sie das frischeste Gemüse, pulverisierte oder gekörnte Gemüsebrühe (wählen Sie kochsalzlose oder -arme Produkte), Kochwasser von Gemüse, das Sie zur Herstellung von Suppen eingefroren haben, und einige der unten angeführten Würzen.
- Ich backe selten, aber wenn ich es tue, dann suche ich mir Rezepte aus, die wenig Fett oder Zucker enthalten. Ich halbiere die angegebene Zuckermenge und ersetze Raffinade vorzugsweise durch Honig. Ich lasse das Salz weg. Ich verwende niemals Backfett, Margarine oder Butter. Nötigenfalls ersetze ich diese durch Pflanzenöl. Ich verwende immer Vollkornweizenmehl, manchmal eine Mischung aus Vollkornweizen- und ungebleichtem weißem Mehl. Durch die Beimengung von fettloser Trockenmilch, Sojamehl oder Weizenkeimen erhöht sich der Eiweißgehalt beträchtlich.
- *Ich ersetze regelmäßig*
  - Vollmilch durch fettarme, fettlose oder Buttermilch.
  - Sauerrahm und Mayonnaise durch fettlosen oder fettarmen Joghurt.

- ganze Eier oder Dotter durch Eiweiß (die Dotter können Sie Ihren Haustieren verfüttern).
- Semmelbrösel durch Weizenkeime.

Die Kunst des Würzens

Auf diesem Gebiet habe ich noch einiges zu lernen, aber dies sind meine Alternativen für Salz, Zucker und ungesunde Gewürze:

- *Kräutersalz* – ein pulverisierter, aus Gemüse und Kräutern hergestellter Kochsalzersatz.
- *Pfeffer* – frischgemahlener schwarzer Pfeffer (dazu ist die Pfeffermühle da), Zitronenpfeffer sowie Cayenne-Pfeffer. Cayenne sollte beim Kochen immer als letztes beigemengt werden, weil die Hitze sein Aroma mindert. Ich pfeffere oder papriziere Hühner oft vor dem Garen (manchmal würze ich sie zusätzlich mit Rosmarin und Knoblauch).
- *Natürlich Sojasauce* – in mäßigen Mengen, gewöhnlich ohne Konservierungsstoffe. Ich suche eine kochsalzarme Marke, obwohl diese schwerer zu finden sind.

Henry Fondas Salzersatz

100 g gekörnte Gemüsebrühe
¼ Teelöffel Knoblauchpulver
⅛ Teelöffel Oregano
¼ Teelöffel Dillkraut
¼ Teelöffel Paprika
¼ Teelöffel Honigfruchtzucker
¼ Teelöffel Majoran
½ Teelöffel pulverisierter Kelp (Seetang)
⅛ Teelöffel gemahlene Selleriesamen
¼ Teelöffel Pfeffermischung
½ Teelöffel Senfpulver
geriebene Zitronenschale nach Geschmack

Mischen Sie alle Zutaten, und bewahren Sie die Mischung in einem geschlossenen Behälter an einem trockenen Ort auf. Diese Gewürzmischung enthält wenig Natrium, ist aber nicht völlig natriumfrei, verwenden Sie sie deshalb sparsam.

- *Knoblauch* – und die ganze Knoblauchfamilie der Zwiebeln, Schalotten, des Schnittlauchs und Porrees. Frisch ist er am besten (da bewährt sich die Knoblauchpresse), aber pulverisierte und getrocknete Formen gehen auch. Knoblauch ist nicht nur eines der kräftigsten Gewürze, sondern soll auch eine medizinische Wirkung haben – gut für die Verdauung und zur Reduzierung von Blutfett. (Verwenden Sie nicht Knoblauch- oder Zwiebel*salz*; diese enthalten Natrium.)
- *Zimt* – mein geschätzter Zuckerersatz, der auf Joghurt sehr gut schmeckt. Köstlich auch auf Apfelmus, geschmorter Banane, in Backwaren und sogar in manchen exotischen Hühnergerichten. Zimt enthält Vitamin A, Vitamin C, Kalzium, Eisen und sogar Fasern. (Muskatnuß und Muskatblüte sind ebenfalls gute süßliche Gewürze.)
- *Gemahlener Chili, Paprika und Cayenne* – alle drei sind überaus reich an *Vitamin A* (ein einziger Teelöffel Paprika enthält 1273 IE; Chili 908 IE; Cayenne 749 IE). Sie enthalten auch beträchtliche Mengen an Vitamin C und Kalium. Alle eignen sich sehr gut zu Tomaten und Tomatengerichten, insbesondere der spanisch-mexikanischen Küche. Unerläßlich für Salsa. Gemahlener Kümmel und Koriander, beide im Chili-Pulver enthalten, runden das Aroma noch weiter ab.
- *Oregano, Basilikum und Lorbeerblatt* – ebenfalls gut zu Tomaten und Tomatengerichten, insbesondere der italienischen Küche. (Oregano, Nelken, die minzähnlichen Kräuter Rosmarin und Salbei und der Aromastoff Vanille wirken sämtlich *oxydationshemmend.* Tatsächlich waren viele Gewürze und Kräuter unsere ursprünglichen natürlichen Konservierungsmittel.)
- *Ingwer* – ein in der chinesischen und japanischen Küche vielfach verwendetes Gewürz, ausgezeichnet in geschmortem Gemüse und Hühnergerichten.
- *Curry* – ein indisches Gewürz, das am besten allein für Gemüse und Hühnergerichte verwendet wird.
- *Petersilie* – sehr reich an Wirkstoffen, insbesondere in frischem Zustand, und ein gutes natürliches Diuretikum.
- *Mohn* – ein guter Ersatz für die kalorienreichen Sesamkörner.
- *Neue Kombinationen* – Joghurt, Salsa, Weizenkeime, Kleie, Zitronen, Limonen. Versuchen Sie Joghurt oder Salsa auf einem *baked potato.* Würzen Sie Mineralwasser oder salzlosen Tomatensaft mit einem Stückchen Zitrone oder Limone.

- *Aromatisierter Essig* – wenn Sie das Öl in Ihren Salatsaucen reduzieren, können Sie es zum Teil durch aromatisierten Essig wie Reisessig und verschiedene Sorten von Kräuteressig ersetzen. Zitronensaft ist ebenfalls eine hervorragende Würze bzw. ein Ersatz für Essig in Salatsaucen.
- *Frische Kräuter* sind immer am besten, weil sie Mineralstoffe *und* Vitamine enthalten. Getrocknete Kräuter enthalten im allgemeinen keine Vitamine mehr, aber oft hat man nichts anderes zur Hand. Ein Eßlöffel frischer Kräuter entspricht etwa einem Teelöffel getrockneter.

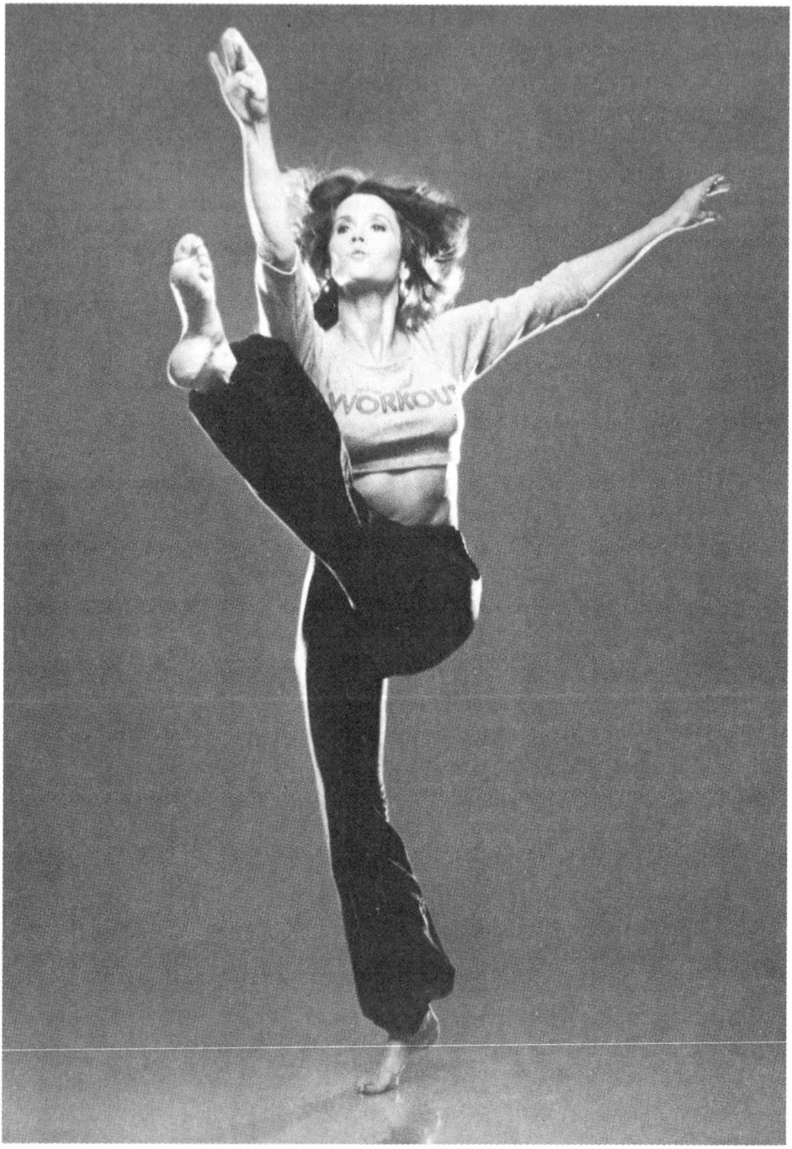

KAPITEL 2

Wir kommen in Schwung

Es gibt heute und in absehbarer Zukunft kein Heilmittel, das mehr zur Gesunderhaltung beitragen könnte, als ein lebenslang und systematisch durchgeführtes Konditionstraining.

Dr. med. Walter M. Bortz
«Disuse and Aging«*

Als ich heute früh am Ende meines Morgenlaufs die letzte Anhöhe nahm, hatte ich das Gefühl befriedigender Erschöpfung, das sich nach einem kräftigen Fitneß-Training einstellt. Im Vorgefühl der Euphorie, die mich überkommt, wenn ich oben bin, wurde mir die Ironie des Faktums bewußt, daß ich mit fast 50 noch regelmäßig bergauf renne, obwohl es mit mir nach herkömmlichen Vorstellungen längst »bergab gehen« müßte. Und ich bin nur eine von vielen Frauen, die sich in der Lebensmitte für diesen Weg des systematischen Körpertrainings entschieden haben.

Ich habe mit vielen Frauen gesprochen, die mit 30, 40, 50 oder 60 ein ernsthaftes Konditionstraining aufgenommen haben – in den Jahren, in denen es so wichtig ist, fit zu sein und ein positives Selbstgefühl zu haben. Diese Frauen klagen nicht über den Verlust dessen, wozu sie in vergangenen Jahren fähig waren. Vielmehr entdecken sie an sich körperliche Fähigkeiten, von denen sie nicht wußten, daß sie sie besitzen. Wenn Sie in Ihren mittleren Jahren körperlich aktiv werden, dann sehen Sie vielleicht ihre Muskeln zum ersten Mal und sind überrascht, daß Ihr Körper auf das Training anspricht, wie man es Ihnen immer voraussagte, überrascht, da Sie jetzt eine bessere Gesichtsfarbe und mehr Energie haben als in jungen Jahren. Wenn Sie ein Training wiederaufnehmen, und sei es nach einem

* Walter M. Bortz, II, M. D., »Disuse and Aging«, *Journal of the American Medical Association,* Bd. 248, Nr. 10, 10. September 1982.

Jahrzehnt, dann werden Ihre früher trainierten Muskeln rasch wieder fit werden. Sie scheinen eine Art Erinnerungsfähigkeit zu haben, so daß alles, was Sie vorher gemacht haben, immer noch zählt. Wir beginnen nicht am Nullpunkt, wenn wir uns entschließen, ein Training wiederaufzunehmen, wie dies oft der Fall ist, wenn wir zu einer aufgegebenen Diät zurückkehren. Und es ist *niemals* zu spät.

Die Altersgrenze durchbrechen

- Ein amerikanisches Frauenteam hißte die erste amerikanische Flagge auf dem Annapurna, dem zehnthöchsten Gipfel der Welt. *Mehr als die Hälfte* der Teammitglieder waren in den mittleren Jahren! Keine wies den Verlust an Fitneß auf, der gewöhnlich mit ihrem Alter verbunden wird. Alle verfügten über eine Kondition, die um 40 % *höher* lag als bei gesunden, aber untrainierten Frauen desselben Alters. Die Angehörigen des Teams, dessen jüngstes Mitglied 20 war, mit dem geringsten Körperfett und der höchsten aerobischen Leistungsfähigkeit waren die Frauen in den Vierzigern.*
- Eine andere Gruppe aktiver Frauen, alle in den Vierzigern, wurden auf altersbedingte Veränderungen ihrer Kondition hin studiert. Über einen Zeitraum von sechs Jahren blieb die Ausdauer ihres Herz-Gefäß-Systems *vergleichbar* und in manchen Fällen sogar *höher* als die durchschnittlicher Zwanzigjähriger.**
- Mehrere Angehörige des All-American-Masters Swim Team von 1980 wiesen den gleichen Prozentsatz an Körperfett wie Frauen Anfang 20 auf. Ihr aerobisches Leistungsvermögen war *doppelt* so hoch wie das von untrainierten Angehörigen ihrer eigenen Altersgruppe und dem junger Athletinnen vergleichbar. Diese Schwimmerinnen waren *Frauen über 70!****

* Piro Kramar, M. D., und Barbara Drinkwater, Ph. D., »Women on Annapurna, *The Physician and Sports Medicine,* Bd. 8, Nr. 3, März 1980.

** Sharon A. Plowman, Barbara Drinkwater und Steven Horvath, »Age and Aerobic Power in Women: A Longitudinal Study«, *Journal of Gerontology,* Bd. 34, Nr. 4, 1979, S. 512–520.

*** Paul Vaccaro, Ph. D., Gail M. Drummer, Ph. D., und David Clark, Ph. D., »Physiological Characteristics of Female Masters Swimmers«, *The Physician and Sports Medicine,* Bd. 9, Nr. 12, Dezember 1981, S. 75–78.

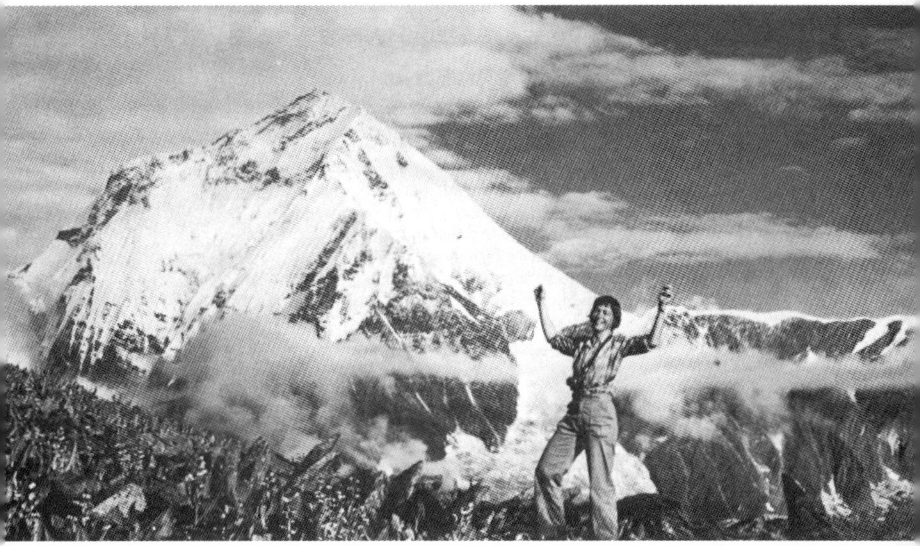

Das ist Irene Miller, Mitglied der ersten amerikanischen Gruppe, die den Annapurna bestieg.

Bis vor kurzem wurde angenommen, daß die Notwendigkeit eines Konditionstrainings im Laufe des Lebens abnehme. Die Risiken eines kraftvollen Trainings wurden stark übertrieben, und unser körperliches Leistungsvermögen in mittlerem und höherem Alter kraß unterschätzt. Aber jetzt wissen wir, daß uns *Alter nicht daran hindert zu trainieren*, einschließlich eines Ausdauertrainings, wenn wir es vernünftig und regelmäßig betreiben. In jedem Jahrzehnt nach 30 brauchen wir länger, um uns an ein Training zu gewöhnen, und auch länger, bis wir Fortschritte machen, aber der Nutzen des Trainings ist bei Menschen mittleren und höheren Alters derselbe wie bei jüngeren. Ganz egal, in welcher Kondition Sie augenblicklich sind, diese kann sich in zunehmendem Alter *bessern*. Falls Sie einen Großteil Ihres Lebens eine sitzende Lebensweise geführt haben, dann können Sie in mittlerem Alter eine bessere Kondition erlangen als mit 20! Physiologen, die sich mit dem Zusammenhang zwischen Konditionstraining und Alter befassen, beginnen eben dies im Rahmen von Laborversuchen zu dokumentieren. Ich kenne Dutzende von

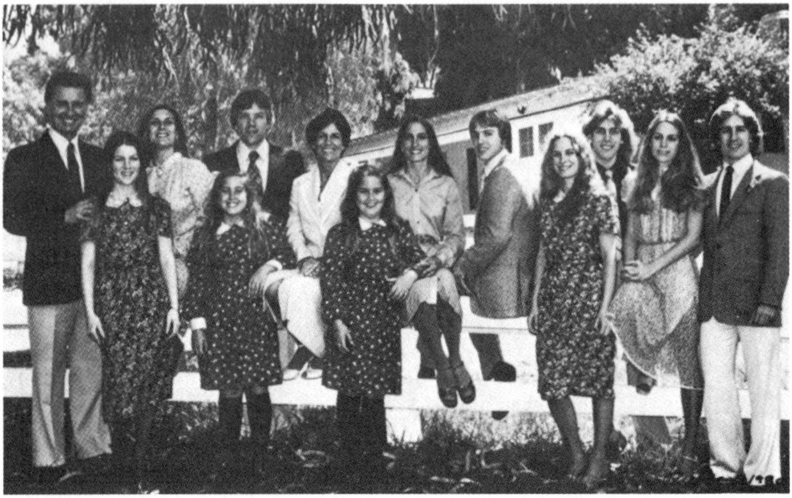

Das ist Pat Walters, sechste von links, nachdem sie 22 Kilo abgenommen hatte. Neun dieser strahlenden Gesichter sind ihre Kinder, einschließlich der Zwillinge in der vorderen Reihe!

Frauen, die in der Lebensmitte in besserer Form sind als je zuvor. Pat Walters, 52, ist ein klassisches Beispiel dafür. Sie sagt:

Mit 40 war ich im Begriff, zur klassischen italienischen Matrone zu werden. Ich habe neun Kinder. Ich war sehr gern Mutter und bin es immer noch. Aber ich hatte mehr als 20 Kilo zuviel, war ungesund und inaktiv. Ich hatte mich an den täglichen Kaffeeklatsch mit anderen Frauen in derselben Lage gewöhnt. Bei einer Tasse Kaffee und einigen Zigaretten redeten wir stundenlang über unsere Kinder und Männer. Geteiltes Leid ist bekanntlich halbes Leid.

In der Lebensmitte war Pat bereits wegen Nierensteinen operiert worden. Sie litt auch an hohem Blutdruck und überhöhtem Blutfettspiegel, Depressionen und schrecklichen Kopfschmerzen. Sie nahm regelmäßig Tranquilizer. Sie hatte Probleme mit der Wasserausscheidung und wog fast 80 Kilo. Nachdem ihre Kinder das Haus verlassen hatten, wollte sie zunächst ihre Schulbildung fortsetzen. Dann versuchte sie es mit einem Job, in der Hoffnung, daß dies eine Besserung ihres insgesamt schlechten Befindens bewirken würde. Mitte 40 beschloß sie, es mit dem Pritikin-Programm zu versuchen, das in ihrer Nähe angeboten wurde und auf einem damals noch als neumodisch geltenden Ansatz basierte: Aerobics und fettarme Kost. Nach dem ersten Besuch, erzählte uns Pat, entschloß sie sich zu »cold Turkey« – einer Radikalkur: kein rotes Fleisch mehr, keine Tabletten, keine Zigaretten, kein Koffein. Sie trainierte täglich 30 Minuten – aerobisches Springen auf einem Minitrampolin. »Anfangs habe ich fast durchgedreht«, erinnert sie sich lachend. »Auf den Kaffee zu verzichten, fiel mir am schwersten. Aber innerhalb eines Monats fühlte ich mich besser. Meine Kopfschmerzen waren wie weggeblasen. Die Tränensäcke unter den Augen verschwanden langsam. Innerhalb eines Jahres nahm ich mehr als 22 Kilo ab. Jetzt bin ich nie krank. Ich stehe täglich um fünf Uhr früh auf. Ich bin stark, ich bin glücklich. Ich gehe gern spazieren. Und ich habe gelernt, daß es okay ist zu schwitzen. Ich bin in einer Zeit aufgewachsen, in der Frauen ›Damen‹ waren, die nicht schwitzten – sie transpirierten gelegentlich an warmen Tagen, ja, aber sie schwitzten nie.« Mit einer Kollegin arbeitet Pat jetzt als Fitneß- und Gesundheitsberaterin eines florierenden privaten Fitneßzentrums in Kalifornien.

Pats »Geheimrezepte«, um sich gut zu fühlen und gut auszusehen, werden in diesem Land allmählich Allgemeingut. Aber ihre Ernährungsgrundsätze und ihr Fitneßprogramm gibt es schon seit Jahrhunderten.

In der ganzen Welt erreichen Menschen, die ein aktives Leben führen und sich fettarm ernähren, bei guter Gesundheit ein hohes Alter. Drei solche Bevölkerungsgruppen wurden von dem angesehenen Harvard-Gerontologen Alexander Leaf gründlich studiert. Er stellte fest, daß Einwohner des Andendorfes Velcabamba in Ecuador, der Provinz Hunza im Karakorumgebirge von Pakistan und der Abchasischen Sowjetrepublik im westlichen Kaukasus bis in ihre Achtziger und Neunziger ein aktives Leben führen und sich ausgezeichneter Gesundheit erfreuen. Nach seinem Besuch bei diesen Volksgruppen berichtete Dr. Leaf: »Ich kehrte von meinen drei Studienaufenthalten mit der Überzeugung zurück, daß ein Leben voll Vitalität und Tatkraft einschließlich physischer (und sexueller) Aktivität mindestens 100 Jahre und in manchen Fällen noch länger möglich ist.«*

Trotz der Tatsache, daß diese Bergdörfer Tausende von Kilometern voneinander entfernt sind, sind ihre Lebensweisen erstaunlich ähnlich. Die

* Alexander Leaf, M. D., »Getting Old«, *Scientific American*, 1973, Bd. 229, S. 45–52.

Bewohner aller untersuchten Dörfer gehen anstrengenden Tätigkeiten im Freien nach, nehmen bekömmliche Nahrung in mäßigen Mengen zu sich und bleiben ihr Leben lang in die Gemeinschaft eingebunden. Ihr Alltag besteht in harter Landarbeit, oft an steilen Berghängen. Sie nehmen täglich zwischen 1200 und 1900 Kalorien zu sich – während wir im Schnitt 3300 verzehren. Mit Ausnahme der sowjetischen Gruppe machen tierisches Eiweiß und Fett *weniger* als 5 Prozent ihrer Nahrung aus – bei uns dagegen 40 Prozent. Jede der drei Gruppen hat ihr eigenes alkoholisches Getränk – aber es gibt keinen Alkoholismus. Und da es keinen Ruhestand in unserem Sinne gibt, bleiben die Frauen und Männer in diesen Gesellschaften in ihrer Familie und ihrer Gemeinschaft aktiv, bis sie sterben. Ihr sozialer Status erhöht sich sogar mit zunehmendem Alter.

Insgesamt sind wir in Amerika körperlich so träge, wie diese uns fernen Menschen unermüdlich in Bewegung sind. In unserer urbanen Kultur wird sportliche Betätigung als *freiwillig* betrachtet, obwohl sie ebenso unerläßlich für unsere Gesundheit und unser Wohlbefinden ist wie gute Nahrung. Viele Amerikaner fühlen sich jahraus, jahrein schlapp, ohne zu erkennen, daß sie an einem *Mangel an körperlicher Anstrengung leiden.*

Der Mangel an ständiger körperlicher Aktivität bewirkt Veränderungen, die denen des Alterungsprozesses gleichen – aber in einem erheblich beschleunigten Tempo! Der Körper eines jungen Sportlers, der zum Beispiel gezwungen ist, einige Wochen mit dem Training auszusetzen, ist Veränderungen unterworfen, die dem Alterungsprozeß gleichen. Der Blutdruck steigt, und der Stoffwechsel verlangsamt sich. Herz und Lungen werden weniger leistungsfähig, die Gelenke weniger beweglich und sowohl das Nerven- als auch das Immunsystem träger. Die Muskeln und sogar die Knochen atrophieren wie bei einem gebrochenen Arm oder Bein, die in einem Gipsverband stillgelegt sind. Verglichen mit dem Abbau, der durch Inaktivität bewirkt wird, ist das Nachlassen der körperlichen Fitneß allein aufgrund des Alters faktisch nur minimal.

Sportler, die ihr Training auch in den mittleren Jahren fortsetzen, geben uns eine Vorstellung davon, wie der reine Altersvorgang aussehen würde, wenn wir den Prozeß nicht durch die Einschränkung unserer Aktivität beschleunigen würden. Nach 30 verlangsamt sich beispielsweise die Rekordzeit einer Marathonläuferin nur um zwei Minuten pro Jahr – wenn sie ihr Training fortsetzt. Und diese relativ geringfügige Zunahme ist auf die allmählichen Veränderungen unserer Muskeln, des Herzens, der Lunge

Anne Adams, 55, ist Mitbegründerin des Trainingsprogramms für Meisterschwimmer in Südkalifornien.

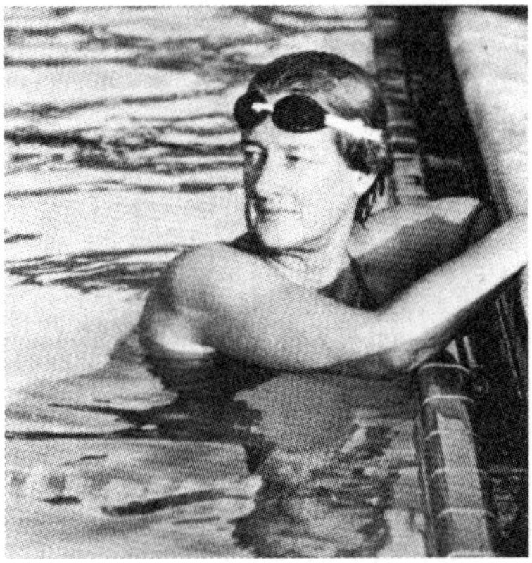

und der Blutgefäße zurückzuführen, von denen ich in »Meine Erfahrungen mit der Lebensmitte« gesprochen habe. Aber wir brauchen nicht die Rekordleistungen eines Sportlers zu erreichen, um diese Veränderungen auf ein Minimum zu beschränken. Allerdings müssen wir ständig aktiv bleiben. Sportliche Betätigung spielt eine weitaus wichtigere Rolle für die Erhaltung unserer Gesundheit und Vitalität in den mittleren Jahren als unser tatsächliches Alter. Das richtige Fitneßprogramm kann sogar die durch mangelnde Betätigung bedingte Degeneration des Körpers zum Teil wieder wettmachen. Von den winzigsten Zellen bis zu den größten Muskeln, von den Kapillaren bis zum Herz und der Lunge verleiht ein Konditionstraining dem ganzen Körper innerlich wie äußerlich neue Spannkraft.

Aber wir müssen auch realistisch sein. Selbst ein gewissenhaft eingehaltenes tägliches Training kann nicht alle Auswirkungen der Mutterschaft, des Stillens, ja der schieren Schwerkraft beseitigen. Wir können uns in Schwung bringen und in Schwung halten, aber wir tun gut daran, uns mit den Spuren anzufreunden, mit denen uns das Leben gezeichnet hat, statt Unmögliches zu erwarten. Dennoch ist ein regelmäßiges Training die beste Hormonbehandlung, die die Natur zu bieten hat, und darüber hinaus Beruhigungsmittel, Aphrodisiakum, Schönheitsmittel, Appetitzügler, Schlaftablette, Abführmittel, Gelenkheilmittel, Muskelmassage, Knochenkräftigung, Rückenschutz und Arznei gegen die chronische Müdigkeit, an der so viele Frauen leiden.

DER NUTZEN SPORTLICHER BETÄTIGUNG – LANGSAMERES ALTERN

Andauernde aerobische Fitneß

- *Ein stärkeres Herz- und Blutgefäßsystem*
  - Der Herzmuskel wird leistungsfähiger, er kann daher mehr Blut mit weniger Anstrengung pumpen – sowohl, wenn der Körper aktiv ist, als auch im Ruhezustand.
  - Das Blutgefäßsystem wird erweitert, so daß im ganzen Körper mehr Sauerstoff und Nährstoffe zu den Zellen transportiert werden können.
  - Die Arterien öffnen sich, so daß der Blutdruck abnimmt.
  - Die Fähigkeit des Blutes, schädliche Gerinnsel aufzulösen, erhöht sich.
  - Die schädlichen Fette im Blut nehmen ab, während die gesünderen Lipoproteine von hoher Dichte (HDL) zunehmen. Diese Substanzen beschleunigen den Transport von Fetten und Cholesterin durch das Blut.
- *Eine stärkere Lunge*
  - Die Größe und Elastizität der Lunge erhöht sich, so daß mehr Sauerstoff aufgenommen und gehalten werden kann.
  - Das Zwerchfell und andere an der Atmung beteiligte Muskeln werden gestärkt, wodurch sich die Fähigkeit zu tieferem, langsamerem Atmen erhöht.
- *Größere maximale Atmungskapazität – das Zeichen echter Vitalität.*
  - Mit der Kräftigung des Herzens, der Blutgefäße und der Lunge erhöht sich die aerobische Leistungsfähigkeit – einer der wichtigsten Meßwerte Ihrer Fitneß in jedem Alter.
  - Die untereinander verbundenen Systeme des Körpers für den Transport von Wasser, Sauerstoff und Nahrung zu den Zellen bessern sich, was dem ganzen Körper zugute kommt.

Kein Speck der mittleren Jahre

- Die Muskeln nehmen auch in den mittleren Jahren an Größe, Stärke und Spannkraft zu.
- Der Aufbau kalorienverbrennender Muskeln bedeutet eine Reduzierung des Fettgewebes und eine Funktionsverbesserung des Stoffwechsels sowohl während des Trainings als auch im Ruhezustand.
- Zusammen mit mäßiger Kost ist ein Bewegungstraining die schnellste und gescheiteste Methode, um Kalorien zu verbrennen und sowohl das Gewicht als auch den Umfang zu reduzieren.
- Der Appetit bleibt mehrere Stunden nach dem Training geringer.
- Das Verlangen nach zuviel Kaffee,

Tee, Tabak, Alkohol, Zucker und anderen schädlichen Streß- und Übergewichtsursachen nimmt ab.

- Der Körper nimmt die ihm gemäße Gestalt an, und zusammen mit den Muskeln baut sich ein positives Körper-Image auf.

Blühende Haut

- Der Haut wird eine natürliche kosmetische Behandlung zuteil.
- Das Bindegewebe kräftigt sich, wodurch die Haut dicker und elastischer wird.
- Die Zirkulation der Haut bessert sich, so daß diese reiner und straffer wird und sogar durch Ödeme bedingte Tränensäcke zurückgehen.

Gelenke, Rücken und Knochen werden stärker

- Die Stützmuskeln der Gelenke, des Rückens und der Knochen werden gekräftigt, so daß man sowohl während des Trainings als auch im Alltag weniger zu Unfällen neigt.
- Das Bindegewebe der Knorpel, Bänder und Sehnen wird dicker und elastischer.
- Die Knorpel werden durch die Pumpbewegung der Gelenke während des Trainings mit Nahrung versorgt.
- Die Körperhaltung und die Stellung des Skeletts bessert sich ebenso wie die Balance.
- Die Knochen werden massiver.

Eine problemlosere Menopause

- *Ein verbessertes Hormonsystem*
  - Es wird angenommen, daß sowohl die Produktion als auch die Nutzung von Östrogen und anderen Geschlechtshormonen optimiert werden.
  - Die erzeugten Hormone sind in besserem Gleichgewicht.
  - Die Nebennieren und Eierstöcke sind gesünder.
  - Das Gewebe spricht auf hormonelle Botschaften besser an.
  - Ein gut funktionierendes endokrines System kann die gesamte physische und psychische Erfahrung des Klimakteriums erleichtern.
- *Hitzewallungen verlieren ihren Schrecken*
  - Die Verminderung von Streß und die verbesserte Regulierung der Körpertemperatur durch das Schwitzen kann das Auftreten, die Intensität und Häufigkeit von Hitzewallungen verringern.
- *Sexuelle Fitneß*
  - Die erhöhte Zirkulation von Hormonen, Sauerstoff und Nährstoffen trägt dazu bei, das Gewebe der Geschlechtsorgane feucht und elastisch zu halten.
  - Die Muskulatur ist stärker, die Gelenke sind geschmeidiger, und die aerobische Ausdauer ist größer. All dies kann zu besseren sexuellen Erfahrungen beitragen. Ein PC-Muskel, der durch Kegel-Übungen in Form ist, und straffe Bauch-, Hüft- und Schenkelmuskeln sind besonders wichtig.

- Die Sinne werden geschärft, und Sie leben wieder in Ihrem Körper, wenn Sie sich ihm entfremdet fühlten. Sie nehmen sich bewußter als Geschlechtswesen wahr.
- Durch körperliches Training erhöht sich der Testosteronspiegel, die Produktion des Hormons, das sexuelles Verlangen auslöst.

- *Psychische Gesundheit*
  - Aufgestaute Energie wird freigesetzt, wodurch Sie sich ruhiger fühlen.
  - In dem Maße, in dem sich die Leistungsfähigkeit und Belastbarkeit des Körpers steigert, sparen wir Energie, fühlen uns weniger müde und verfügen über mehr Vitalität.
  - Die erhöhte Blutzufuhr versorgt jede Zelle mit mehr Sauerstoff und energiereichen Nährstoffen, auch die Zellen des Gehirns, wo sich viele unserer natürlichen Stimmungsaufheller befinden. Durch körperliche Betätigung erhöht sich, wie man weiß, die Produktion mehrerer dieser Gehirnsubstanzen wie der Endorphine.
  - Überschüssiges Wasser und Natrium werden ausgeschieden, und damit wird eine Ursache der Depression beseitigt.
  - Gesündere Nebennieren sind nicht nur wichtig wegen ihrer Östrogenproduktion, sondern auch wegen ihrer entscheidenden Rolle in Zeiten der Belastung.
  - Man schläft rascher ein, und der Schlaf insgesamt ist erholsamer.

Besseres ...

- *Verdauungssystem*
  - Der gesamte Verdauungstrakt, in dem die Nahrung abgebaut und durch den Körper befördert wird, funktioniert besser. Die Absorption und Verwertung der Nährstoffe einschließlich des Glukosestoffwechsels bessert sich.
  - Die Ausscheidung von Abfallstoffen wird effizienter, wodurch sich die Arbeit der Nieren erleichtert und Verstopfung vorgebeugt wird.
- *Immunsystem*
  - Das Immunsystem wird im Kampf gegen alle Krankheiten – vom Schnupfen bis zum Krebs – gestärkt.
- *Nervensystem*
  - Das Gedächtnis, die Reaktionsgeschwindigkeit und andere geistige Funktionen bessern sich.
  - Das Nervensystem bleibt in einem Zustand der Bereitschaft, der speziell durch körperliche Aktivität gefördert wird. Das bedeutet, daß wir uns Tendenzen zur Trägheit allmählich abtrainieren. Die Aktivität als solche und das Gefühl des Wohlbefindens, das durch sportliche Betätigung entsteht, erzeugen den Wunsch nach weiterer Aktivität. Insofern hat körperliche Aktivität die Tendenz, sich selbst zu perpetuieren.

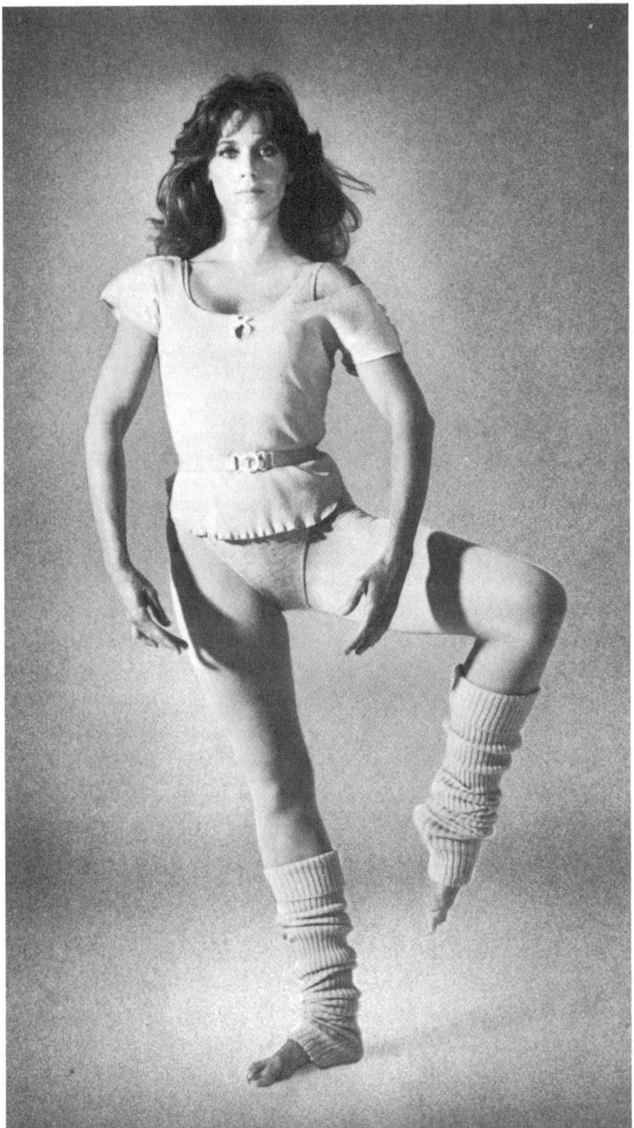

Ein Trainingsrezept

Spielt es eine Rolle, in welcher Weise wir uns körperlich betätigen, um den vollen Nutzen eines Konditionstrainings in den mittleren Jahren zu haben? Ja, das fällt sehr ins Gewicht.

- Wir brauchen ein Training, das *den ganzen Körper* einbezieht.
- Wir brauchen ein Training, das unsere *Kraft, Geschmeidigkeit* und *aerobische Leistungsfähigkeit* erhält oder verbessert – die drei unerläßlichen Aspekte körperlicher Fitneß, über die ich in meinem ersten Buch gesprochen habe und auf die sowohl mein ursprüngliches Fitneßprogramm als auch das Trainingsprogramm für die besten Jahre, das neue Programm für Frauen in der Lebensmitte, das ich in diesem Buch vorstelle, zugeschnitten ist.

Ausgewogenheit

Der Körper, und das gilt auch für die mittleren Jahre, gedeiht, wenn man ihn beansprucht – ohne es zu übertreiben. Auch hier weist uns das Konzept der Ausgewogenheit die Richtung. Wenn wir die Kraft eines Muskels steigern, dann müssen wir auch seine Geschmeidigkeit erhöhen. Wenn wir den Unterkörper trainieren, dürfen wir den Oberkörper nicht vernachlässigen. Wenn wir die äußere Schenkelmuskulatur kräftigen, sollten wir die innere nicht vergessen. Wenn wir uns angestrengt haben, sollten wir uns das nächste Mal schonen. Wir brauchen Ausgeglichenheit in jeder Hinsicht, sonst fordern wir Verletzungen heraus.

Ohne es zu beabsichtigen, kräftigen wir manchmal bestimmte Muskeln, während andere schwach bleiben. So kann es beispielsweise zu Wadenkrämpfen kommen, wenn die Wadenmuskulatur auf der Rückseite des Beines kräftig ist, die vorderen Muskeln dagegen schwach sind. Die schwächeren Muskeln versuchen, dies bei jeder Bewegung des Beines durch verstärkten Zug zu kompensieren, es kommt zu Zerrungen und Schmerzen. Auch wenn man sich auf eine einzige Sportart konzentriert, kann man gewisse Muskelgruppen bis zum Kollaps überanstrengen. Wenn man häufig schwimmt, aber keine anderen Übungen macht, kann man die Schultermuskeln überstrapazieren, und wenn man ausschließlich läuft, können die Kniegelenke leiden.

Wenn Sie mehr als eine Sportart betreiben oder sich zu einem den ganzen Körper einbeziehenden Konditionstraining, wie es nachstehend beschrieben wird, entschließen, schützen Sie sich vor solcher Einseitigkeit ebenso wie vor Langeweile. Auch Ihr Körper schätzt Abwechslung! Wenn Sie eben erst mit dem Training beginnen, wollen Sie vielleicht erst einmal auf einem Gebiet Sicherheit erwerben, bevor Sie zu einem anderen übergehen, aber mit der Zeit empfiehlt sich eine möglichst große Vielseitigkeit. Was auch immer Sie tun, Ihr Übungsprogramm sollte die folgenden Aspekte berücksichtigen.

Kräftigen

Man kann die Stärke und Spannkraft eines Muskels erhöhen, indem man den Muskel gegen den Widerstand des Körpers wiederholt anspannt, wie bei den Bein- und Bauchmuskelübungen in meinem Fitneßprogramm für die besten Jahre. Auf diese tiefreichenden Muskelkontraktionen sollte jeweils ein Loslassen und Entspannen folgen. Ihre Muskeln werden stärker und fester werden, ebenso das Bindegewebe der Sehnen, Bänder und Knorpel der Gelenke. Dadurch werden schließlich auch die Knochen gekräftigt.

Zur Abwechslung können Sie bei diesem Kraftaufbauprogramm auch mit Gewichtmaschinen trainieren, aber niemals mehr als zwei- oder dreimal wöchentlich; die Muskelfasern benötigen mindestens 48 Stunden, um sich von einem solchen Training zu erholen.

Dehnen und Strecken

Streckübungen bilden den nötigen Gegenpol zu Kraftübungen. Häufig wird jedoch das eine auf Kosten des anderen bevorzugt. Muskelstarrende Bodybuilder können häufig nicht ihre Zehen berühren. Körper mit der Biegsamkeit von Stoffpuppen sind oft genauso kraftlos. Das Ziel sind starke *und* geschmeidige Muskeln, feste *und* flexible Gelenke.

Langsam ausgeführte Streckübungen, wie sie im *Prime-Time*-Programm enthalten sind, dehnen und wärmen die Muskelfasern auf, ohne ihre Elastizität oder die der Gelenke zu überfordern. Wenn das Strecken forciert wird, geschieht das genaue Gegenteil. Die Muskeln ziehen sich zusammen und verkrampfen sich. Muskeln arbeiten am besten in ihrer vollen Länge, aber sie können Schaden nehmen, wenn Sie sie nicht vorher aufwärmen. Um Verletzungen der Muskeln und des Skeletts zu vermeiden, entspannen Sie sich bei den Streckübungen soweit wie möglich, atmen Sie dabei ständig und konzentrieren Sie sich darauf, den Muskel, mit dem Sie arbeiten, zu dehnen und seine Spannung freizusetzen.

Ich habe oft gemeint, weil Streckübungen langsam durchgeführt werden, seien sie zu leicht und hätten keine große Wirkung. Aber dies ist keineswegs der Fall. Je langsamer man eine Übung ausführt, desto mehr Kontrolle hat man; desto intensiver und herausfordernder ist deshalb die Streckübung. Tänzer wissen das. Auch Yogameister kennen die Bedeutung von Streckübungen. Während eine Muskelgruppe gestreckt wird, zieht sich die entgegengesetzte zusammen. Wenn man die Rückseite der Beine streckt, stärkt man beispielsweise gleichzeitig die vorderen Muskeln; wenn man die Kreuzmuskeln dehnt und dabei den Druck von der Wirbelsäule nimmt, kräftigt man gleichzeitig die Bauchmuskeln.

Aerobics: das Fundament

Obwohl die aerobischen Übungen nur ein Teil der Fitneß-Trias sind, bilden sie die Grundlage. Aerobische Übungen bewirken eine maximale Sauerstoffzufuhr, die die Muskeln und andere Zellen des Körpers befähigt, Energie zu produzieren. Wieviel Sauerstoff unsere Lungen inhalieren, wieviel sauerstoffreiches Blut unser Herz pumpt und wieviel Sauerstoff unsere Muskeln verwerten, wenn wir kräftig trainieren, ist der beste Maßstab unserer gesamten Fitneß.

Nach dem 30. Lebensjahr verlieren wir alle nach und nach aufgrund der normalen, altersbedingten Veränderungen der Muskeln, des Herzens, der Lunge und der Blutgefäße einen Teil unserer aerobischen Leistungsfähigkeit. Aber wie wir gesehen haben, ist es möglich, diese Veränderungen durch Training – aerobisches Training – weitgehend zu minimieren. Die Aufrechterhaltung oder Verbesserung der aerobischen Fitneß hat tiefreichende physische und psychische Auswirkungen, weil das Herz-Atmungs-System von zentraler Bedeutung für die Vitalität des gesamten Körpers ist. Wenn Sie stark und geschmeidig sind, werden Sie Ihre Aerobics sicher, spielerisch und mit Enthusiasmus machen können.

Bei den aerobischen Übungen werden die größten Muskelgruppen des Körpers – die Beine und das Gesäß – trainiert. Diese sind unsere »zweite

Joan Paul, 50, trainiert jeden Morgen um 4 Uhr 30 auf ihrem Rennrad.

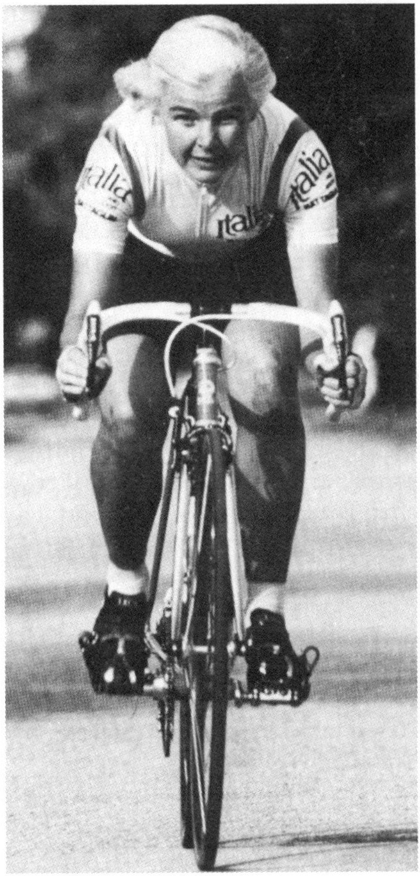

Lunge und unser zweites Herz«, die Ausdauermuskeln, die uns bei rhythmischer, ständiger Bewegung zwingen, tief zu atmen, und die den Kreislauf in Schwung bringen. Wenn dabei der Oberkörper ebenfalls in Bewegung ist, um so besser. Das Herz, die Lunge und das Blutgefäßsystem werden sämtlich gekräftigt. Wenn Sie in guter Kondition sind, wird Ihr Herz so effizient werden, daß es in 45 oder 50 Schlägen dieselbe Blutmenge pro Minute pumpen kann, die das durchschnittliche Herz in 70 oder 75 Schlägen bewältigt.

Um maximal wirksam zu sein, müssen die *aerobischen Übungen schnell ausgeführt* werden – so daß sich die Herz- und Atmungsfrequenz erhöht. Zunächst kommt es jedoch darauf an, Sauerstoff aufzunehmen, die Übung darf daher nicht so schnell ausgeführt werden, daß wir nach Luft japsen und nach einem kurzen Anlauf aufgeben müssen. Wenn Sie zu keuchen beginnen und nicht imstande sind, ohne Anstrengung dabei zu reden, dann wissen Sie, daß Sie *an*aerobisch, das heißt *ohne Sauerstoff* trainieren. Ihre Muskeln verlangen dann Sauerstoff rascher, als Ihr Herz-Atmungs-System diesen liefern kann. Ohne genügend Sauerstoff ermüden die Muskeln schnell, und Ihr Training ist bald zu Ende.

Um das zu vermeiden, müssen wir das für uns richtige Tempo finden. Wir dürfen nicht so forcieren, daß wir gezwungen sind aufzuhören, und wir dürfen es uns auch nicht so leichtmachen, daß das Herz-Atmungs-System nicht gezwungen ist, seine Leistungsfähigkeit zu verbessern.

Diese Balance ist speziell wichtig für diejenigen, die durch das Training abnehmen oder ihr Gewicht halten wollen. Übungen, die sehr intensiv oder anaerobisch sind wie Sprinten oder Gewichttraining, benutzen gespeicherte Kohlenhydrate oder Glykogen als einzigen Brennstoff. Mäßig intensive oder aerobische Übungen wie rasches Gehen oder Aerobics in der Halle verwerten hauptsächlich Fett als Treibstoff. Wie ich im Kapitel »Der Speck der mittleren Jahre« in »Meine Erfahrungen mit der Lebensmitte« erklärt habe, wird Fett nur bei reichlicher Sauerstoffzufuhr verbrannt. Wenn wir Fettverbrenner werden wollen (und der Körper lernt dies mit zunehmender Übung immer besser) und wenn wir so viele Kalorien wie möglich verbrennen wollen, dann muß es unser Ziel beim Training sein, länger, nicht schneller in einem aerobischen Tempo zu trainieren.

Die ideale aerobische Trainingsgeschwindigkeit veranlaßt unser Herz, weit schneller als im Ruhezustand, aber noch unterhalb seiner maximalen Kapazität zu arbeiten. Das Ziel ist, *75 Prozent* der maximalen Herzfrequenz pro Minute zu erreichen. Dies bezeichnet man als die *Trainingsgeschwindigkeit* des Herzens. Um sie risikolos zu erreichen, beginnen Sie Ihr Übungsprogramm mit einer Trainingsgeschwindigkeit von *60 Prozent.* (Ein weniger intensives Training konditioniert Ihr Herz und Ihre Lunge nicht.) Behalten Sie dieses Minimum ein oder zwei Monate bei. Steigern Sie sich im Laufe von sechs Monaten zu der idealen Trainingsgeschwindigkeit von 75 Prozent. Nach einem Minimum von sechs Monaten können Sie je nach Ihrer Fitneß bis zu *85 Prozent* gehen – wenn Sie es wollen. Dies ist jedoch nicht nötig, um fit zu bleiben.

Auf Seite 94 finden Sie eine Standardformel zur Berechnung Ihrer eigenen Trainingsgeschwindigkeit. Beachten Sie, daß diese mit zunehmendem Alter allmählich abnimmt. Der Grund dafür ist, daß sich unsere maximale Herzfrequenz in jedem Jahr über 30 um etwa einen Schlag pro Minute verringert.

Wie wissen wir, ob wir in der für uns idealen Übungsgeschwindigkeit trainieren? Durch den Puls im Ruhezustand und sofort nach dem Training. Er ist unser persönlicher »Trainer«, der uns sagt, ob wir uns mehr anstrengen oder kürzertreten sollten. Der Puls ist unser bester, brauchbarster Index dafür, wieviel Blut und daher wieviel Sauerstoff vom Herzen gepumpt und von den Muskeln verwertet wird. Am Anfang empfehle ich Ihnen, den Puls häufig zu messen, um Ihre Frequenz im Ruhezustand kennenzulernen und Ihr Trainingstempo zu regulieren. Sobald Sie stärker werden, wird Ihre Ruhefrequenz abnehmen, und Sie werden an das obere Ende Ihrer Trainingsfrequenz gelangen. Schließlich werden Sie genau spüren, wann Sie mit der idealen Intensität trainieren, obwohl es sich auch weiterhin empfiehlt, gelegentlich den Puls zu messen.

Um eine maximale Wirkung zu entfalten, müssen *aerobische Übungen mindestens 15 bis 30 Minuten lang in gleichem Tempo durchgehalten werden,* je nach der Intensität der Übungen, die Sie machen. *Stark beanspruchende* Übungen wie Laufen, Skilanglauf, Bergaufgehen, Training an einem Zimmerfahrrad und Aerobics in der Halle bringen Sie leicht in den oberen Bereich Ihres Trainingstempos, deshalb sind 15 Minuten für diese Übungen ein gutes Minimum. *Mäßig beanspruchende* aerobische Übungen wie Gehen, Radfahren, Schwimmen, Gymnastik und Springen auf einem Minitrampolin belasten das Herz weniger stark, deshalb ist eine Trainingszeit von 30 Minuten das beste Minimum. Idealerweise kann diese Trainingszeit für die stark beanspruchenden Übungen auf 30 Minuten und für die mäßig beanspruchenden auf eine Stunde ausgedehnt werden. Dies sind jedoch nur allgemeine Richtlinien. Sofort nach Beendigung den Puls zu messen, ist die beste Methode, um die Intensität Ihres Trainings festzustellen. Ob stark oder mäßig beanspruchend, Sie verbrennen bei diesen längeren Übungszeiten *mindestens* 300 Kalorien pro Training, eine Menge, die von Sportphysiologen nachdrücklich empfohlen wird. Vergessen Sie nicht, eine zusätzliche Aufwärm- und Abkühlphase einzuplanen.

Der Puls: Ihr persönlicher Trainer

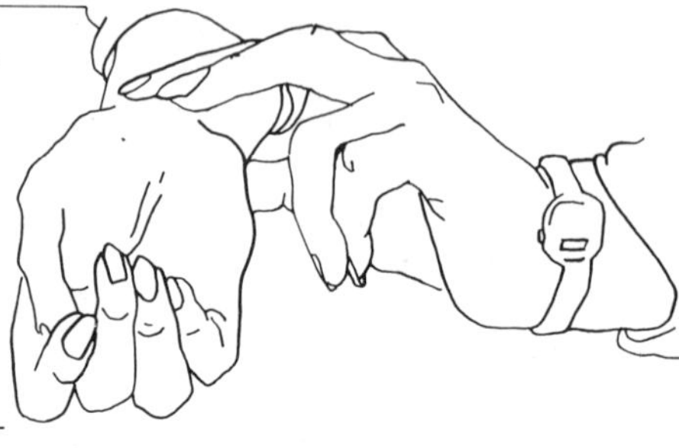

Finden Sie Ihre Trainingsgeschwindigkeit

Ihr Zielbereich im Training ist 60–85 Prozent Ihrer maximalen Herzfrequenz. Das ideale Trainingsziel ist 75 Prozent.

Zur Feststellung Ihrer maximalen Herzfrequenz ziehen Sie Ihr Alter von 220 Herzschlägen pro Minute ab, die bei allen Menschen die maximale Herzfrequenz in den frühen Erwachsenenjahren darstellen.

Multiplizieren Sie diese Zahl nun mit 60 Prozent, 75 Prozent und dann 85 Prozent, um den unteren, mittleren und oberen Intensitätsbereich für Ihre aerobischen Übungen festzustellen.

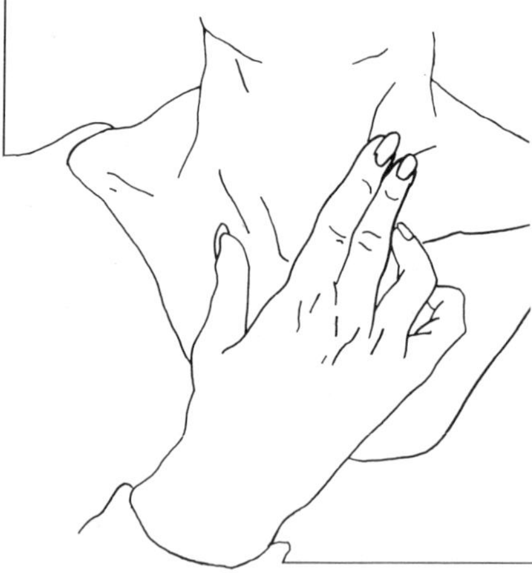

Messen Sie Ihren Puls im Ruhezustand

Zählen Sie Ihre Pulsschläge volle 60 Sekunden lang. Die beste Zeit ist am Morgen, bevor Sie das Bett verlassen. Wenn Sie den Puls einmal wöchentlich messen, dann tun Sie das am Morgen nach Ihrem Ruhetag, an dem Sie mit dem Training aussetzen.

Messen Sie Ihre Trainingsfrequenz

Messen Sie den Puls unmittelbar nach dem Training 6 Sekunden lang. Multiplizieren Sie dies mit zehn, um festzustellen, wie oft Ihr Herz während des Trainings pro Minute geschlagen hat. Messen Sie den Puls entweder am Handgelenk oder an der Halsschlagader.

Anmerkung: Einige Medikamente gegen hohen Blutdruck senken die maximale Herzfrequenz und damit auch die Trainingsfrequenz. Falls Sie solche Medikamente nehmen, fragen Sie Ihren Arzt, ob Ihr Trainingsprogramm einer Änderung bedarf.

Aerobische Übungen sollten regelmäßig und systematisch gemacht werden – mindestens dreimal wöchentlich, um Ihre aerobische Fitneß zu erhalten, und bis zu sechsmal wöchentlich, um sie zu verbessern.

Je nach Ihrer Kondition zu Beginn des Trainings werden Sie nach sechs bis zwölf Monaten eines intensiven und regelmäßigen aerobischen Trainings eine solide Grundlage von Fitneß geschaffen haben. Sie brauchen 30 bis 60 Minuten dieser aerobischen Übungen *nicht* zu überschreiten, um die Gesundheit Ihres Herz-Atmungs-Systems weiter zu verbessern. Wenn Sie diesen Trainingsumfang überbieten wollen, dann sollten Sie wissen, daß sich Ihr Verletzungsrisiko dadurch erhöht; lassen Sie sich von Ihrer Vernunft leiten. Die einzigen stichhaltigen Gründe, um das Training zu intensivieren, sind nach meiner Ansicht die Vorbereitung auf einen Wettkampf wie einen Marathonlauf, das Bedürfnis, sich seelisch aufzubauen, wie dies durch aerobische Übungen möglich ist, oder der Wunsch, überschüssige Pfunde schneller loszuwerden. Aerobische Übungen eignen sich besser als alles andere, gespeichertes Fett zu verbrennen, magere Muskeln aufzubauen und möglicherweise auch den Sollwert zu senken, von dem manche annehmen, daß er die Fettmenge reguliert, die unser Körper speichert. Vielleicht wird sich eines Tages herausstellen, daß ein intensiveres aerobisches Training auch besser für die Knochen ist, aber das sollte nicht auf Kosten der Gelenke erfolgen. Übrigens noch eine gute Nachricht: Je schwerer oder größer Sie sind, desto mehr Kalorien verbrennen Sie beim Training.

Pausieren

Sie sollten Ihr Fitneßprogramm um ein letztes Element ergänzen – *Ruhe*. Im Laufe der Jahre habe ich gelernt, daß unser Körper durch das Bewegungstraining schubweise an Kraft gewinnt. Wenn wir unsere Leistung stufenweise steigern, dann erholen wir uns jedesmal auf einem höheren Niveau von Fitneß. Auf diese Weise steigern wir unsere Leistungsfähigkeit.

Aber der Körper braucht Zeit, um sich zu erholen. Das bedeutet, daß wir eine Balance zwischen Ruhe und Bewegung schaffen müssen, um den maximalen Nutzen aus dem Training zu ziehen. Dies ist besonders wichtig in den mittleren Jahren, da der Körper nun etwas länger braucht, um sich zu regenerieren.

Sie brauchen mindestens einen Tag pro Woche *ohne* intensives Training. Ein gemütlicher Spaziergang: selbstverständlich; Laufen: nein. Genießen Sie Ihre trainingsfreie Zeit ohne Schuldgefühle, da Sie wissen, daß Sie das Richtige für Ihren Körper und für sich selbst tun. Während Sie pausieren, leistet Ihr Körper seine inneren Reparaturarbeiten.

Fuß-Fitneß

Als ich mein erstes Fitneßbuch schrieb, hatte ich eben das Laufen entdeckt. Vier Jahre später hat sich mein Fitneßrepertoire um Gehen und Bergwandern erweitert. Ich entdeckte deren Vorzüge, als ich während der Wahlkampagne meines Mannes für die kalifornische Volksvertretung in seinem Wahlkreis täglich fünf bis sechs Kilometer zurücklegte. Die Intensität der Kampagne ließ mir keine Zeit für mein übliches Training, aber ein unerwartetes und willkommenes Nebenprodukt dieser Fußmärsche war, daß ich mehrere Pfunde abnahm, meine aerobische Fitneß behielt und meine Beine und Hüften trimmte. Gehen und Wandern sind die natürlichste Form aerobischer Übungen. Und neben dem Laufen finde ich das Gehen die befriedigendste und praktikabelste der aerobischen Sportarten. Beide führen uns ins Freie und geben uns Gelegenheit, unsere Umgebung zu erkunden – ihre Ebenen und Hügel an Regen- und Sonnentagen, den Nebel am frühen Morgen und den Sonnenuntergang am Abend. Man trifft andere Spaziergänger, Jogger und Leute, die einem guten Tag sagen.

Rasches Gehen ist in den mittleren Jahren eine ideale Form der Bewegung im Freien. Seine Vorzüge entsprechen denen des Laufens – Sie müssen es bloß länger tun. Pro Meile (1,6 km), die Sie zu Fuß zurücklegen, verbrennen Sie etwa dieselbe Kalorienmenge, ob Sie nun gehen oder laufen – etwa 100. Die Zahl der verbrauchten Kalorien erhöht sich nur geringfügig, wenn Sie schneller gehen oder schneller laufen. Eine weitere Strecke und längere Zeit hindurch zu gehen, statt das Tempo zu erhöhen, darauf kommt es an, wenn Sie den Nutzen jeder aerobischen Sportart maximieren wollen. Aerobic-Fans bezeichnen das als LSD *(long-slow-distance)* – natürlich jeweils in Ihrem Trainingstempo.

Gehen ist für jeden Menschen gut, von Anfängern bis zu Sportlern, die

Ruth Anderson, 50, beim Laufen mit ihrer Tochter.

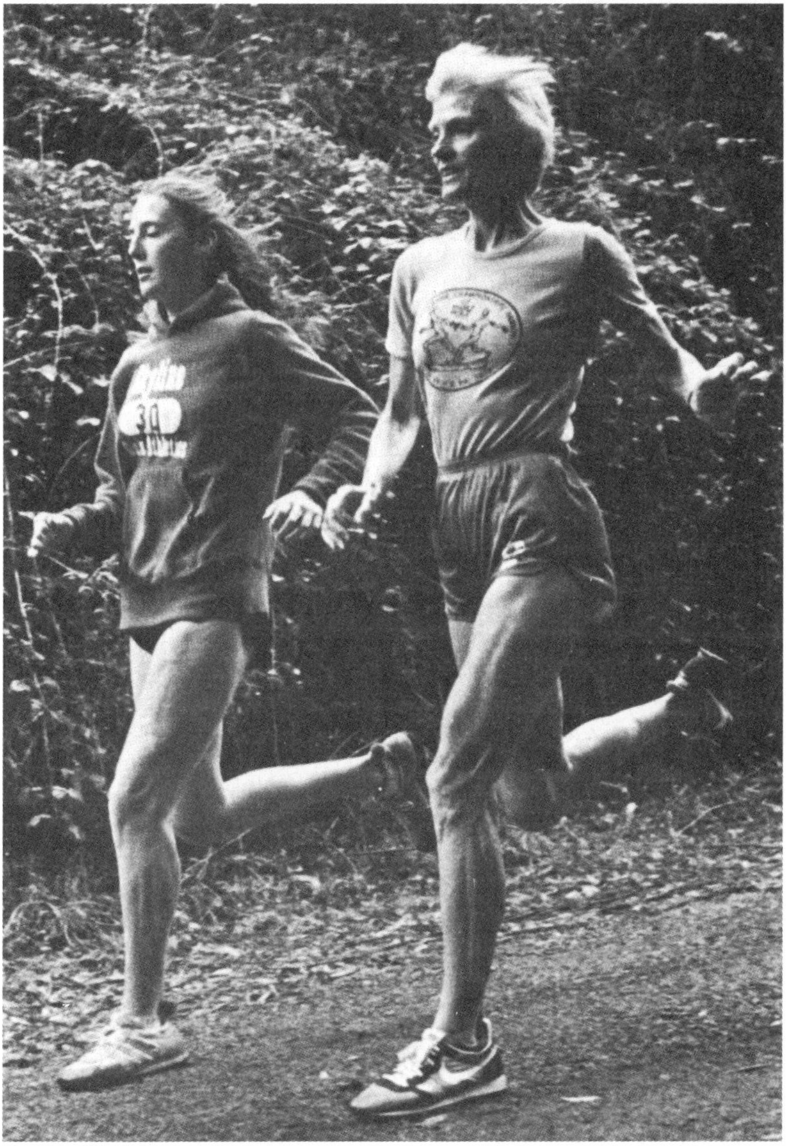

Verletzungen auskurieren und eine »aktive Pause« benötigen. Es ist eine ausgezeichnete Alternative zwischen anstrengenden Trainingstagen oder wenn Sie zur Erholung von sehr intensiven anderen Sportarten eine längere Pause brauchen. Beim Gehen wird nur geringer Druck auf die Gelenke und das Kreuz ausgeübt, die Gefahr einer Verletzung ist daher gering. Tatsächlich ist Gehen die beste Einführung und Vorbereitung auf das Laufen und andere, intensivere aerobische Sportarten. Es stärkt die Muskeln, Sehnen, Bänder und Knochen und gibt ihnen Gelegenheit, sich daran zu gewöhnen, den ganzen Körper bei den Aerobics zu tragen. Es beansprucht Muskeln, die sowohl für Zieh- als auch für Drückbewegungen benötigt werden, im Gegensatz zum Laufen, bei dem hauptsächlich die Drückmuskeln zum Einsatz kommen.

Gehen ist meine Alternative zum Laufen an Tagen, an denen ich mir eine ruhigere Gangart oder eine Ergänzung meines Fitneßprogramms wünsche oder einfach die Schönheiten der Natur genießen möchte. Es reicht jedoch nicht, bloß irgendwie zu gehen, wenn es Ihnen sowohl auf die Fitneß als auch auf die Natur ankommt. Nachstehend einige der Grundregeln, die ich beachte.

Wenn sich Beine und Arme in gleichem Rhythmus bewegen, werden Sie ebenso überrascht sein wie ich, wie rasch Sie ins Schwitzen kommen. Durch hügeliges Gelände erhöht sich die Beanspruchung noch mehr. Steigungen erhöhen die Ausdauer und Kraft, insbesondere der Quadrizeps, der vorderen Schenkelmuskeln, die das Kniegelenk stabilisieren. Bergabgehen ist zwar aerobisch weniger anstrengend, belastet aber die Gelenke mehr, bleiben Sie deshalb locker, und beschleunigen Sie Ihre Schritte nicht. Wenn es besonders steil bergab geht, empfiehlt es sich sogar, etwas langsamer zu werden.

Sobald Sie die Grundregeln beherrschen und Ihr Körper an das Gehen gewöhnt ist, können Sie die Beanspruchung erhöhen, indem Sie an den Handgelenken oder an der Taille Gewichte befestigen. Selbst durch wenige Pfunde erhöht sich die Beanspruchung Ihres aerobischen Systems beträchtlich. (Sie können sich mit bis zu 20 Prozent Ihres Körpergewichts belasten, aber denken Sie daran, sehr langsam aufzubauen. Ich empfehle nicht, beim Gehen Gewichte an den Fußgelenken zu tragen, da dies die Knie zu sehr belasten kann.) Ich bevorzuge leichte Gewichte, die für die Handgelenke gedacht sind oder in speziell dafür geschaffene Gewichtshandschuhe passen. Beides kräftigt den Oberkörper mehr. Ich benutze

Richtiges Gehen

- **Gehen Sie rasch.** Um aus dem Gehen einen aerobischen Nutzen zu ziehen, ist das Tempo wichtig. Ein wünschenswertes und realistisches Ziel ist es, mit der Zeit 6–8 km pro Stunde zu gehen. Das sind 7–10 Minuten pro Kilometer.
- **Gehen Sie mit leicht nach vorn verlagertem Gewicht.** Stoßen Sie sich mit den Zehen des hinteren Fußes ab, nicht mit der Ferse des vorderen. Die Füße sollten so gerade wie möglich nach vorn zeigen und die Beine in rechtem Winkel zu den Hüften gehoben werden.
- **Gehen Sie mit langgestreckten Schritten.** Dadurch beschleunigt sich das Tempo, und Sie gehen rhythmischer, wobei Beine und Gesäß optimal durchgearbeitet werden. Je stärker Sie durch das Gehen werden, desto kräftiger können Sie ausschreiten. Die Schritte werden auch größer, wenn Sie sich von der Hüfte aus bewegen.
- **Gehen Sie hoch aufgerichtet.** Denken Sie daran, die Brust zu heben, den Rücken gerade und den Kopf erhoben zu halten – wenn der Weg genügend eben ist, daß Sie nicht auf Ihre Schritte zu achten brauchen. Heben Sie den Kopf möglichst hoch, und spüren Sie, wie sich Nacken und Kreuz strecken. Halten Sie sich gerade, aber nicht starr.
- **Bewegen Sie die Arme.** Schwingen Sie die Arme kräftig, weit ausgreifend wie ein Pendel. Tragen Sie nichts bei sich; Sie sollten so unbehindert wie möglich sein.
- **Gehen Sie entspannt.** Ihre Beine sollten leicht aus den Hüftgelenken abrollen; die Knie und Fußknöchel locker sein. Ihre Arme sollten locker aus den Schultergelenken schwingen, Ihre Ellbogen und Hände entspannt und Ihr Gesicht gelöst sein.

diese gelegentlich auch beim Laufen, weil diese Sportarten den Unterkörper viel stärker beanspruchen als den Oberkörper.

Ein langsamer Spaziergang vor und nach aerobischem Gehen oder Laufen ist eine gute Aufwärm- und Abkühlmethode. Aber weil Gehen ebenso wie Laufen die hinteren Beinmuskeln viel mehr kräftigt als die vorderen, wenn das Gelände nicht *sehr* hügelig ist, mache ich vor dem

Gehen häufig (und vor dem Laufen *immer*) fünf oder zehn Minuten sachte Streckübungen. Ich konzentriere mich auf Streckübungen für die Waden und die Rückseite der Schenkel bzw. die Kniesehnen. Und ich wiederhole diese Übungen auch nachher. (Beispiele der Streckübungen für Waden und Kniesehnen finden Sie auf den Seiten 189–195 der Übungen für die besten Jahre.)

Falls Sie lange eine sitzende Lebensweise geführt haben und laufen, nicht gehen wollen, empfehle ich Ihnen, zunächst eine Zeitlang zu gehen, dann abwechselnd zu gehen und zu laufen und Ihre Laufzeiten allmählich zu steigern, bis Sie auf das Gehen ganz verzichten können. Achten Sie darauf, daß Sie beim Laufen immer noch ein Gespräch führen können – auf diese Weise wissen Sie, daß Sie in einem komfortablen Tempo laufen. Wenn ich reden kann, ohne außer Atem zu kommen, dann weiß ich, daß die Balance zwischen der Aufnahme und der Abgabe von Sauerstoff stimmt, die die Grundlage für die Steigerung aerobischer Ausdauer bildet. Treten Sie auf den Fersen, nicht auf den Fußballen auf, um die Beanspruchung der Füße und der unteren Beinpartie zu minimieren; stoßen Sie sich mit den Zehen ab. Nochmals, seien Sie beim Bergablaufen vorsichtig. Und denken Sie dran, die ersten paar Kilometer sind die schwersten, nicht die leichtesten, wie man glauben könnte. Es dauert eine Weile, bis man die Trägheit des Ruhezustands überwindet und der Kreislauf in Schwung kommt. Dies sind die Kilometer, die uns am stärksten in Form bringen. Der Rest fällt einem dann leichter. Wenn Sie sich nach zehn oder zwanzig Minuten Laufen nicht gut fühlen, dann überanstrengen Sie sich.

Vorbeugen ist besser

Die meisten Verletzungen ereignen sich in den ersten sechs bis acht Wochen nach Beginn eines Trainingsprogramms. Am häufigsten sind Verletzungen der Muskeln und Sehnen, der Bänder und der Gelenkknorpel. Sie sind häufig die Folge eines zu intensiven und zu langen Trainings nach einer Zeit der Inaktivität oder weil man mit einigen der Grundregeln sportlicher Betätigung nicht vertraut ist. Vorbeugen ist bekanntlich besser als heilen.

Der *Boden,* auf dem Sie gehen oder laufen, kann dafür verantwortlich sein, ob Sie sich eine Verletzung zuziehen oder in Ihrem Training gut vorankommen. Der geeignetste Boden ist eben und weich; beides zusammen ist ideal. Vermeiden Sie Beton, wenn es irgendwie geht. Dasselbe gilt für die Betonböden, die in Fitneßstudios oft mit Teppichen bespannt sind. Teppiche bieten keinen ausreichenden Schutz; am günstigsten ist ein Holzboden, aber das mindeste sind Turnmatten.

Asphalt ist beim Gehen und Laufen etwas weniger belastend als Beton. Manchmal ist er sogar einem unbefestigten Weg vorzuziehen, der steinig oder uneben ist. Auch die abfallenden Seitenstreifen von Landstraßen empfiehlt es sich zu meiden. Das Gehen oder Laufen auf einem so unebenen Boden beansprucht die Gelenke in schiefen Stellungen. Dies ist häufig die Ursache des berüchtigten »Läuferknies«. Die Patella oder Kniescheibe, die sich glatt in einer Rille am Ende des Schenkelknochens bewegen sollte, wird zur Seite gezogen, was eine Reibung und Reizung des Knorpels unter der Kniescheibe bewirkt. Wiederholtes Laufen auf hartem Boden belastet die Beine bis zu den Hüften hinauf. Dies ist häufig eine der Hauptursachen von sogenannten Marschfrakturen und einer schmerzhaften, chronischen Sehnenzerrung vor dem Schienbein. Dieser Gefahr können Sie entgegenwirken, indem Sie die Waden und Fersen strecken, kürzere Schritte machen und immer darauf achten, zuerst auf den Fersen aufzutreten, und schließlich, indem Sie gute Laufschuhe tragen.

Die *Schuhe,* die Sie beim Gehen, Laufen und auch bei aerobischen Übungen in der Halle tragen, können bis zu einem gewissen Grad harte und unebene Böden ausgleichen. Aber selbst auf idealem Terrain sind schützende Schuhe unerläßlich. Sie sind teuer, aber die Ausgabe lohnt sich. Unerfahrene Geher und Läufer sparen oft anfangs bei den Schuhen, weil sie erst mal sehen wollen, ob ihnen der Sport Spaß macht, oder weil sie glauben, ohnehin keine großen Strecken zurückzulegen. Aber genau dies ist die Zeit, in der man am meisten Schutz braucht, wenn sich die Füße und der Unterkörper an die ungewohnten Beanspruchungen dieses Sports gewöhnen müssen. Eine am Anfang zugezogene Verletzung könnte genau der Grund sein, weshalb Sie aufgeben. Tragen Sie deshalb Ihre alten Klamotten, wenn Sie wollen, aber keine alten Schuhe.

Einen ausgezeichneten Laufschuh zu finden, den Sie auch zum Gehen benutzen sollten, ist heutzutage kein Problem. Wählen Sie die Spitzenmarken, die das Design von Sportschuhen zu einer Wissenschaft erhoben haben. Folgende Punkte sind beim Schuhkauf zu beachten: *das Fußbett, die Stabilität und ein ausreichender Zehenraum.* Ein gutgepolsterter Schuh

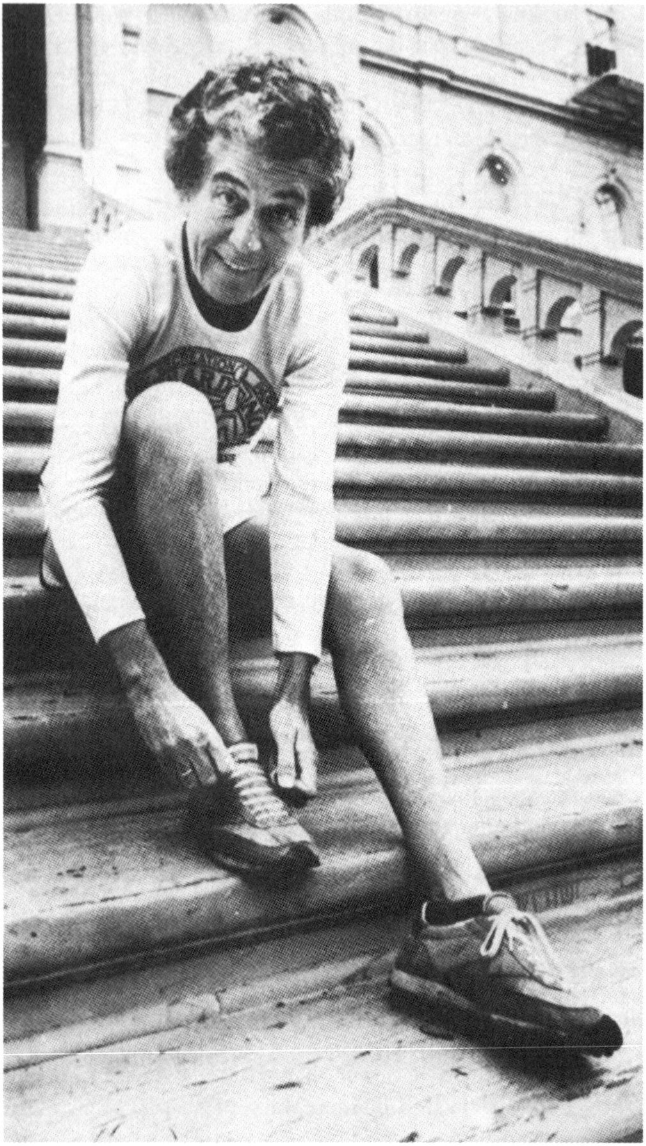

schützt die Muskeln, Knochen und Gelenke der Beine vor der Beanspruchung durch harte Böden und vor den Stößen des Laufens. Aber weicher bedeutet nicht immer besser; ein mittelweiches Fußbett ist stabiler. Eine sehr feste, verstärkte Ferse kann die seitlichen Schwankungen vermindern, die so belastend für die Knie- und Hüftgelenke sind. Vorne sollte genügend Platz sein, so daß Ihre Zehen beim Laufen und Gehen, ob eben oder bergab, nicht anstoßen. Kaufen Sie Schuhe für das Training – nicht für Wettkämpfe, da Wettkampfschuhe weniger gepolstert und verstärkt sind, um das Gewicht zu reduzieren. Das Gitterprofil ist für unbefestigte Wege und Aschenbahnen gedacht; das geriffelte Profil für Asphalt. Ich laufe und gehe oft auf beidem und benutze die geriffelte Sohle.

Ihre Schuhe werden schmutzig und naß werden. Schließlich sind Sie bei jedem Wetter und auf unterschiedlichstem Boden unterwegs. Schränken Sie Ihr Laufen nicht ein, damit Ihre neuen Schuhe schön bleiben! Die meisten guten Marken haben eine lose Einlegesohle, damit die Schuhe leicht trocknen und auslüften können. Ein neues Paar ist fällig, sobald sich das Fußbett verfestigt und seine Elastizität verliert und sobald die Außensohle abgetragen ist, insbesondere, wenn sie sich ungleichmäßig abnützt, wie das bei vielen Menschen der Fall ist.

Für Wanderungen auf steinigen Wegen empfehle ich die neuen leichten Wanderschuhe, die ein tieferes Profil haben, haltbarer sind und den Knöchel besser stützen als ein Laufschuh. Sie sind gewöhnlich nahezu oder ganz wasserfest. Tragen Sie dicke Socken, am besten aus Wolle oder einer Mischung aus Baumwolle und Kunstfaser (reine Baumwolle hält die Feuchtigkeit und kann Blasen verursachen); spezielle dünne Unterziehsocken halten die Füße trocken. Für Laufen und Gehen sind leichte Baumwollsocken günstig.

Die *Kleidung*, die Sie tragen, ist nicht nur wegen des Komforts und wegen Ihres Selbstgefühls wichtig, sondern auch, um Ihre Körpertemperatur stabil zu halten, und daher eine wichtige Voraussetzung eines guten Trainings. Damit der Schweiß den Körper abkühlen kann, muß er verdunsten können. Beim Verdunsten kühlt er das Blut an der Oberfläche der Haut; dieses kühlere Blut kehrt dann zu den innenliegenden Gewebepartien zurück. Wischen Sie deshalb Schweiß nicht ab. Tragen Sie an

Schwester Marion Irvine, 54, begann mit 48 zu laufen. Sie hält den Weltrekord der Über-Fünfzigjährigen im Halbmarathon und Marathon.

heißen, feuchten Tagen ein Minimum an leichten und losen Kleidern. Wählen Sie Stoffe, die »atmen«. Und vermeiden Sie gummierte Kleidungsstücke oder solche aus Plastik und an heißen Tagen dicke Sweatshirts und Trainingshosen. Sie helfen Ihnen nicht, schneller abzunehmen, indem Sie mehr schwitzen; das Gewicht, das Sie an Wasser verlieren, wird sofort wieder ersetzt, sobald Sie Flüssigkeiten trinken. Solche Kleidung kann die Körpertemperaturen gefährlich erhöhen. Tragen Sie an kalten Tagen, wenn Sie im Freien trainieren, eine Schicht weniger, als Sie normalerweise anziehen würden. Mehrere Schichten sind besser als eine. Schützen Sie Ihre Hände mit alten Handschuhen und tragen Sie eine Kopfbedeckung, da 40 Prozent der Körperhitze durch den Hals und den Kopf abgegeben werden.

Ein guter Sport-BH ist eine lohnende Anschaffung für eine aktive Frau, die mehr als ein A-Körbchen trägt, insbesondere für das Laufen. Wählen Sie einen BH, der gut anliegt und fest genug ist, um Ihnen bei jeder Art von sportlicher Betätigung Halt zu geben, dessen Stoff aber so leicht ist, daß er atmet. Baumwollmischungen sind am besten wegen ihrer Saugfähigkeit und weil sie weniger Nähte haben. Achten Sie darauf, daß die Träger nicht von den Schultern rutschen und daß die Haut nicht durch Schließen oder rauhe Gummiteile aufgerieben wird.

Während Ihre übrige Kleidung so wenig einengend wie möglich sein sollte, sind elastische Stützstrümpfe unerläßlich, falls Sie Krampfadern haben. (Übrigens ist jedes Bewegungstraining, das die Beine beansprucht, insbesondere Gehen und Radfahren, ausgezeichnet gegen die Beschwerden und Komplikationen von Krampfadern.)

Zur Vervollständigung dieser Richtlinien für die Verhütung von Unfällen eine kurze Wiederholung der Trainingsregeln, die ich schon in dem Kapitel »Körpermechanik« in »Meine Erfahrungen mit der Lebensmitte« angeführt habe:

1. **Wärmen Sie sich vor dem Training immer auf, und kühlen Sie sich nachher ab.** Warme, geschmeidige Muskeln sind im Gegensatz zu verkrampften, kurzen oder kalten Muskeln nicht anfällig für Verletzungen.

2. **Sorgen Sie für reichlich Flüssigkeit.** Nehmen Sie vor und auch nach dem Training viel Flüssigkeit zu sich. Wasser ist am besten. Flüssigkeitsmangel kann die Leistungsfähigkeit erheblich beeinträchtigen.

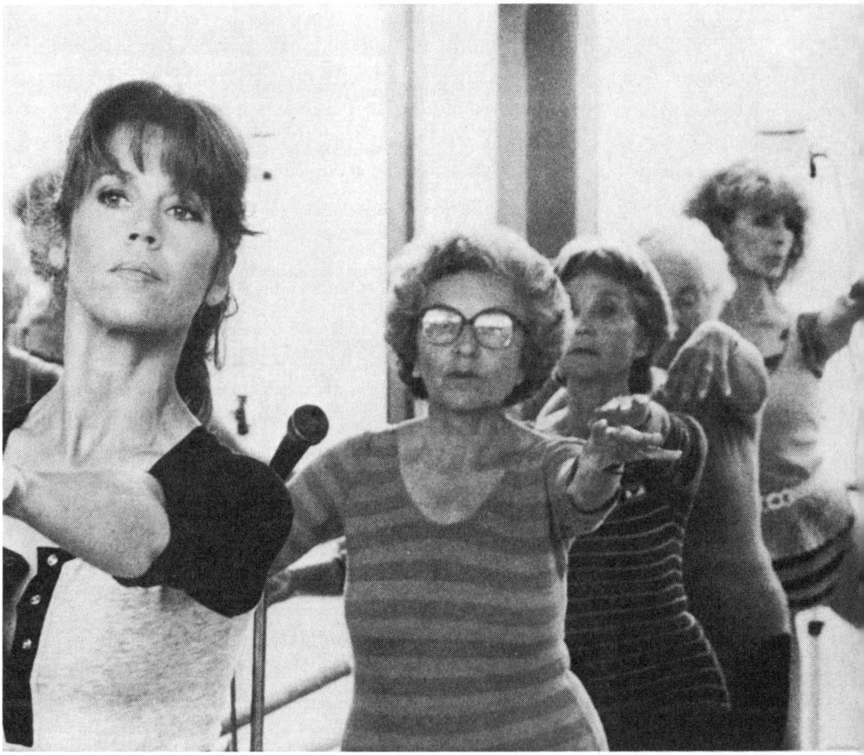

3. **Achten Sie immer auf Anzeichen von Überanstrengung.** Diese können Müdigkeit, Verlust an Motivation oder eine höhere Herzfrequenz im Ruhezustand sein. Jeder Schmerz, der sich während des Trainings verschlimmert, ist ein Signal aufzuhören. Nichtbeachtung dieses Warnsignals ist schuld an 80–90 % aller Verletzungen. Schmerzen, die nach dem Training mehrere Stunden lang anhalten und sich von normalem Muskelkater unterscheiden, der durch Training entstehen kann, sind ein Anzeichen kürzerzutreten.

4. **Achten Sie beim Training immer auf gute Haltung.** Abnorme Belastungen werden vermieden, wenn Sie die Gelenke und den Rücken in der richtigen Stellung halten.

5. **Trainieren Sie immer mit leerem Magen (und leerer Blase).** Vermeiden Sie mindestens eine Stunde nach dem Essen anstrengendes Training. Das zur Verdauung benötigte Blut strömt sonst vom Magen zu den Muskeln, was ein Gefühl der Übelkeit hervorrufen kann. Falls Sie vor dem Essen intensiv trainiert haben, dann warten Sie mindestens 20 Minuten, bevor Sie zu Tisch gehen. Falls Sie sich die appetitzügelnde Wirkung des Trainings zunutze machen wollen, trainieren Sie nicht mehr als zwei Stunden vor dem Essen.

Ein »medizinischer« Rat

Die meisten Menschen brauchen keinen Arzt zu Rate zu ziehen, bevor sie das schrittweise, vernünftige Fitneßprogramm beginnen, das ich empfehle. Falls jedoch einer der folgenden Umstände auf Sie zutrifft, ist eine ärztliche Untersuchung sehr wichtig, bevor Sie anfangen.

1. In Ihrer Familie hat es Herz- oder Gefäßleiden gegeben.
2. Ihr Blutdruck ist hoch.
3. Sie sind bei geringer Anstrengung sehr rasch atemlos.
4. Sie haben Knochen- oder Gelenkprobleme.
5. Sie sind über 60 und nicht an sportliche Betätigung gewöhnt.
6. Sie haben hier nicht genannte körperliche Beschwerden, die nach Ihrer Ansicht bei sportlicher Betätigung besonderer Rücksicht bedürfen. Eine vollständige ärztliche Untersuchung vor Aufnahme eines Trainings sollte einen Belastungstest mit einschließen. Dabei wird die Fähigkeit des Herzens gemessen, die Muskeln mit sauerstoffhaltigem Blut zu versorgen, während Sie sie auf einem Standrad oder anderen Testgeräten immer stärkeren Belastungen aussetzen. Vergewissern Sie sich, daß Ihr Arzt über die erforderlichen Geräte für diesen Test verfügt.

Der Anfang

Das oberste Prinzip, wenn man in der Lebensmitte zu trainieren beginnt, lautet, es langsam anzugehen – ganz egal, für welches Programm Sie sich entschieden haben. Der ganze erste Monat sollte zum Aufwärmen gedacht sein. Sie haben Jahre vor sich, in denen Sie besser werden können, genießen Sie deshalb diese erste Phase, in der sich Ihr Körper und Ihr Geist an die Anforderungen eines regelmäßigen Körpertrainings gewöhnen. Sie können später in die vollen gehen, wenn Sie wollen, sobald jede Partie Ihres Körpers kräftig, geschmeidig und in Schwung ist. Denken Sie daran, Sie haben einen langen Weg vor sich. Sie wollen, daß sich Ihr Entschluß zum Training als dauerhaft erweist.

Fortschritte stellen sich anfangs am schnellsten und sichtbarsten ein. Sie erleben vielleicht die Euphorie des Anfängers, ein Gefühl des Gelingens und der Leistung, das Ihnen niemand wegnehmen kann. Das kann Monate, oft Jahre anhalten. Es ist eine wundervolle Zeit trotz kleiner

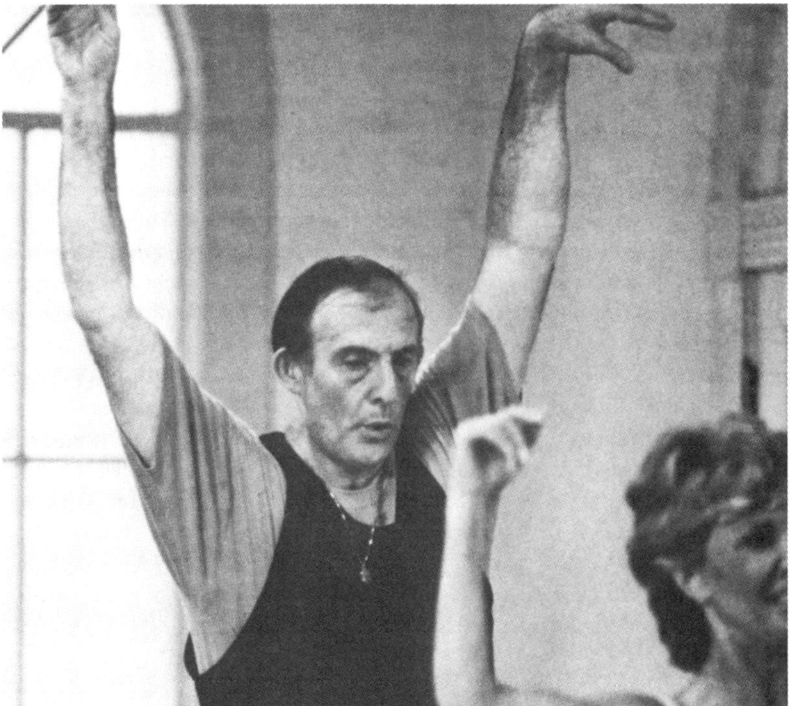

Die Prime Time-Kurse sind auch für Männer gedacht.

Rückschläge und so hart das tägliche Training auch sein mag. Auf dem Weg der körperlichen Vervollkommnung werden Sie feststellen, daß Fortschritte um so schwerer zu erzielen sind, je näher Sie Ihrer persönlichen Bestform kommen. »Persönliche Rekorde« sind um so schwerer zu erringen, je vollständiger Sie Ihr persönliches Potential bereits ausgeschöpft haben. Deshalb bedarf es einer solchen Spitzenkondition, um Weltrekorde um Sekunden zu unterbieten. Es ist hilfreich, von vornherein zu wissen, daß man früher oder später ein Leistungsplateau erreicht. Aber glauben Sie deshalb nicht, daß Sie nachlassen. Es ist bloß so, daß Sie einen Grad an körperlicher Fitneß erreichen, der leichter aufrechtzuerhalten ist, als er zu erreichen war. Der »Honigmond«, die Begeisterung über schnelle Fortschritte und leicht erzielte Resultate, kann nicht ewig anhalten. Aber Ihr in Form gekommener Körper bleibt Ihnen erhalten – wenn Sie weiterhin regelmäßig trainieren. Dies ist der Punkt, an dem uns klar wird, daß körperliches Training ein lebenslanger Prozeß ist. Aber Sie haben noch mehr Gipfel und auch noch mehr Plateaus vor sich.

In der Anfangsphase Ihres Trainings ist die beste Faustregel zur Erzielung eines stetigen, aber allmählichen Fortschrittes, die Leistungen des Vortages nie um mehr als zehn Prozent zu steigern – sei es in bezug auf Wiederholungen, Gewicht, Kilometer, Anhöhen oder Geschwindigkeit. Der Körper ist darauf eingerichtet, auf stärkere Beanspruchung mit zunehmender Kraft zu reagieren, aber in wohlabgewogenen und vernünftigen Dosen. Wenn die Ziele, die Sie sich für eine Woche oder länger gesetzt haben, Sie mehr ermüden, als Sie mit Energie auszustatten, dann behalten Sie den Trainingsumfang bei, bevor Sie ihn steigern. Dies ist ein verbreitetes Phänomen. Die Leistungskurve zeigt nach oben, das wohl, aber niemals ungebrochen. Sie werden Ihre guten und Ihre schlechten Tage haben. Hören Sie bloß nicht auf. Lassen Sie nicht zwei Tage vorübergehen, ohne trainiert zu haben. Wenn Sie aber einmal ein Training ausfallen lassen, quälen Sie sich deshalb nicht mit Vorwürfen. Auf die Summe kommt es an. Wenn Sie eine Woche oder länger pausiert haben, dann beginnen Sie einfach wieder auf einem etwas niedrigeren Niveau. Werfen Sie nicht das Handtuch. Denken Sie daran: »Eine Reise von tausend Meilen beginnt mit einem Schritt.«

ZWEITER TEIL

Fitneß für die besten Jahre

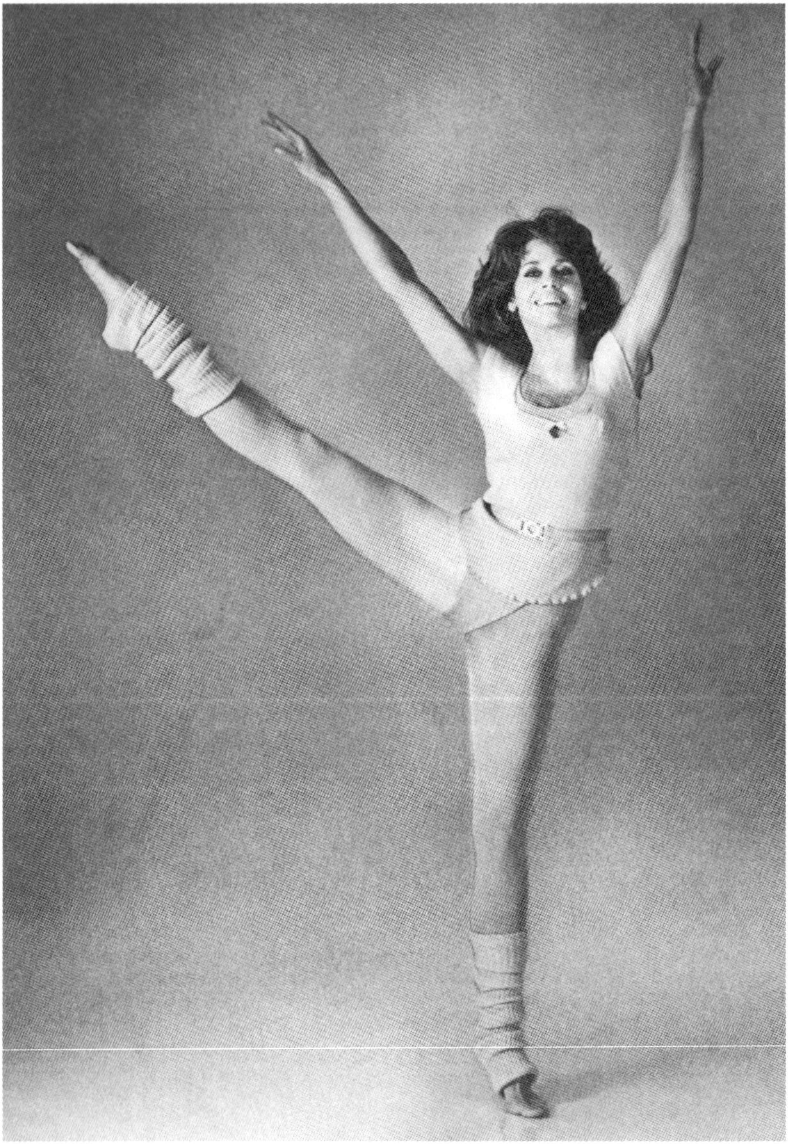

Mein Fitneßprogramm für die besten Jahre (kurz FBJ) ist für Frauen in den mittleren Jahren und für all jene gedacht, die ein umfassendes Trainingsprogramm suchen, aber die Programme für Anfänger und Fortgeschrittene in meinem ersten Fitneßbuch zu schwierig finden. Es ist auch für all jene, die das dort beschriebene Training machen, aber einfach etwas Abwechslung wünschen, sowie für Personen, die noch nie Gymnastik gemacht haben, die übergewichtig sind oder an Rückenproblemen, Arthritis oder Verletzungen durch Überanstrengung leiden und sich schonen müssen.

Das bedeutet nicht, daß FBJ keine Herausforderung für Sie darstellt. Das ist durchaus der Fall. Und es wird Ihre Kraft, Ihren Muskeltonus und Ihre Geschmeidigkeit, die Zirkulation und die Fitneß Ihres Herz-Lungen-Systems erhöhen.

FBJ gewährleistet eine Durcharbeitung des ganzen Körpers vom Scheitel bis zur Zehe. Es kräftigt und streckt jede wichtige Muskelgruppe. Es festigt die Arme, die Taille, den Bauch, die Hüften, Schenkel und Beine und sogar den Hals und das Kinn. Auch jedes Gelenk wird dadurch gekräftigt. Die Schultern, Handgelenke, Hände, Finger, Fußgelenke und Füße durchlaufen ihr gesamtes Bewegungsspektrum. Es wurde speziell darauf geachtet, den Nacken und das Kreuz zu schützen und zu kräftigen. Das FBJ-Programm schließt sogar Übungen für die inneren Bauchmuskeln ein.

Bitte folgen Sie meiner Stiefmutter, Shirlee Fonda, bei diesem neuen Fitneßprogramm. Ich bin stolz, sie als Vorbild dafür zu haben, was Frauen in den mittleren Jahren leisten können.

Wie oft?

Ich werde häufig gefragt, wie oft wir trainieren sollten. Dreimal wöchentlich ist das Minimum, um Resultate zu sehen. Sechs Tage in der Woche ist optimal, aber reagieren Sie nicht zwanghaft oder mit Schuldgefühlen, wenn Sie einen oder zwei Tage auslassen. Hören Sie auf Ihren Körper. Wenn Sie müde sind, ruhen Sie sich aus. Wenn Sie es schaffen, sich an einen systematischen Trainingsplan zu halten, werden Sie sich bald viel seltener müde fühlen.

Auf die Regelmäßigkeit kommt es an. Dies ist auch das Schwierigste. Sie müssen eine bestimmte Zeit finden, die *Ihnen* gehört. Wie so viele Frauen haben Sie wahrscheinlich einen großen Teil Ihres Lebens damit zugebracht, sich um andere zu kümmern. Wenn ich am Morgen trainiere, dann habe ich es hinter mir und beginne meinen Tag voll Schwung und Energie. Für manche erweist sich der Abend als günstig – es steht außer Frage, daß Ihnen das Training um diese Zeit helfen kann, den Streß und die Spannungen loszuwerden, die sich im Laufe des Tages aufgebaut haben, und vielleicht bewahrt es Sie auch davor, abends zuviel zu essen. Für andere ist die Mittagspause die günstigste Zeit. Wenn ich nicht drehe, nehme ich in meinem Fitneßstudio an einer Vormittagsgruppe teil. Wenn es die Dreharbeiten erfordern, daß ich um 6.30 Uhr oder 7 Uhr morgens vor der Kamera stehe, dann trainiere ich um 5 Uhr morgens zu Hause. Das bedeutet, daß ich am Abend zuvor um dieselbe Zeit zu Bett gehe wie mein Sohn, um 21 Uhr, da ich nie weniger als sieben oder acht Stunden pro Nacht schlafe.

Wählen Sie die Zeit, die am besten für Sie ist, und bleiben Sie dabei. Dies ist anfangs am schwierigsten, bis Sie diese 45 Minuten zu einem festen Bestandteil Ihres Tagesablaufs gemacht haben. Wenn Ihr Entschluß feststeht, dann wird dies jedoch zu einem automatischen und willkommenen Teil Ihres Tages werden.

Drehen Sie Ihr Schambein im Nabel hoch. Der Bauch ist eingezogen, die Brust gehoben, der Hals gestreckt, die Schultern werden nach hinten und unten gedrückt, das Gewicht wird leicht nach vorn verlagert.

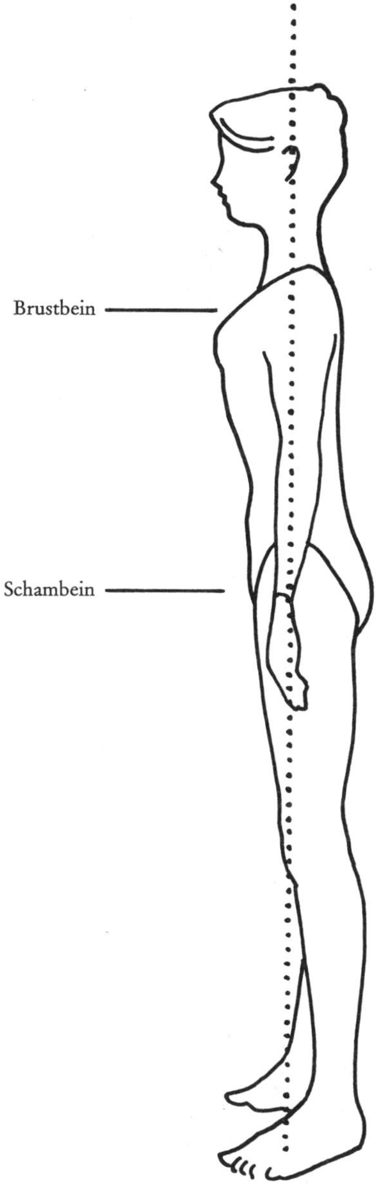
Brustbein
Schambein

Vorbereitungen

1. Ziehen Sie den Stecker des Telefons aus, bevor Sie anfangen.

2. Leeren Sie Ihre Blase.

3. Wählen Sie einen Raum für Ihre Übungen, in dem es nicht zieht und wo Sie Ihre Arme und Beine bewegen können, ohne irgendwo anzustoßen.

4. Suchen Sie sich einen festen Stuhl, dessen Lehne etwa bis zu Ihrem Hüftknochen reicht. Sie werden ihn als Stütze für die Übungen an der »Stange« benutzen.

5. Halten Sie ein Glas Wasser oder verdünnten Saft griffbereit, damit Sie nicht an Flüssigkeitsmangel leiden.

6. Legen Sie sich eine Übungsmatte, ein Badetuch oder eine Decke als Unterlage für Rücken und Hüften bei den Bodenübungen bereit, auch um Ihre Nase und Haare von Staub und Teppichfasern freizuhalten.

7. Stellen Sie Ihren Plattenspieler oder Kassettenrecorder in der Nähe auf, um beim Wechseln der Platten bzw. Kassetten nicht viel Zeit zu verlieren.

8. Tragen Sie eine bequeme und saugfähige Turnkleidung, wie ich sie im vorigen Kapitel bereits beschrieben habe. Trainieren Sie nicht in Bluejeans oder langen Hosen.

Musik

Machen Sie Musik zu einem festen Bestandteil Ihrer Trainingsroutine. Die Zeit vergeht dann schneller. Es wird Ihnen auch mehr Spaß machen, und Sie werden sich rhythmischer bewegen.

Ich habe ein Videotape, eine Schallplatte und eine Kassette von FBJ *(Prime Time Workout)* gemacht. Informationen über die Bezugsquellen finden Sie im Anhang. In jedem dieser Medien gebe ich die Anweisungen und zähle die Wiederholungen zu Musik. Wenn Sie nach diesem Buch arbeiten, müssen Sie sich die Musik selbst wählen. Suchen Sie Stücke mit unterschiedlichem Rhythmus, einen mitreißenden Beat und solche, die lange genug laufen, damit Sie nicht eine Übung unterbrechen müssen, um die Musik neu aufzulegen. Es macht Spaß, zu experimentieren und Musikstücke zu suchen, die einen in Schwung halten und zu intensiverer Arbeit motivieren.

Das Vorgehen

Das FBJ-Programm ist in Abschnitte eingeteilt. Machen Sie sie in der angegebenen Reihenfolge. Die Übungen jedes Abschnitts sollten flüssig ineinander übergehen. Anfangs wird es Ihnen mühsam und mechanisch erscheinen zu lernen, was Sie tun und wann Sie atmen müssen – und dabei immer wieder ins Buch zu sehen. Lassen Sie sich Zeit. Lesen Sie die Anweisungen sorgfältig – das ist wichtig, um die Übungen richtig auszuführen. Sonst riskieren Sie Verletzungen und ziehen nicht den größten Nutzen aus Ihren Anstrengungen.

Versuchen Sie sich die Übungsabläufe so schnell wie möglich zu merken, damit Sie mit der Musik üben können und eine Übung sich nahtlos an die andere schließt. Halten Sie sich an den Rhythmus. Falls Sie es sich zutrauen, erhöhen Sie die Zahl der Wiederholungen.

Vermeiden Sie jede Unterbrechung bei Ihrem Training. Wenn man zu Hause trainiert, wird man viel leichter abgelenkt, tun Sie daher so, als seien Sie in einer Gruppe – da *können Sie nicht aufhören*. In Schwung zu bleiben ist wichtig. Zum einen hält das Ihre Pulsfrequenz hoch und verbrennt die Kalorien. Zum anderen kühlen Ihre Muskeln aus und werden anfälliger für Verletzungen, wenn Sie das Training unterbrechen, um auf das Läuten des Telefons oder der Türklingel zu reagieren.

Atmung

Ich beschreibe in vielen der Übungen die richtige Atmung. Es ist wichtig, daß sie so ein- und ausatmen, wie ich es angebe. Sie werden bei sich die Tendenz bemerken, den Atem anzuhalten, insbesondere, wenn eine

Übung schwieriger ist. Tun Sie das nicht. Sie müssen den Sauerstoff in den Blutkreislauf aufnehmen, um Ihre Muskeln damit zu versorgen. Ohne ausreichend Sauerstoff können Ihre Muskeln nicht richtig arbeiten. Und Sie müssen ausatmen, um Abfallprodukte und toxische Gase auszuscheiden. Im allgemeinen sollten Sie bei der anstrengendsten Bewegung ausatmen und in der Entspannungsphase einatmen. Ein letztes: Denken Sie bei den Übungen daran, Ihren Kiefer nicht zu verkrampfen, Ihr Gesicht zu entspannen.

Und jetzt... fangen wir an!

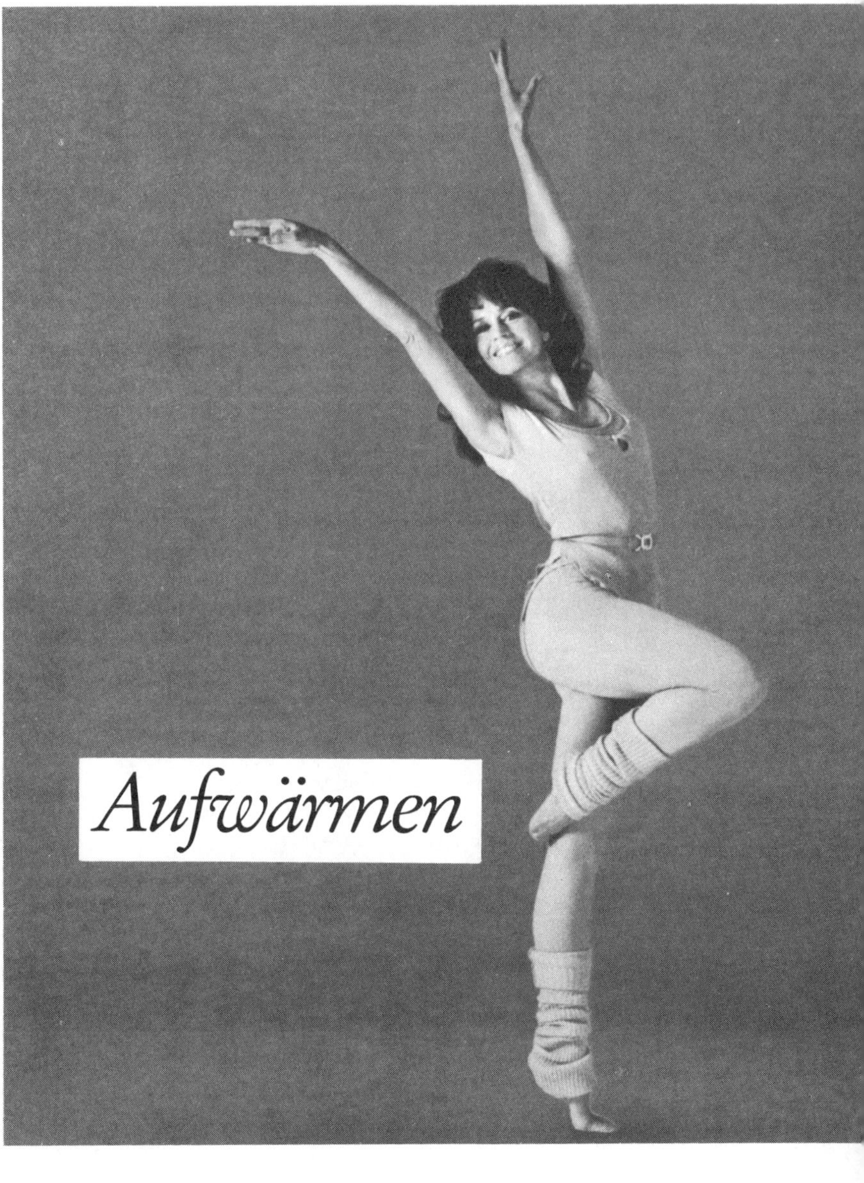

Aufwärmen

1

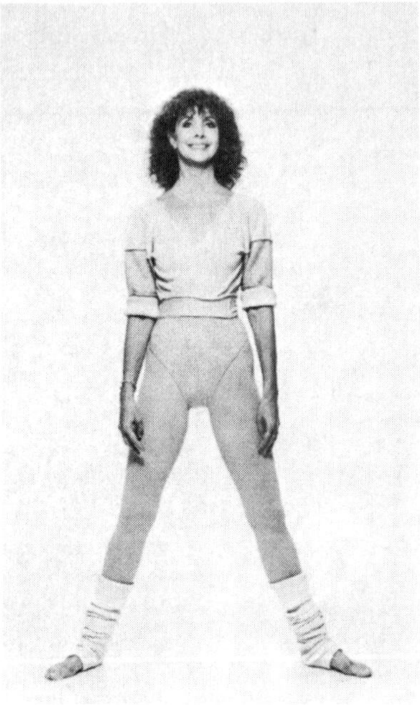

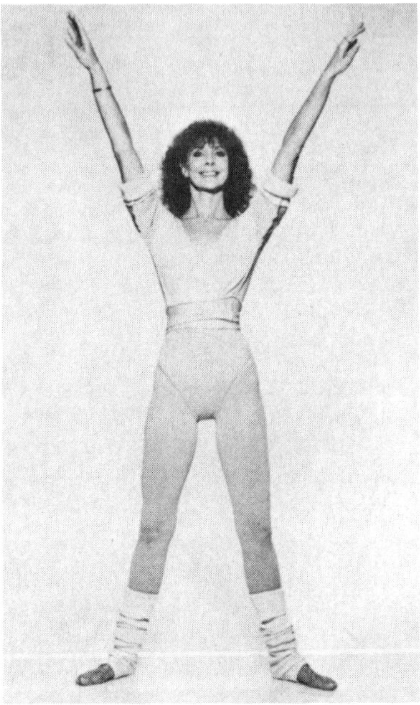

Startposition: Stellen Sie sich aufrecht hin, die Füße etwas mehr als hüftbreit voneinander entfernt, die Zehen etwas nach außen. Strecken Sie den Oberkörper, heben Sie die Brust, und entlasten Sie das Kreuz, das gerade durchgedrückt sein sollte. Ziehen Sie den Bauch ein, heben Sie das Schambein, senken Sie die Schultern, lassen Sie die Arme seitlich hängen. Behalten Sie diese Stellung bei. Atmen Sie durch den Mund ein und aus.

Atmen Sie wieder ein, während Sie die Arme mit den Handflächen nach unten heben...

...atmen Sie dann aus, während Sie die Arme wieder senken.

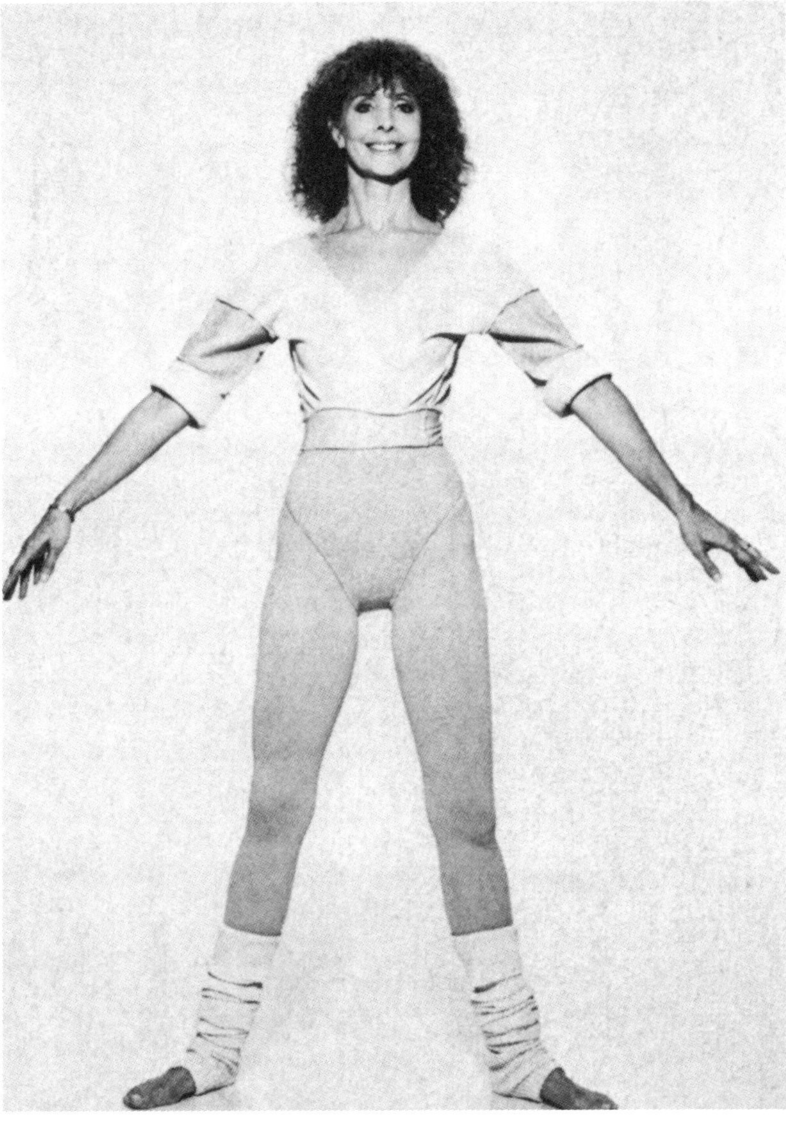

2

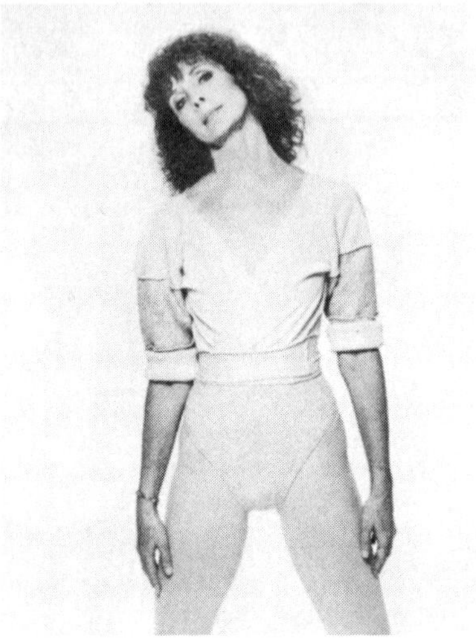

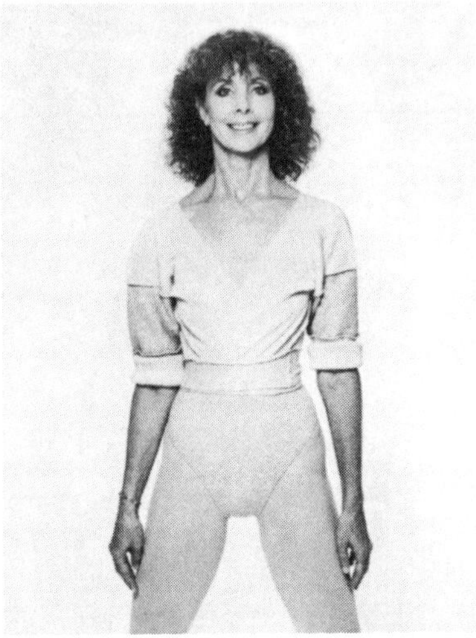

Atmen Sie ein, atmen Sie dann aus, während Sie Ihr rechtes Ohr gegen die rechte Schulter drücken und dabei bis 4 zählen. Spüren Sie den Zug in der linken Seite Ihres Nackens. Achten Sie darauf, daß die Schultern nach unten gedrückt sind.

Heben Sie den Kopf wieder zur Mitte, während Sie einatmen und bis 2 zählen.

Atmen Sie aus, während Sie Ihr linkes Ohr zur linken Schulter senken und dabei bis 4 zählen.

Kehren Sie zur Mitte zurück, während Sie einatmen und bis 2 zählen. Wiederholen Sie diese Übung zweimal.

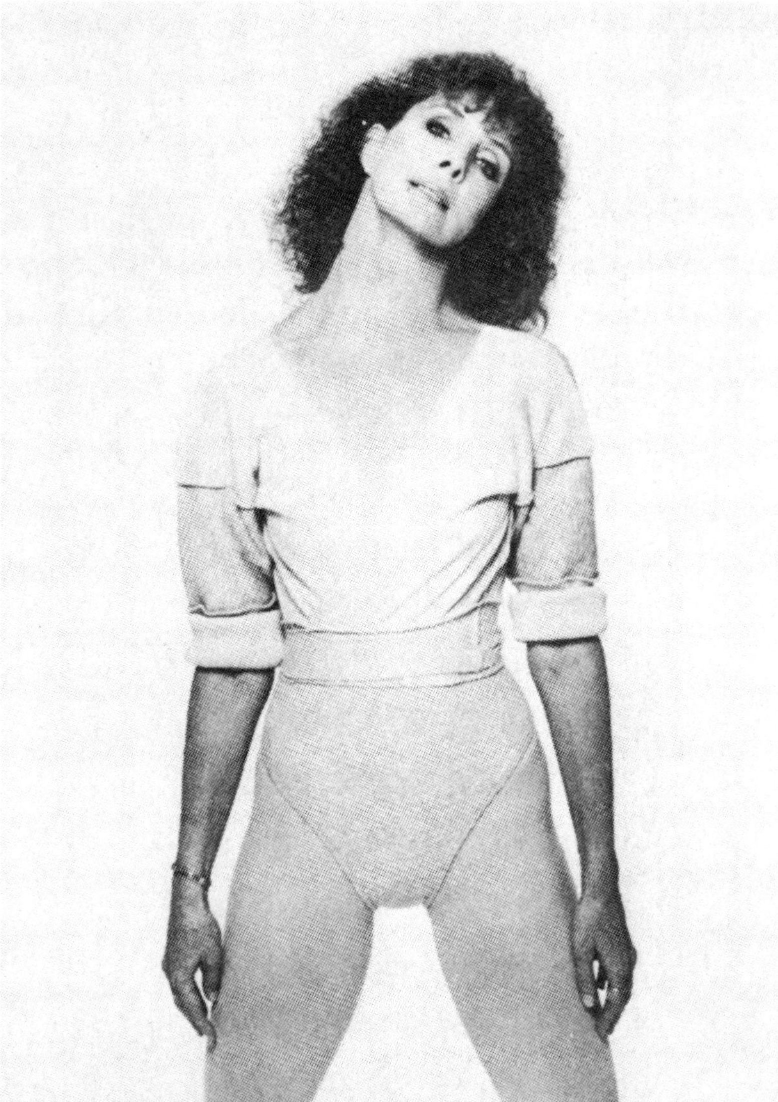

3

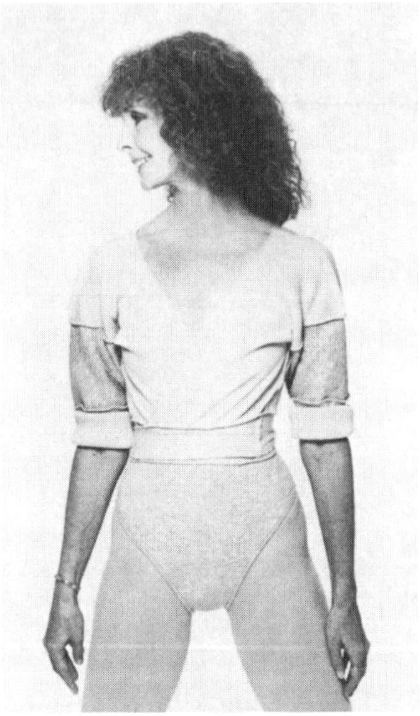

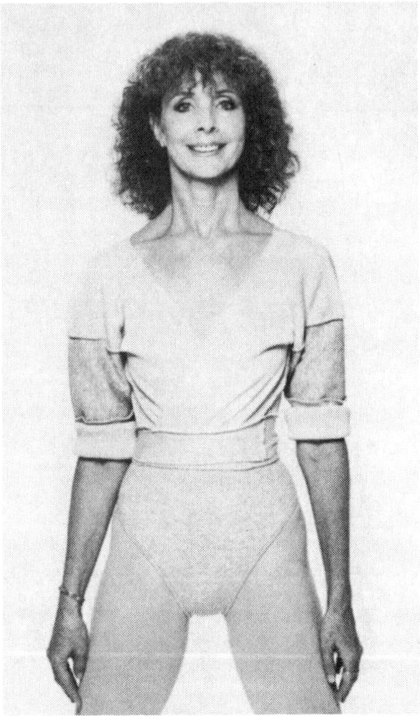

Atmen Sie aus, während Sie den Kopf nach rechts drehen und dabei bis 4 zählen. Versuchen Sie, Ihr Rückgrat zu strecken, während Sie den Kopf drehen. Achten Sie darauf, daß die Schultern nach unten gedrückt sind.

Kehren Sie zur Mitte zurück, während Sie bis 2 zählen. Atmen Sie ein.

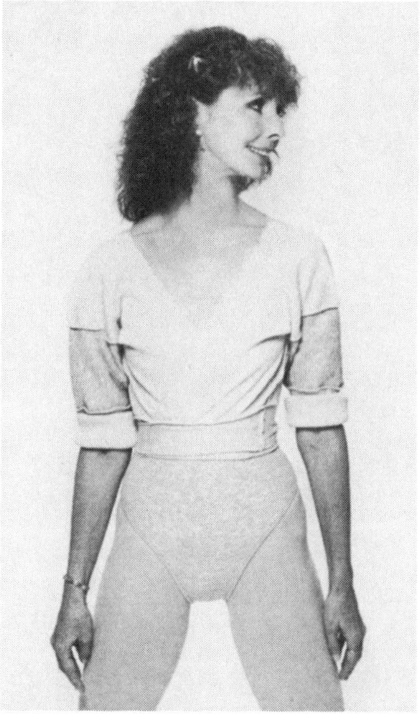

Atmen Sie aus, während Sie den Kopf nach links drehen und dabei bis 4 zählen.

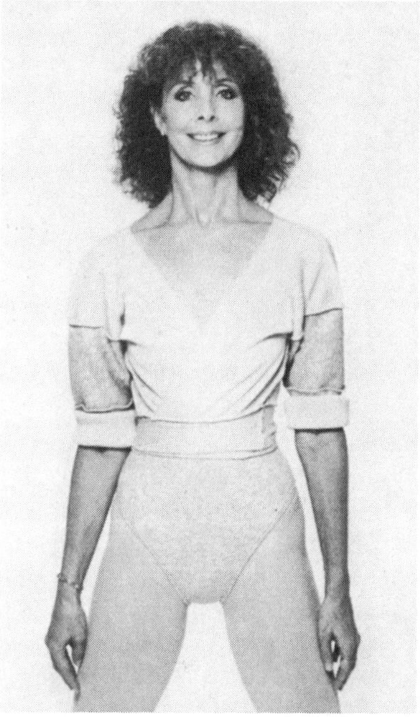

Kehren Sie zur Mitte zurück, während Sie bis 2 zählen und einatmen. Wiederholen Sie diese Übung zweimal.

4

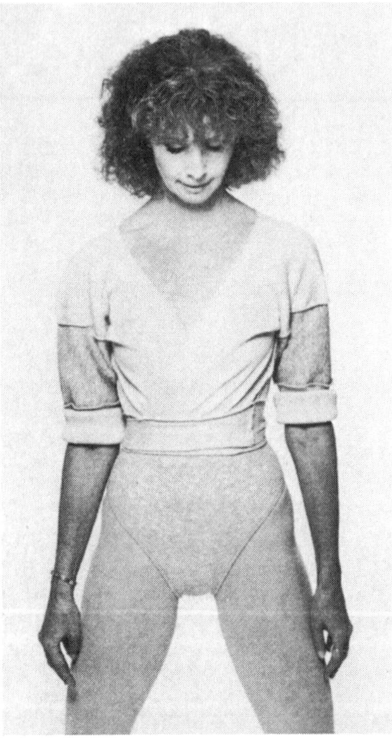

Senken Sie Ihren Kopf, und zählen Sie dabei bis 8. Halten Sie die Schultern hinten und unten. Strecken Sie sich weiterhin aus der Hüfte, und entlasten Sie dabei das Kreuz.

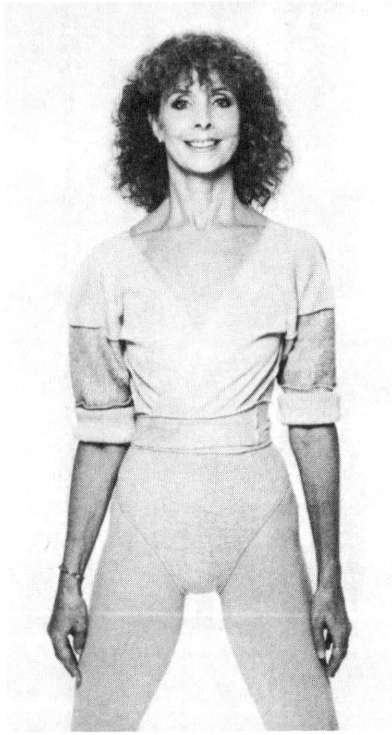

Heben Sie den Kopf wieder, während Sie bis 2 zählen. Atmen Sie normal.

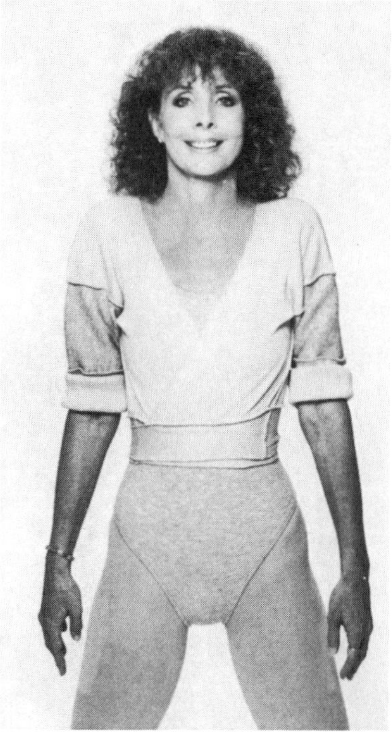

Atmen Sie ein, während Sie die Schultern heben und bis 2 zählen.

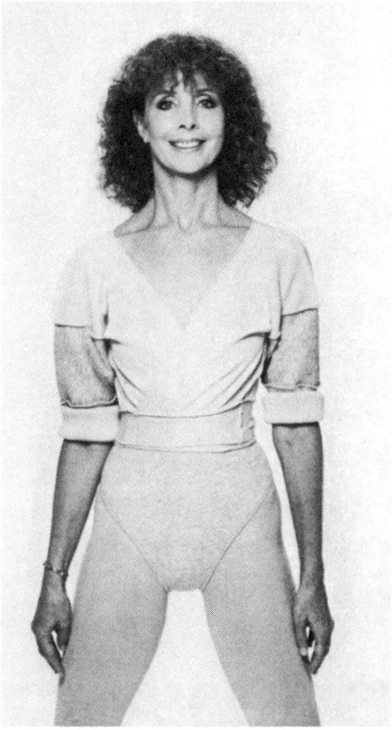

Atmen Sie aus, während Sie die Schultern senken und bis 2 zählen. Leisten Sie Widerstand, während Sie die Schultern senken. Machen Sie diese Übung zweimal.

5

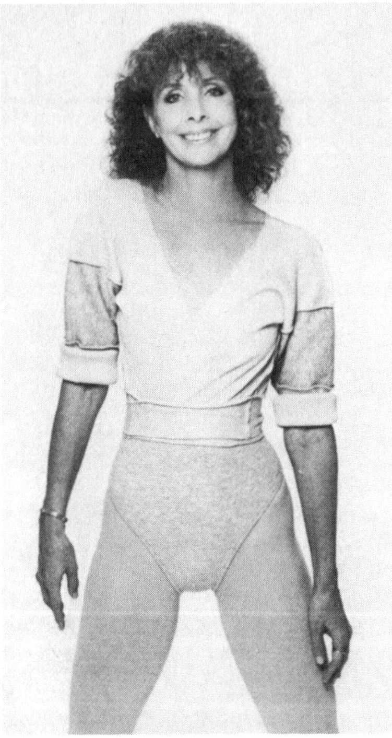

Heben Sie die rechte Schulter …

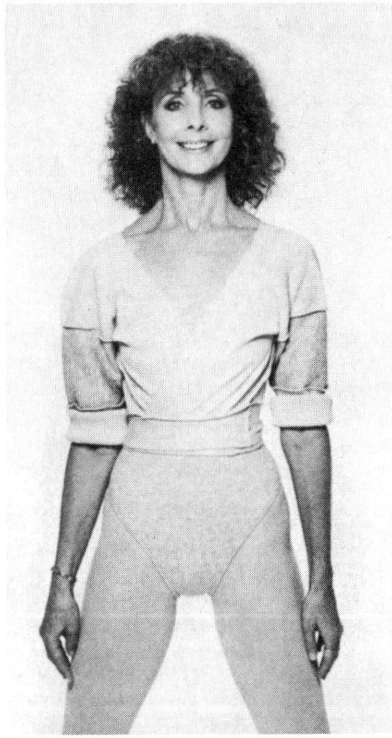

… drücken Sie sie dann nach unten, während Sie 1 zählen. Leisten Sie der Bewegung Widerstand, während Sie die Schulter senken.

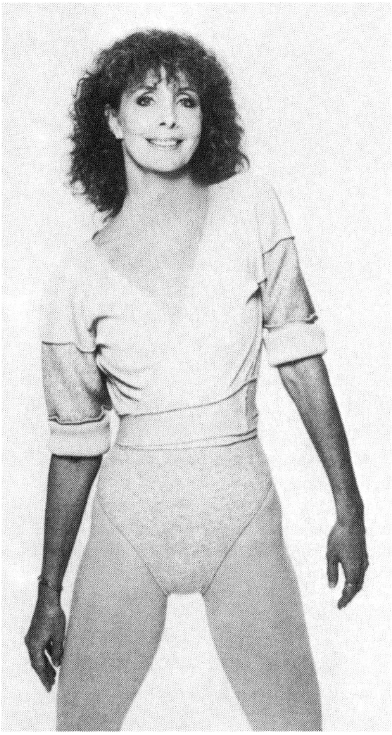

Heben Sie die linke Schulter hoch...

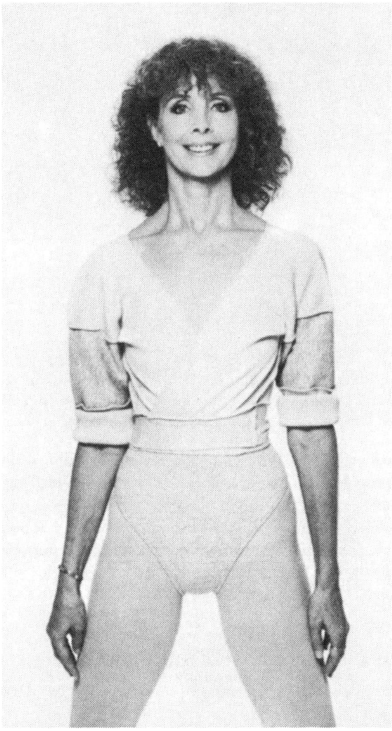

...drücken Sie sie dann nach unten, während Sie 1 zählen. Leisten Sie der Bewegung Widerstand, während Sie die Schulter senken. Wiederholen Sie diese Übung viermal.

6

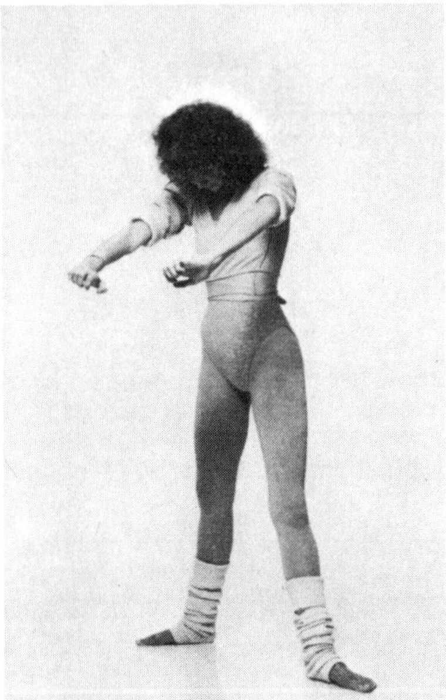

Atmen Sie ein, und senken Sie dann den Kopf, während Sie die Arme und Schultern nach vorn ziehen...

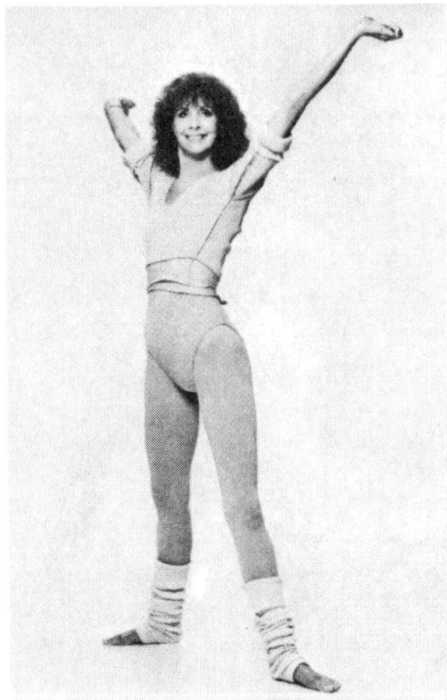

...heben Sie dann den Kopf, während Sie die Arme nach hinten kreisen lassen.

Rechts oben: Atmen Sie aus, und lassen Sie die Arme und Schultern weiter nach hinten und unten kreisen, ohne ein Hohlkreuz zu machen.

Rechts unten: Jetzt die umgekehrte Bewegung: Atmen Sie ein, während Sie Arme und Schultern nach hinten und oben heben.

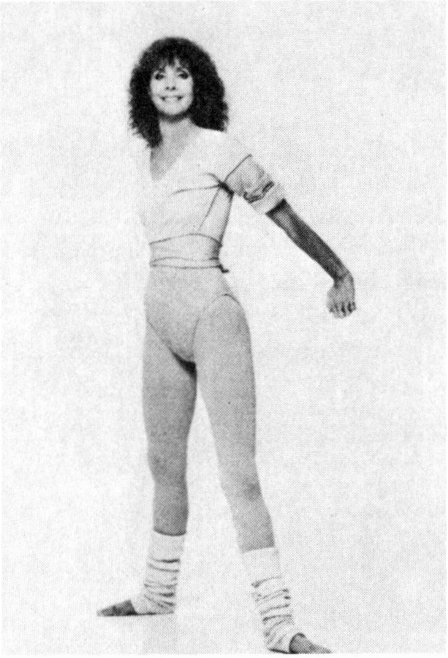

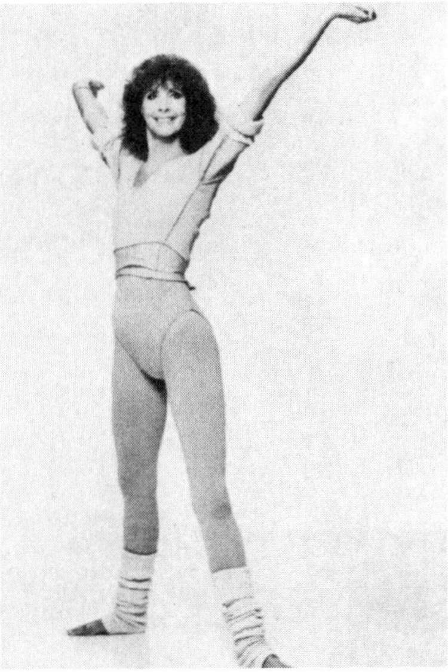

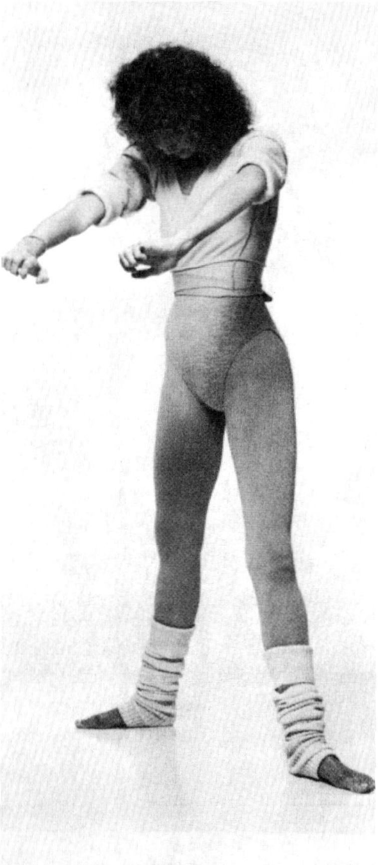

Atmen Sie dann aus, während Sie Arme, Schultern und Kopf nach vorn und unten senken. Machen Sie diese Übung dreimal.

7

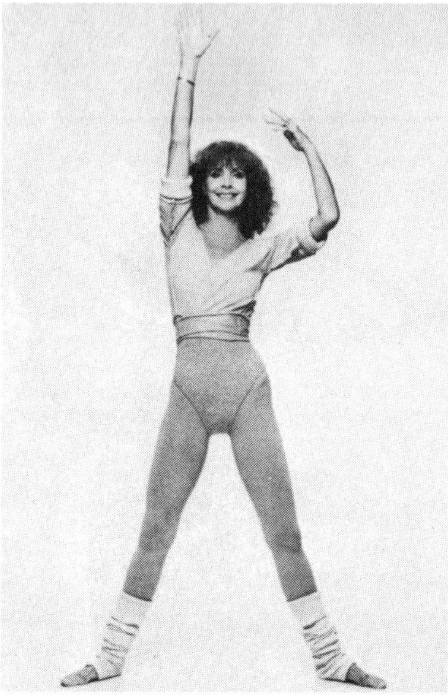

Atmen Sie ein, und heben Sie beide Hände über den Kopf. Atmen Sie aus, während Sie die rechte Hand so weit zur Decke strecken, wie Sie können. Spüren Sie den Zug an der rechten Seite. Atmen Sie ein.

Anmerkung: Falls Sie mit erhobenen Armen außer Atem kommen, senken Sie die Arme ein paar Takte lang, entspannen Sie sich, und setzen Sie die Übung dann fort.

Atmen Sie aus, während Sie die linke Hand so weit nach oben strecken, wie Sie können. Spüren Sie den Zug in der linken Seite. Machen Sie diese Übung insgesamt achtmal. Atmen Sie ein, während Sie die Arme wechseln. Einmal links und einmal rechts strecken zählt als ein Takt.

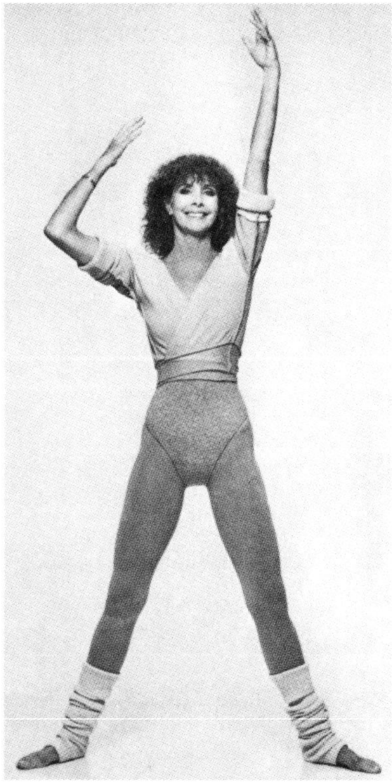

8

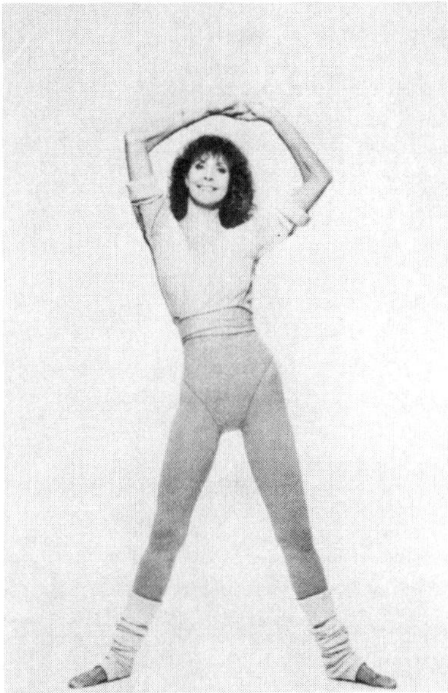

Fassen Sie sich über dem Kopf an den Händen, drücken Sie den Brustkorb nach rechts, ohne die Hüften zu bewegen, und zählen Sie dabei bis 8. Achten Sie darauf, daß Ihre Schultern nach unten gedrückt sind. Spüren Sie den Zug an der rechten Seite des Brustkorbs.

Drücken Sie den Brustkorb jetzt nach links, und zählen Sie dabei bis 8. Spüren Sie den Zug an der linken Seite des Brustkorbs.
Wiederholen Sie rechts und links, und zählen Sie dabei jeweils bis 4. Wechseln Sie, jeweils 1 zählend, die Seite, so daß beide Seiten achtmal drankommen.

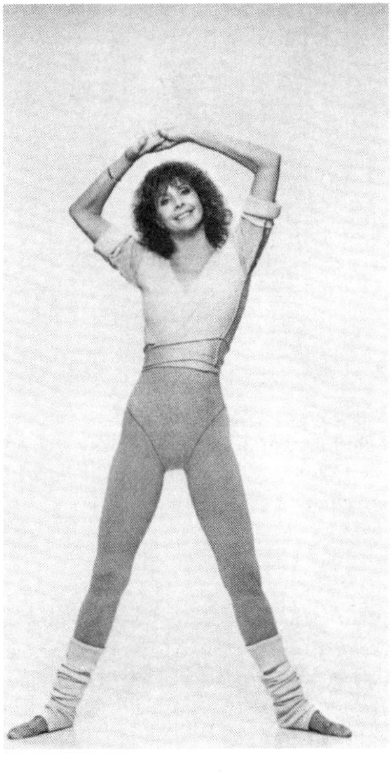

9

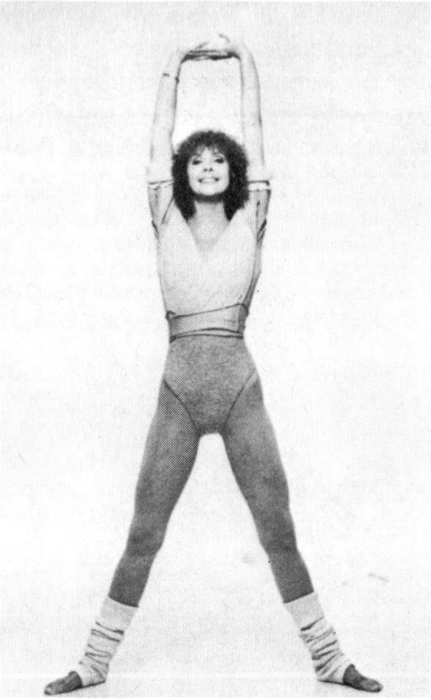

Strecken Sie die Arme, heben Sie die Schultern, und atmen Sie ein, während Sie Arme und Schultern zur Decke strecken.

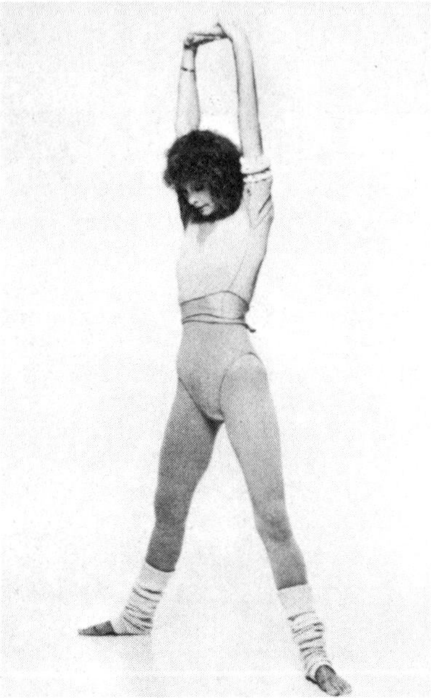

Halten Sie Schultern und Arme erhoben, und drücken Sie sie nach hinten, während Sie Ihr Kinn auf die Brust senken. Strecken Sie den Rücken, dehnen sie die Wirbelsäule, und drücken Sie Ihre Hüften nach vorn.

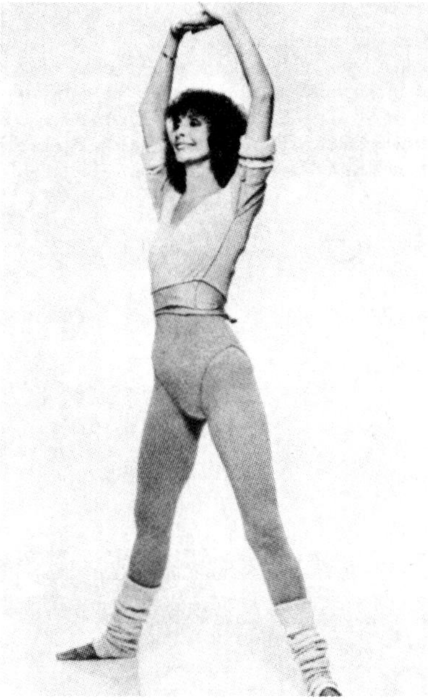

Atmen Sie aus, während Sie den Kopf heben und die Schultern nach unten drücken. Halten Sie die Wirbelsäule gestreckt.

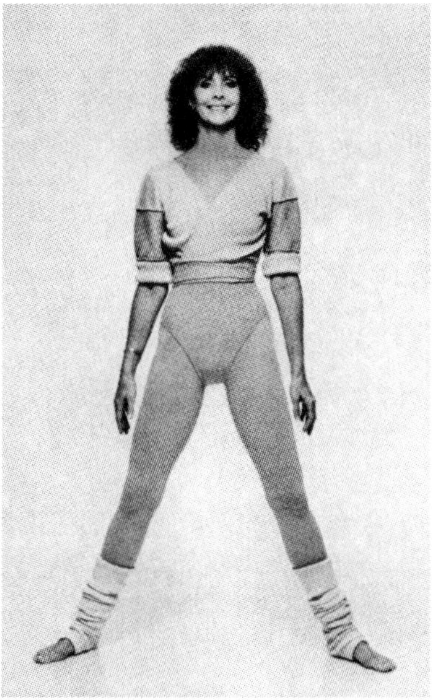

Senken Sie die Arme auf beiden Seiten.

Übungen an der Stange

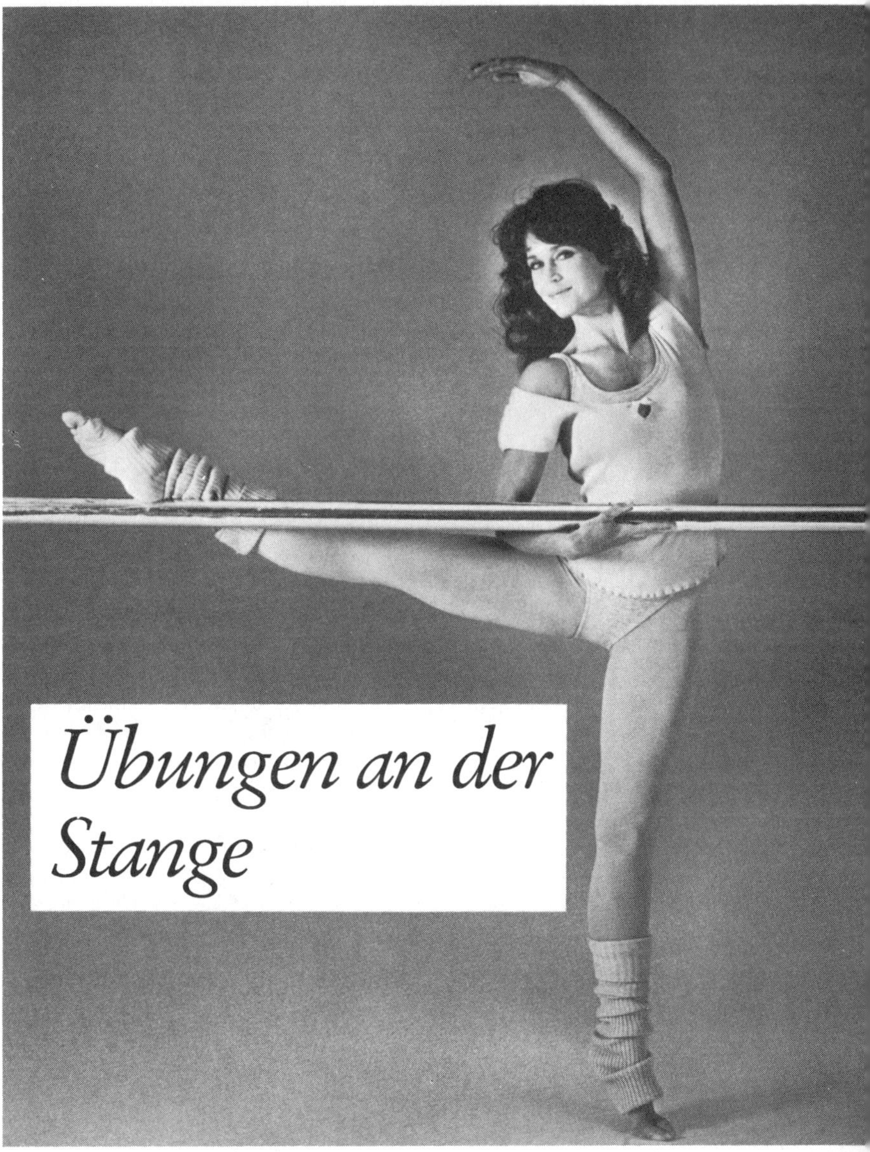

1

Als Stütze kann Ihnen ein Stuhl, ein Tisch oder ein Geländer dienen. Die Stütze sollte stabil sein und etwa Hüfthöhe haben.

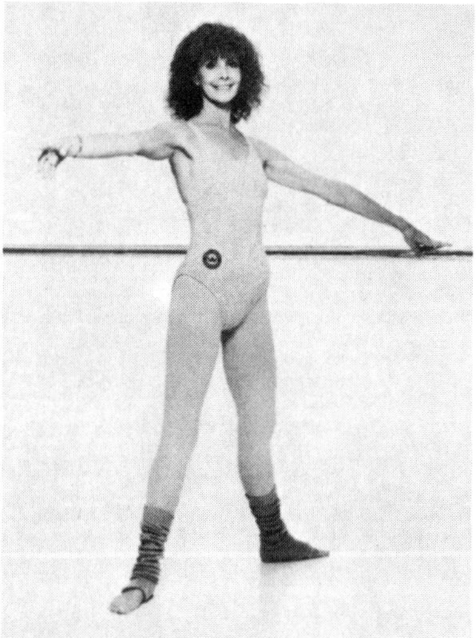

Startposition: Halten Sie sich mit der linken Hand an Ihrer Stütze fest. Die nach außen gedrehten Füße sind etwas weiter als hüftbreit voneinander entfernt. Strecken Sie den rechten Arm zur Seite. Halten Sie das Gewicht auf beiden Füßen gleich verteilt, strecken Sie sich aus der Hüfte, und ziehen Sie dabei das Schambein hoch.

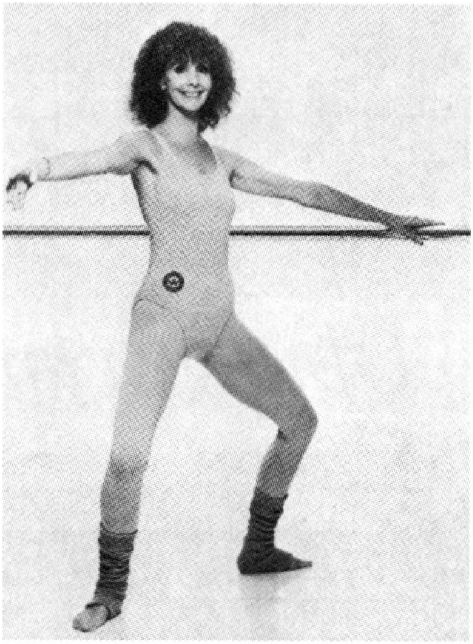

Beugen Sie die Knie, während Sie bis 2 zählen, und drücken Sie dabei die Knie über den Zehen auseinander. Halten Sie die Hüften nach unten gedrückt, den Rücken gerade und den Bauch eingezogen. Strecken Sie sich aus der Hüfte, während Sie die Knie beugen. *Lassen Sie die Knöchel nicht nach innen kippen. Versuchen Sie, das Gewicht gleichmäßig zu verteilen, während sich die Knie über den Füßen befinden.* Strecken Sie dann die Knie, während Sie bis 2 zählen, und leisten Sie dabei Widerstand gegen das Aufrichten. Machen Sie diese Übung viermal. Machen Sie diese Übung dann zwölfmal, während Sie beim Senken und Heben nur 1 zählen.

2

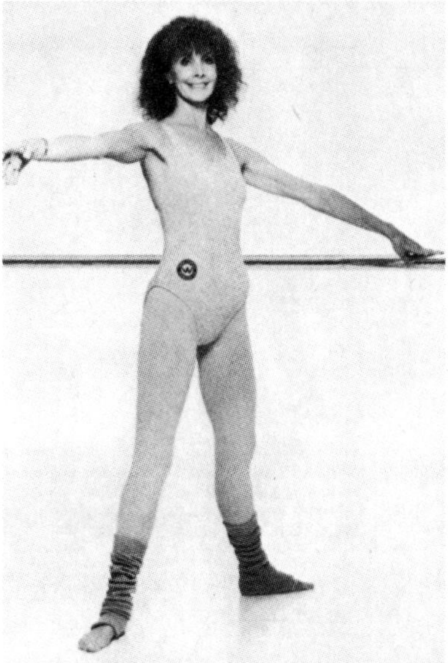

Leisten Sie Widerstand, während Sie die Fersen auf den Boden senken, und drücken Sie die Fersen dabei nach vorn. Machen Sie das achtmal. *Atmung:* Atmen Sie aus, während Sie die Fersen senken.

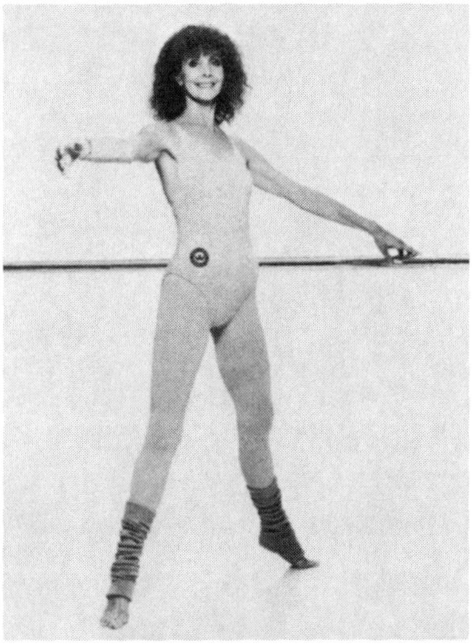

Stellen Sie sich auf die Zehen, wobei Sie das Gewicht gleichmäßig verteilt halten. Hüften und Rücken bilden eine gerade Linie, das Gewicht ist leicht nach vorn verlagert.

3

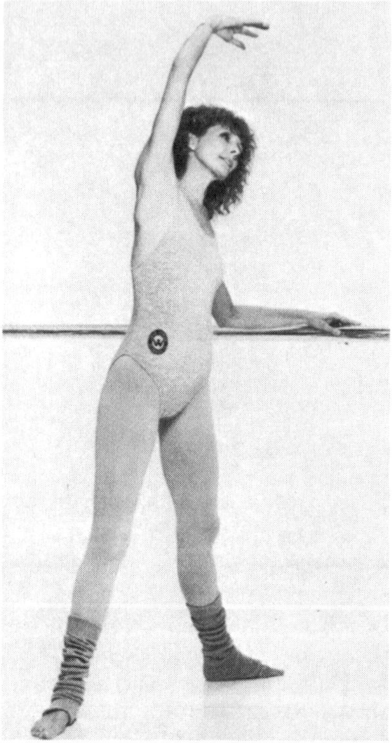

Halten Sie das Gewicht auf beide Beine verteilt, während Sie den rechten Arm über den Kopf strecken und dabei bis 6 zählen. Die Hüften sind gerade nach vorn gerichtet, das Schambein gehoben. Machen Sie kein Hohlkreuz.

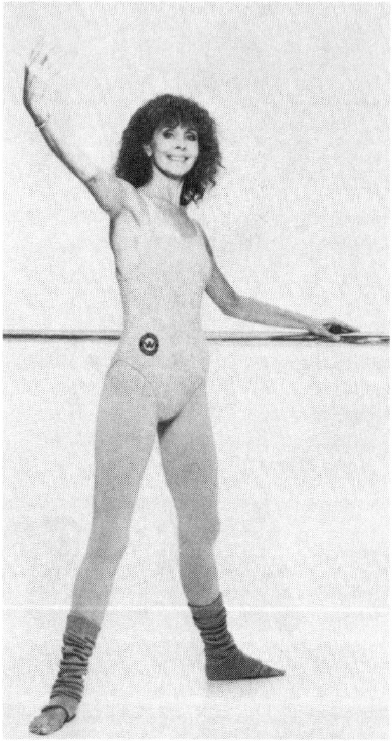

Senken Sie den Arm zur rechten Seite, während Sie bis 2 zählen.

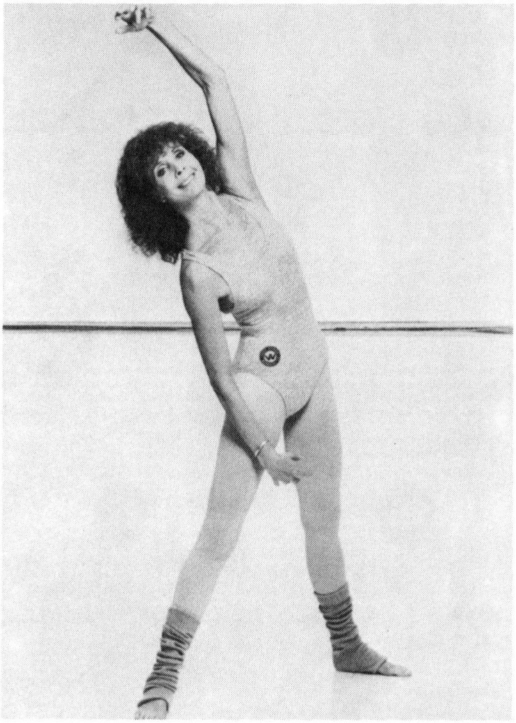

Lassen Sie die Stütze mit der linken Hand los, und strecken Sie den linken Arm über den Kopf nach rechts, während Sie bis 6 zählen. Das Schambein ist gehoben, der Rücken gerade, der Arm unmittelbar über dem Ohr. Senken Sie dann den Arm wieder, und kehren Sie zur Mitte zurück, während Sie bis 2 zählen. Strecken Sie dabei den Oberkörper, und ziehen Sie den Bauch ein. Atmen Sie normal.

4

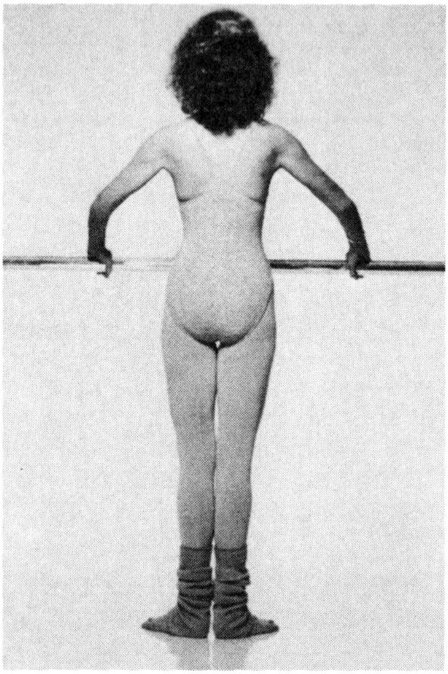

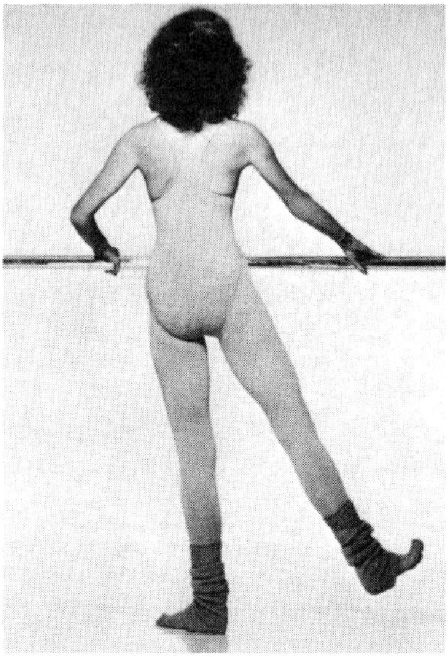

Stellen Sie sich vor der Stange auf, die Fersen geschlossen, die Zehen etwas nach außen gedreht. Strecken Sie sich, wobei das Schambein gehoben wird und Hüften und Rücken eine gerade Linie bilden.

Strecken Sie das rechte Bein etwas zur Seite und nach vorn, und lassen Sie den Fuß nach außen (im Uhrzeigersinn) viermal kreisen...

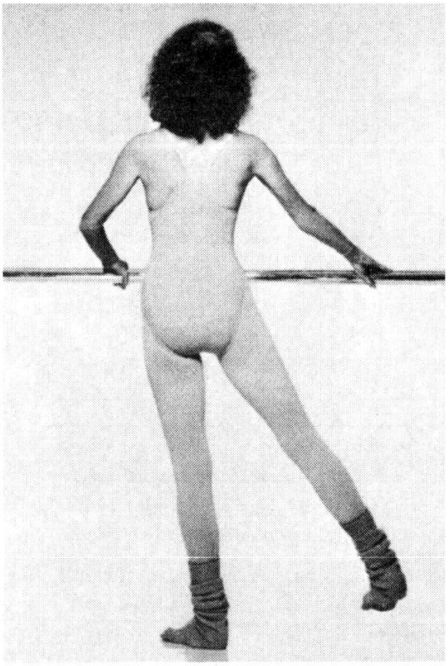

... beschreiben Sie mit dem Fuß viermal eine Kreisbewegung nach innen (gegen den Uhrzeigersinn).

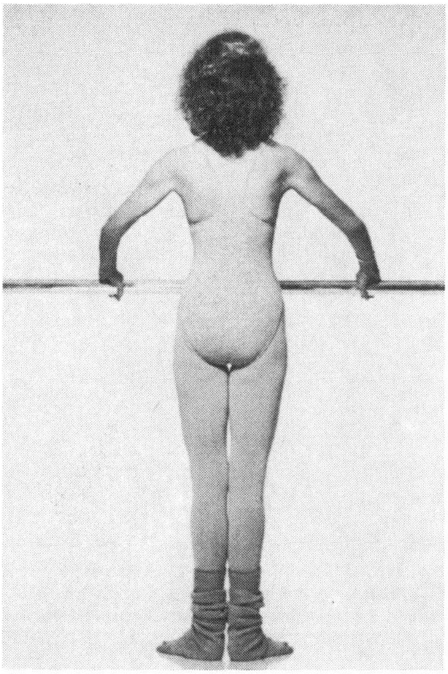

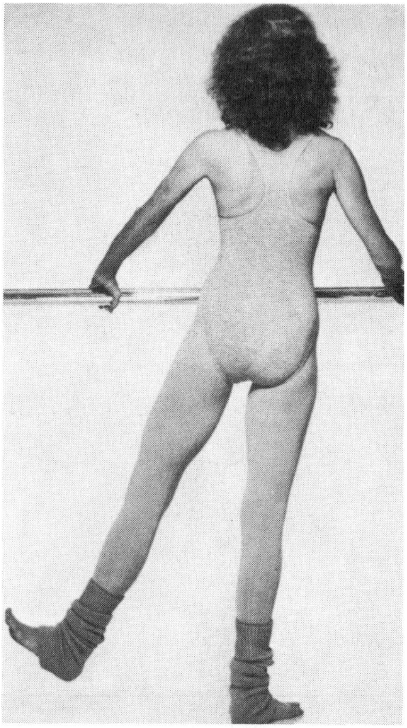

Schließen Sie die Fersen.

Heben Sie das linke Bein etwas zur Seite und nach vorn, und beschreiben Sie viermal eine Kreisbewegung nach außen (gegen den Uhrzeigersinn)...

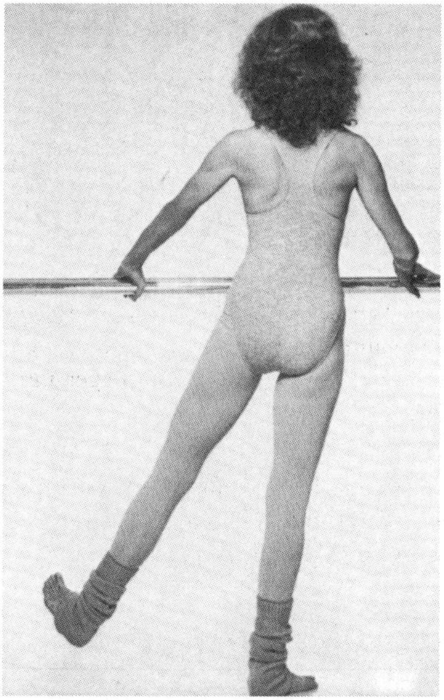

...lassen Sie dann den Fuß nach innen (im Uhrzeigersinn) viermal kreisen. Atmen Sie normal.

5

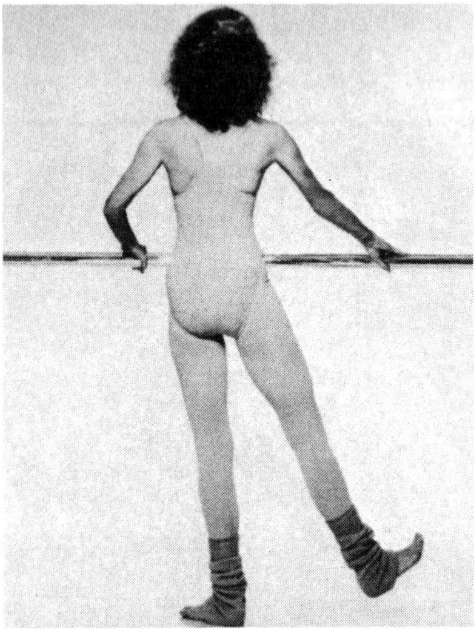

Heben Sie den rechten Fuß etwas zur Seite und nach vorn. Beugen Sie den Fuß...

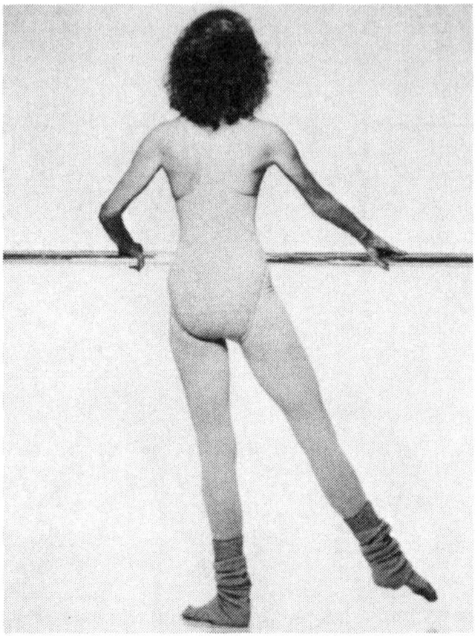

...und strecken Sie ihn dann (zählt als eine Übung). Machen Sie die Übung viermal.

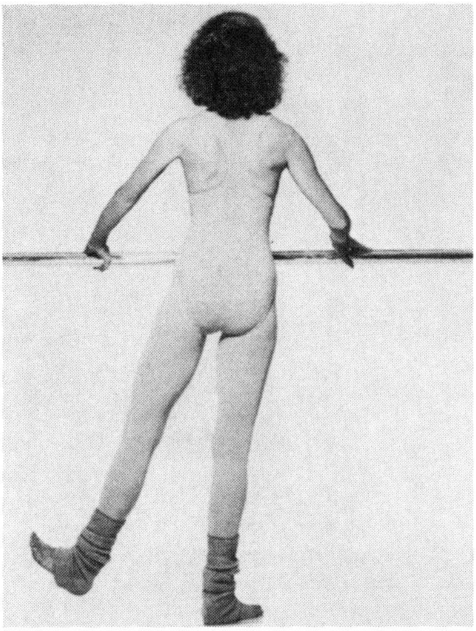 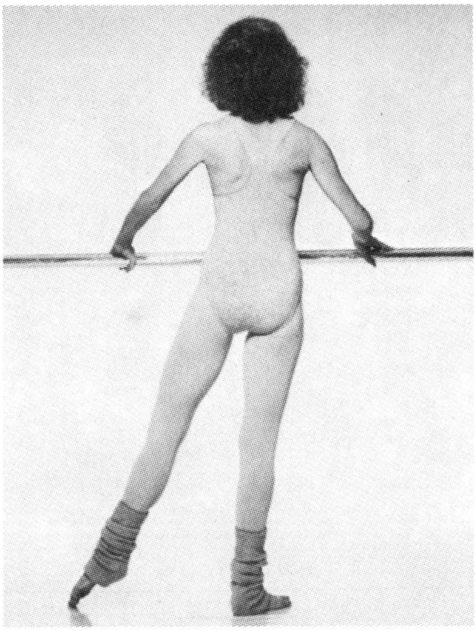

Wiederholen Sie die Übung viermal mit dem linken Bein.

6

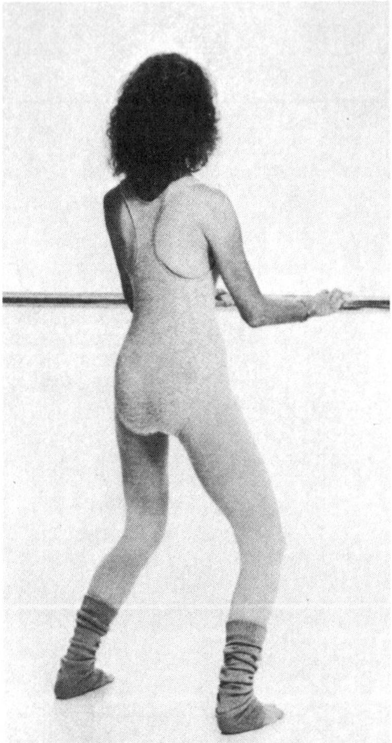

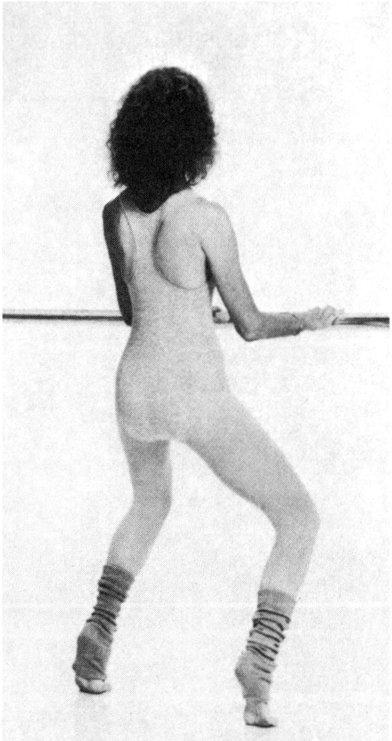

Startposition: Stellen Sie sich gerade vor der Stütze auf, die Füße parallel und ewas mehr als hüftbreit voneinander entfernt. Halten Sie Rücken und Hüften in einer geraden Linie, das Schambein angehoben, und beugen Sie die Knie über die Zehen. Achten Sie darauf, daß die Fersen auf dem Boden bleiben.

Achten Sie darauf, daß die Knie nicht nach innen kippen, während Sie einatmen und die Fersen so hoch wie möglich heben. Achten Sie darauf, daß Ihr Gewicht gleichmäßig auf beide Füße verteilt ist.

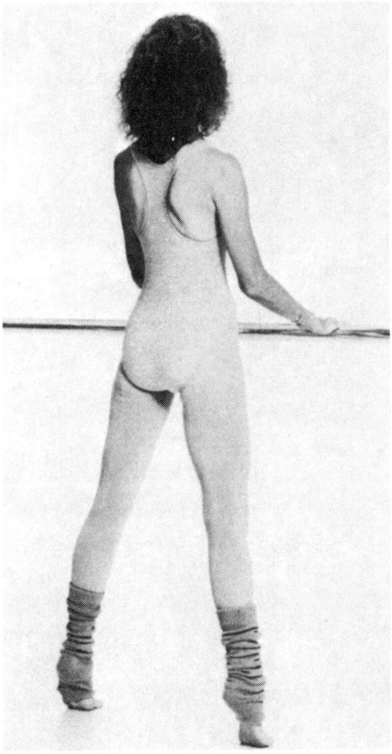

Strecken Sie die Beine, wobei Hüften und Rücken in einer geraden Linie bleiben und Sie sich auf den Zehen halten.

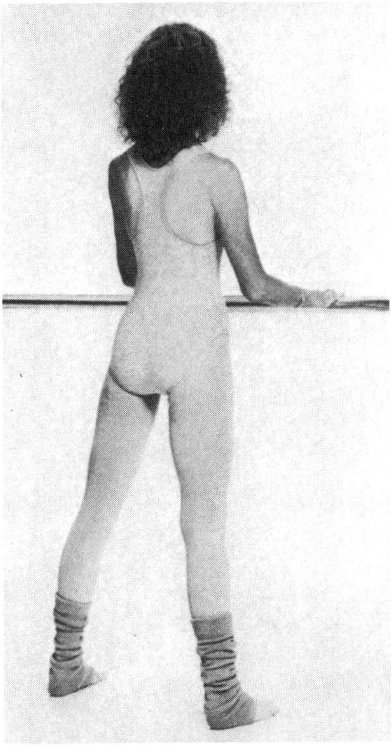

Senken Sie die Fersen auf den Boden, und atmen Sie aus. Diese vier Bewegungen bilden eine Übung. Machen Sie die Übung viermal. Kehren Sie die Bewegung dann um: Heben Sie sich auf die Zehen, beugen Sie dann die Knie, senken Sie anschließend die Fersen, und strecken Sie danach die Beine. Machen Sie die Übung viermal.

7

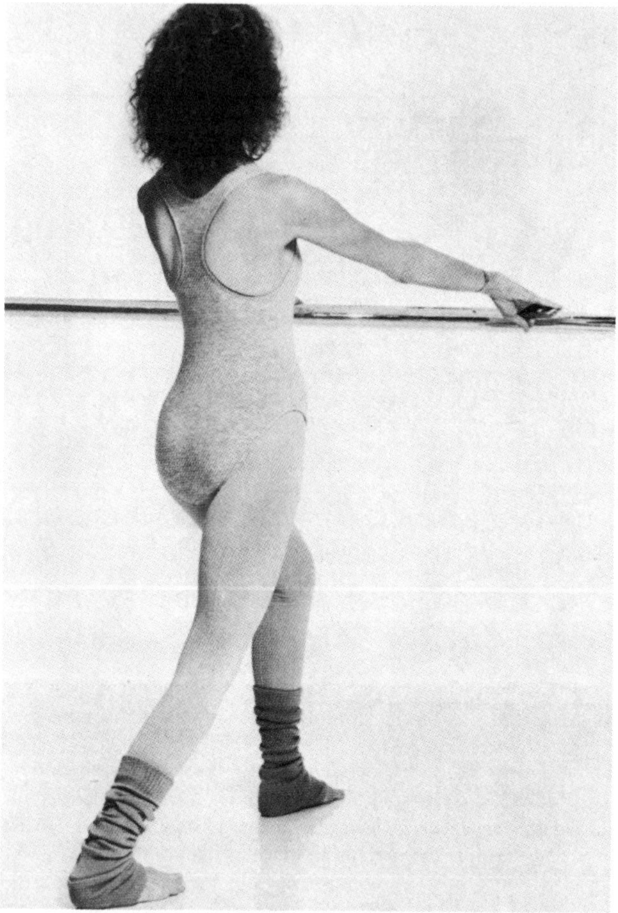

Der linke Fuß ist vorne, der rechte hinten. Beugen Sie beide Knie, und drücken Sie die rechte Ferse auf den Boden, während Sie bis 8 zählen und dabei die rechte Wade strecken.

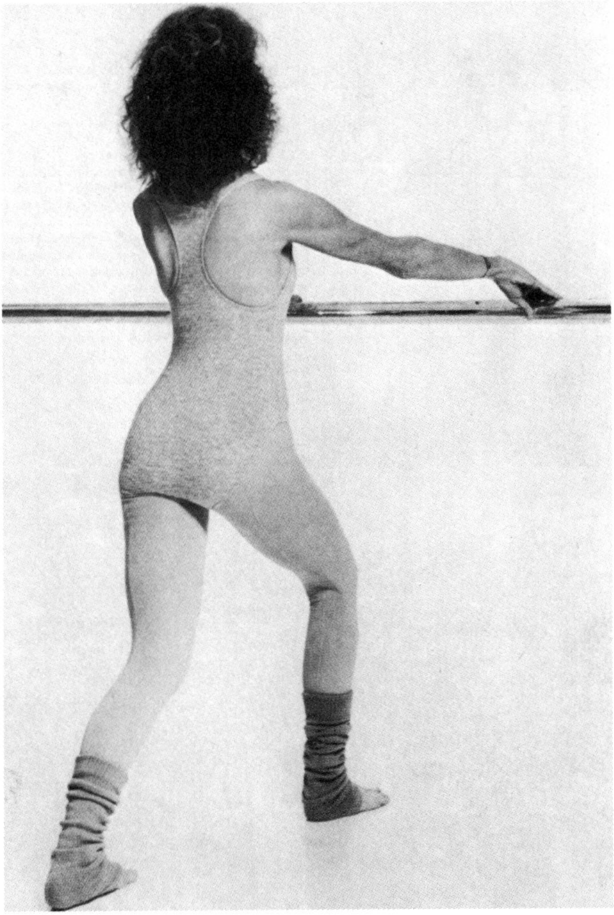

Wechseln Sie die Füße, und strecken Sie die linke Wade, während Sie bis 8 zählen.

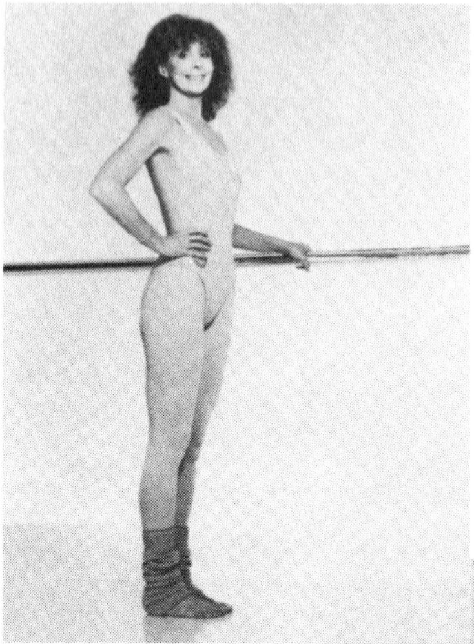

8

Startposition: Linke Hand auf der Stütze, die Füße parallel und geschlossen. Rechte Hand auf der Hüfte.

Heben Sie das rechte Bein zur Seite, und senken Sie es wieder in die Ausgangsposition (ein Takt). Leisten Sie der Bewegung Widerstand, so daß der Muskel arbeiten muß. Machen Sie 4 Takte langsam, 16 Takte in der doppelten Geschwindigkeit. Halten Sie Hüften und Rücken in einer geraden Linie, und bewegen Sie die Hüften nicht, während Sie das Bein heben. Denken Sie immer daran, den ganzen Körper zu strecken, sinken Sie nicht auf das Standbein, und halten Sie den Bauch eingezogen. *Atmung:* Atmen Sie aus, während Sie das Bein heben.

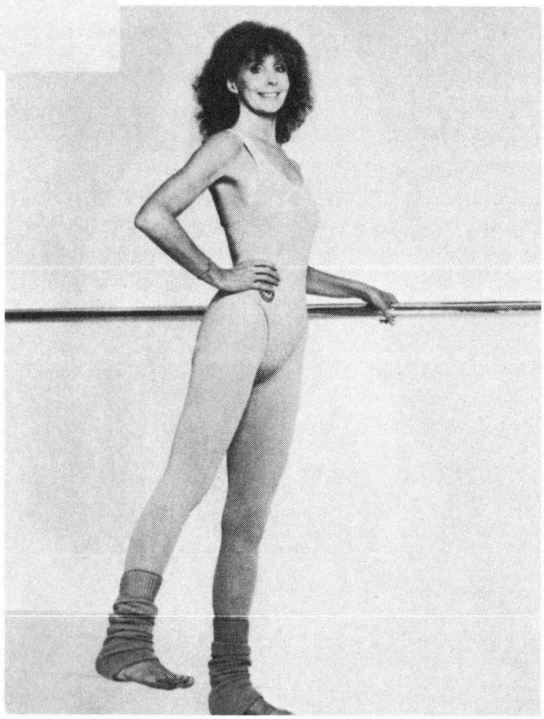

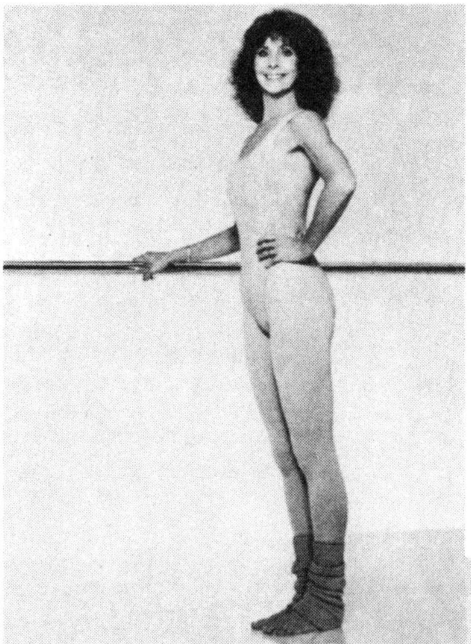

Jetzt die andere Seite: Rechte Hand auf der Stütze, Füße geschlossen. Linke Hand auf der Hüfte.

Heben Sie das linke Bein zur Seite, und senken Sie es in die Ausgangsposition (ein Takt). Machen Sie 4 Takte langsam, 16 Takte in doppelter Geschwindigkeit, und überprüfen Sie dabei Ihre Haltung wie zuvor. Atmen Sie aus, während Sie das Bein heben.

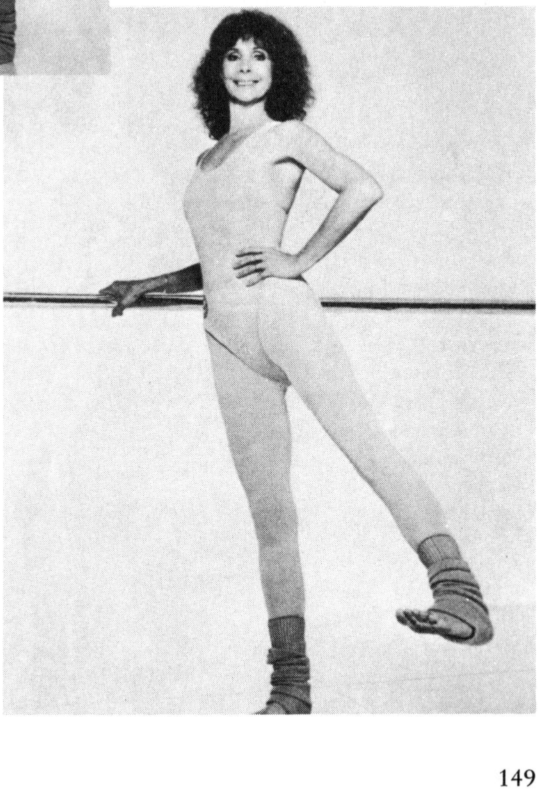

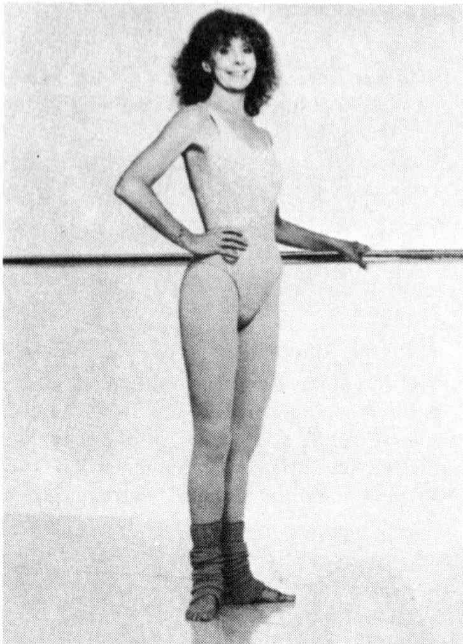

9

Startposition: Linke Hand auf der Stütze, rechte Hand auf der Hüfte, Füße auswärts gedreht, Fersen geschlossen.

Heben Sie das rechte Bein mit angewinkeltem Fuß etwas vom Boden hoch, und senken Sie es dann wieder in die Ausgangsposition. Machen Sie 4 Takte langsam und 16 Takte in doppelter Geschwindigkeit. Halten Sie Rücken und Hüfte gerade, und bewegen Sie die Hüften nicht.

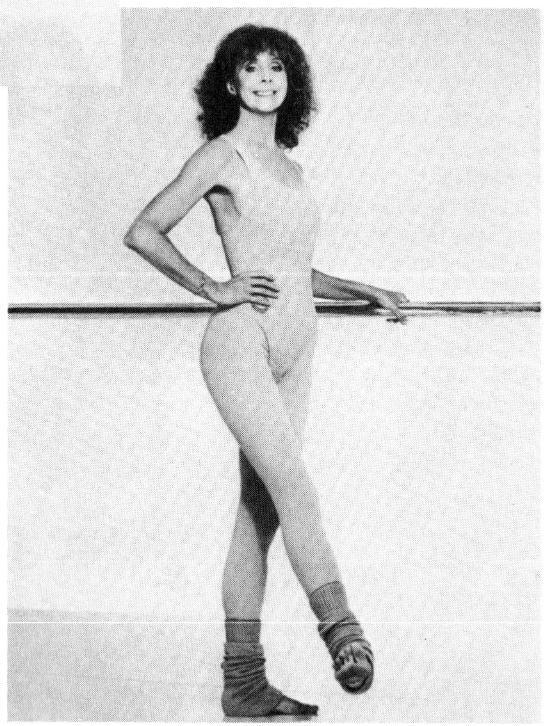

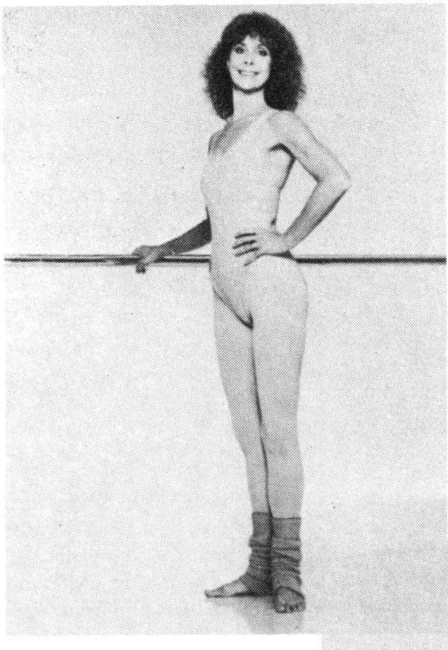

Jetzt die andere Seite: rechte Hand auf der Stütze, linke Hand auf der Hüfte, Füße auswärts gedreht, Fersen geschlossen.

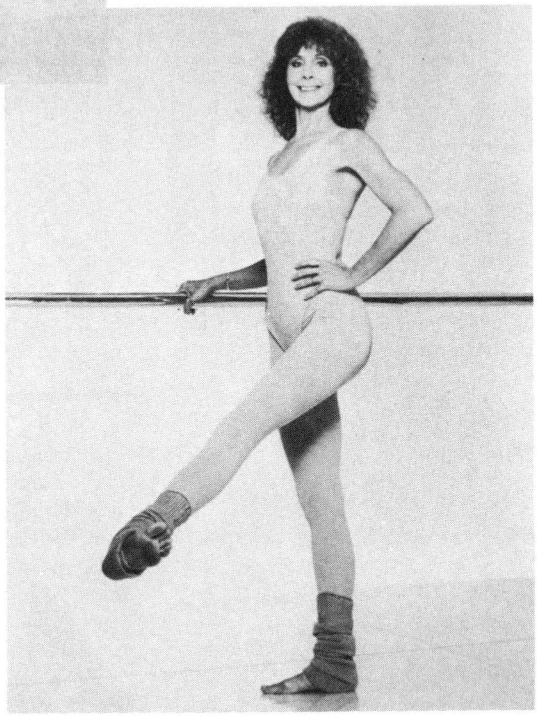

Heben Sie das linke Bein mit angewinkeltem Fuß nach vorn, und senken Sie es dann wieder in die Ausgangsposition. Machen Sie 4 Takte langsam und 16 Takte in doppelter Geschwindigkeit. Halten Sie Rücken und Hüften gerade, und bewegen Sie die Hüften nicht.

10

Startposition: Linke Hand auf der Stütze, rechte Hand auf der Hüfte, Füße auswärts gedreht, Fersen geschlossen.

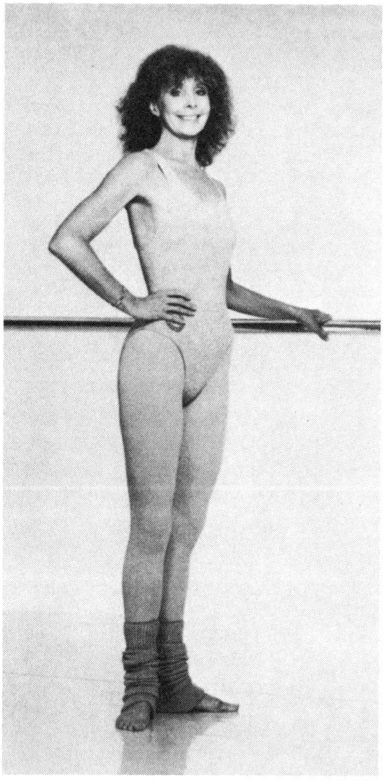

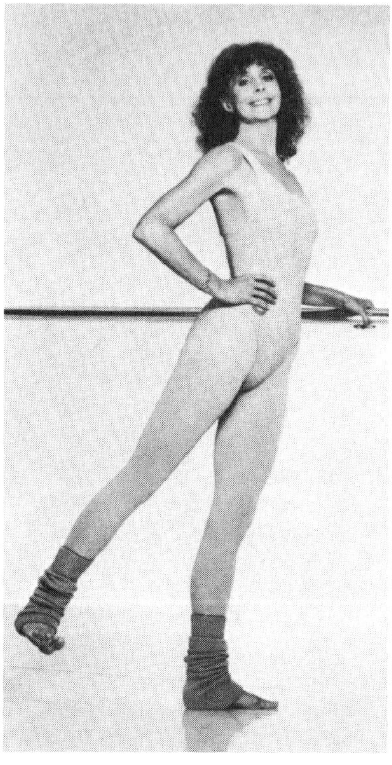

Heben Sie das rechte Bein nach hinten, und senken Sie es in die Ausgangsposition (1 Takt). Machen Sie 4 Takte langsam, 16 Takte in doppelter Geschwindigkeit. Achten Sie darauf, daß das Standbein gehoben bleibt. Machen Sie kein Hohlkreuz.

Jetzt die andere Seite: rechte Hand auf der Stütze, linke Hand auf der Hüfte, Füße auswärts gedreht, Fersen geschlossen.

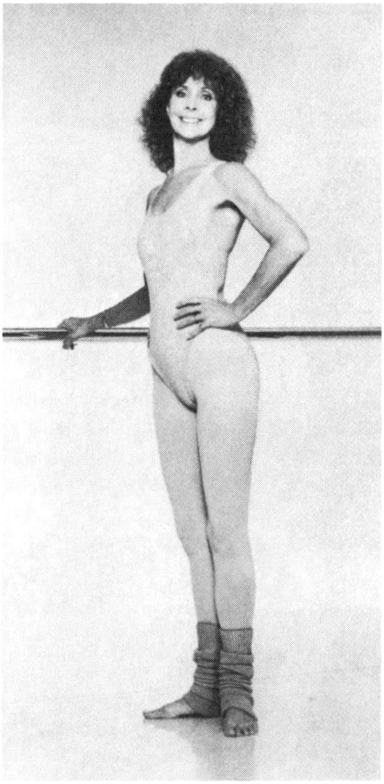

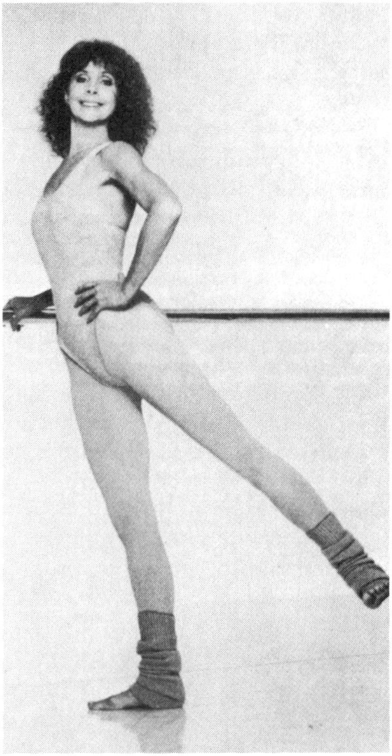

Heben Sie das linke Bein nach hinten, und senken Sie es in die Ausgangsposition. Machen Sie 4 Takte langsam, 16 Takte in doppelter Geschwindigkeit. Machen Sie kein Hohlkreuz.

11

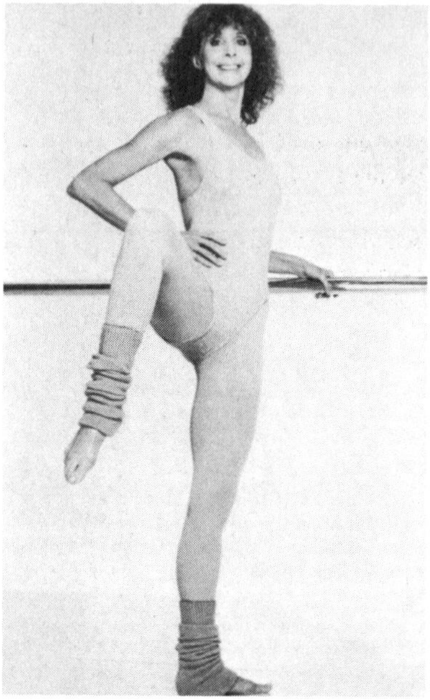

Startposition: Linke Hand auf der Stütze, rechte Hand auf der Hüfte. Heben Sie das gebeugte rechte Bein seitlich hoch.

Schwingen Sie dieses Bein nach unten und wieder hoch, während Sie es zur Stütze drehen ...

... und schwingen Sie es dann wieder nach unten und wieder zur Seite hoch (1 Takt). Machen Sie 4 Takte. Stehen Sie gestreckt auf dem Standbein, und halten Sie Rücken und Hüfte in einer geraden Linie. *Atmung:* Atmen Sie ein, während Sie das Bein nach vorn drehen, atmen Sie aus, während Sie es zur Seite drehen.

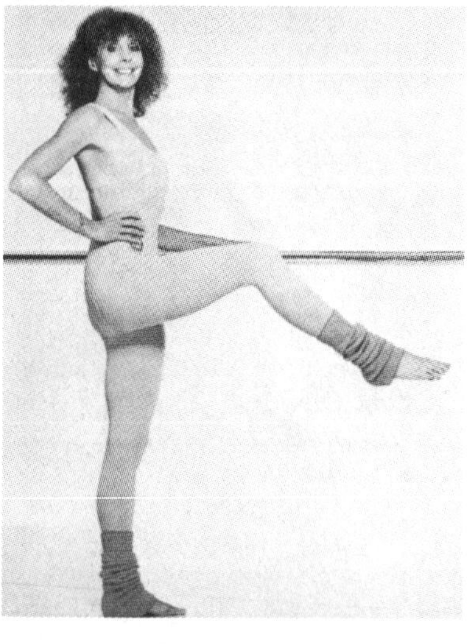

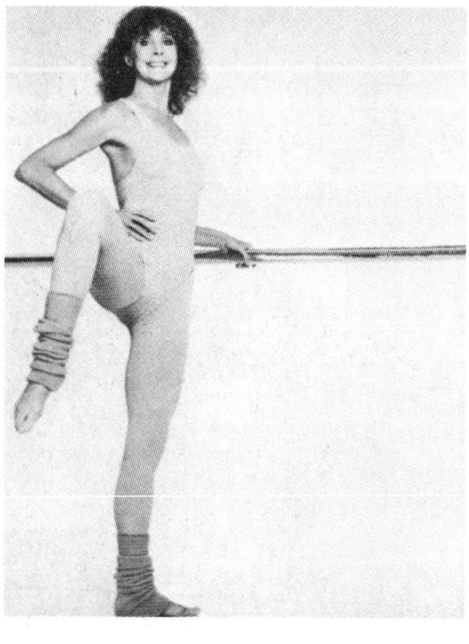

Drehen Sie sich um, und wiederholen Sie die Übung auf der anderen Seite.

Schwingen Sie das linke Bein, die rechte Hand auf der Stütze. Machen Sie 4 Takte.

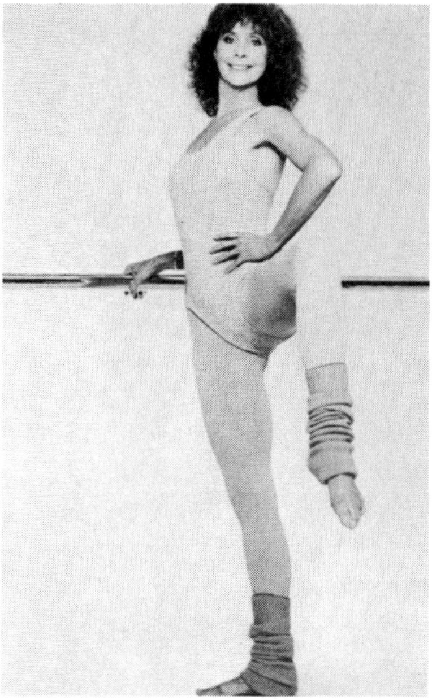

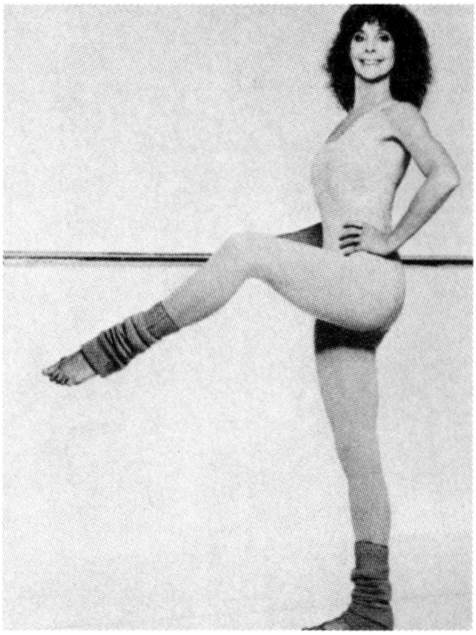

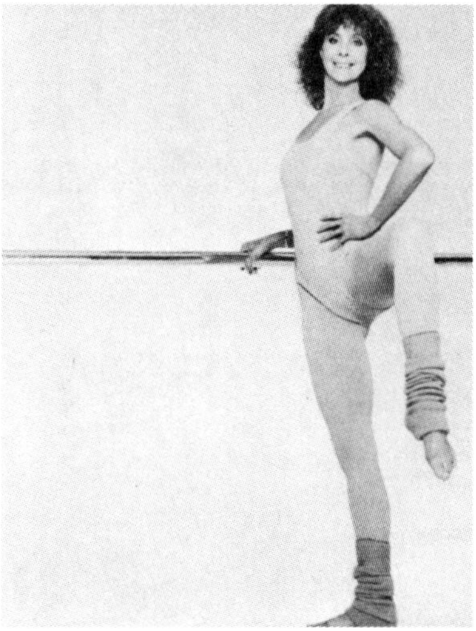

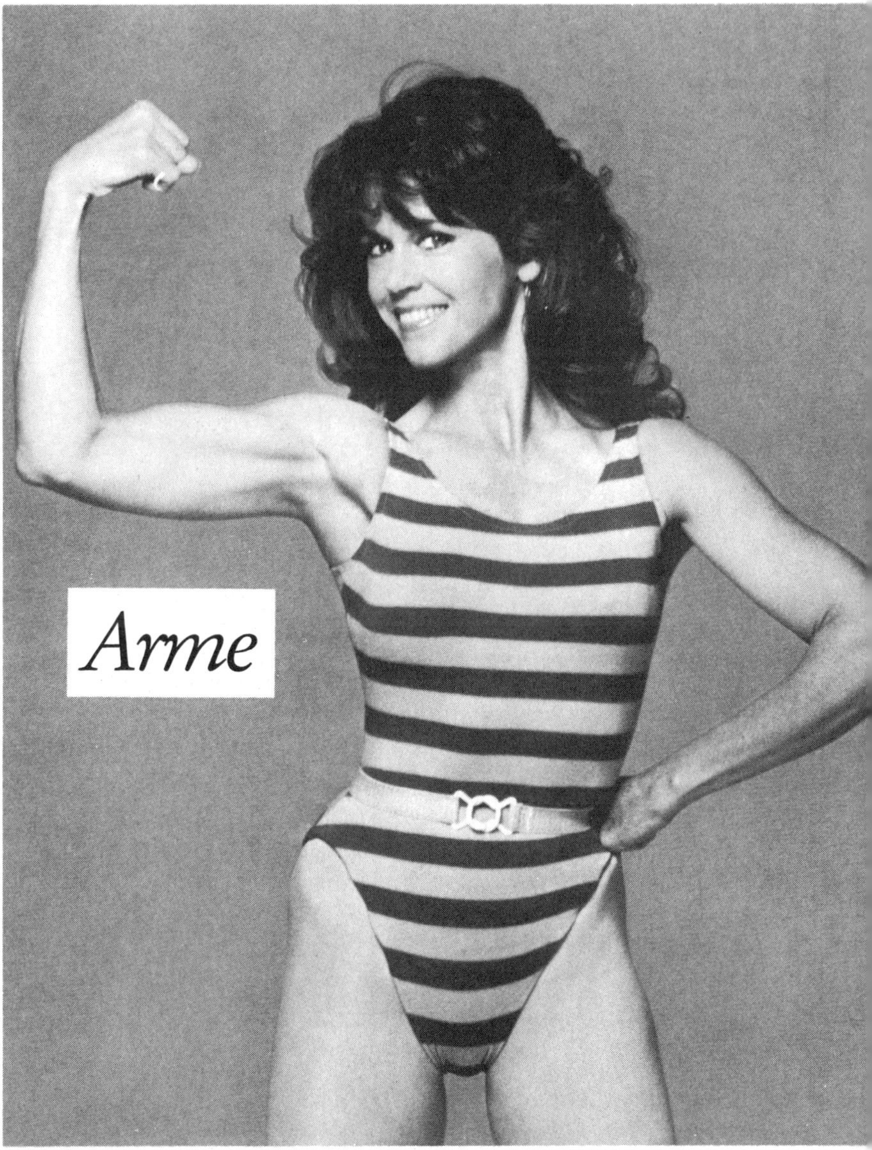
Arme

1

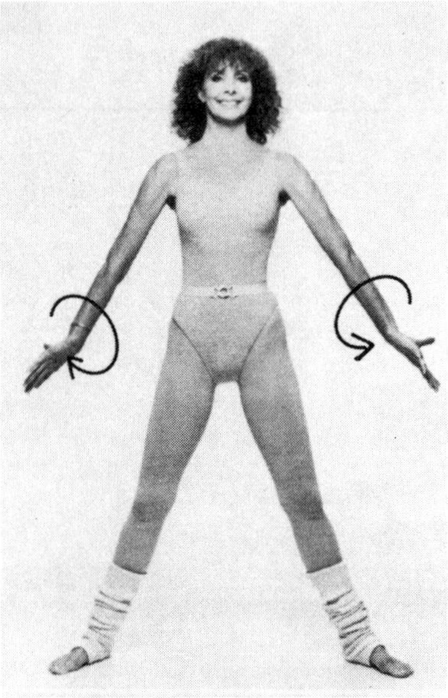

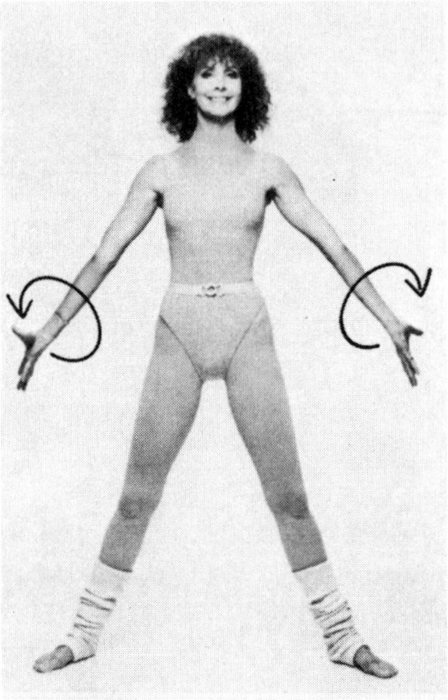

Startposition: Stellen Sie sich mit leicht auswärts gedrehten Füßen auf, wobei diese etwas mehr als hüftbreit voneinander entfernt sind. Spannen Sie das Gesäß an, und drücken Sie die Hüften nach vorn, während Sie den ganzen Körper strecken. Halten Sie die Schultern gesenkt. Öffnen Sie die Hände, und lassen Sie die Arme in ganzer Länge nach innen kreisen, wobei die Drehung von den Schultern und Handgelenken ausgeht …

… lassen Sie dann die Arme in ganzer Länge nach außen kreisen, wobei die Drehung wieder von den Schultern und Handgelenken ausgeht. Achten Sie darauf, daß die Hände geöffnet und die Finger gestreckt sind. Einwärts und auswärts kreisen ist 1 Takt. Atmen Sie aus, während die Arme einwärts kreisen. Machen Sie langsam 8 Takte dieser Übung, und danach 8 Takte mit doppelter Geschwindigkeit.

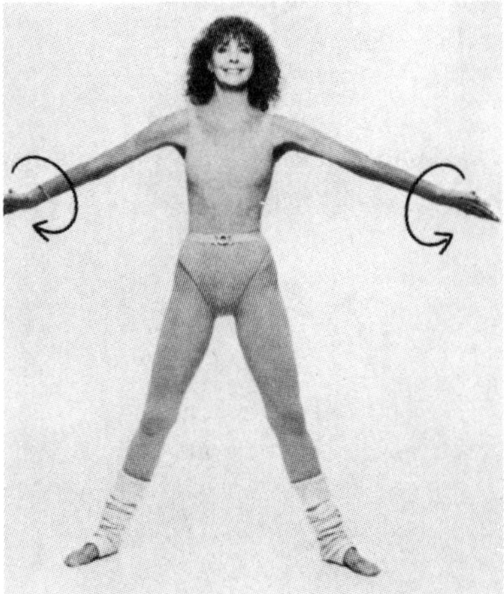

Setzen Sie die Kreisbewegung fort, während Sie die Arme zur Seite heben, wobei Sie 8 Takte brauchen, um knapp unterhalb der Schulterhöhe anzukommen.

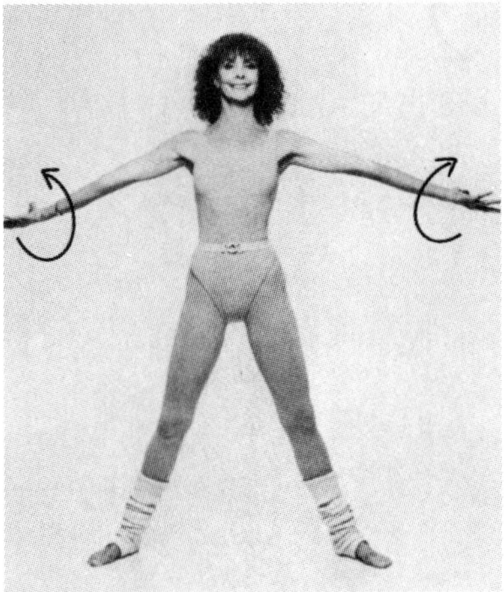

Halten Sie die Arme knapp unter Schulterhöhe, und setzen Sie die Kreisbewegung 8 Takte lang fort.

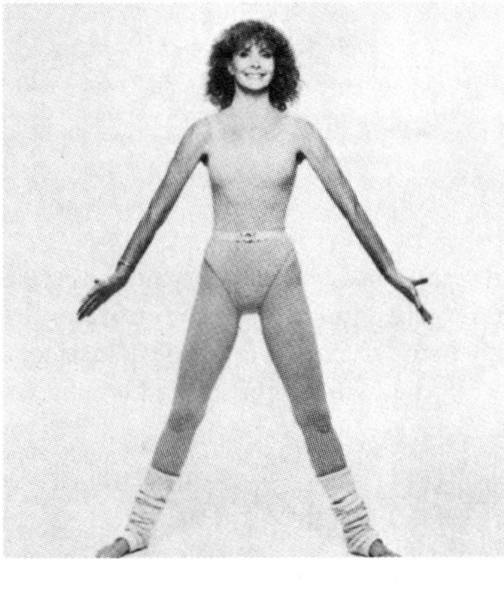

Setzen Sie die Kreisbewegung fort, und senken Sie dabei die Arme im Laufe von 8 Takten.

2

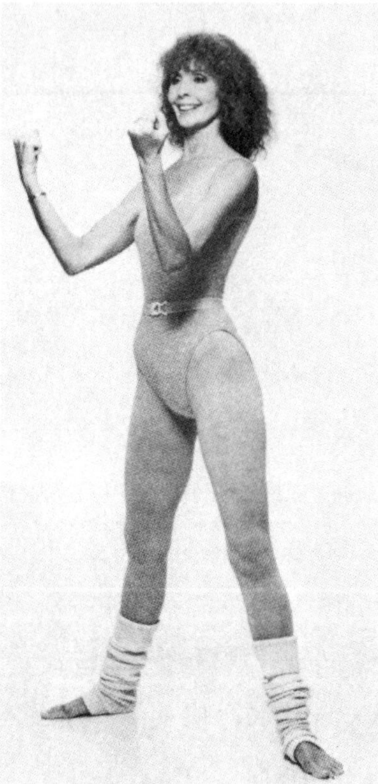

Ausgangsposition: Heben Sie die Arme mit gebeugten Ellbogen und parallel zueinander nach vorn, die Fäuste geballt, die Handflächen zum Gesicht gekehrt.

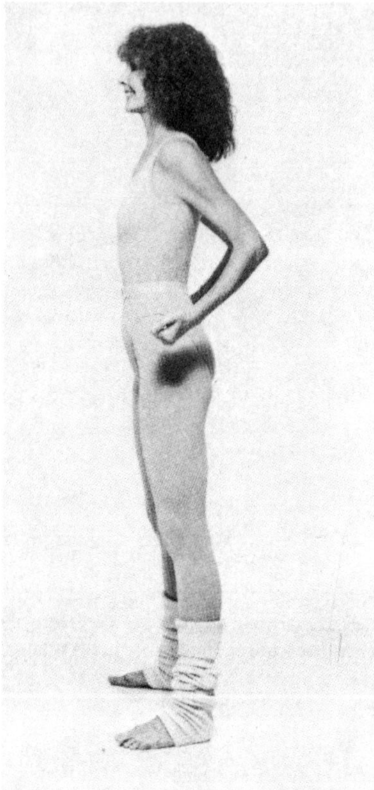

Atmen Sie ein, und schwingen Sie die Ellbogen nach hinten. Achten Sie darauf, die Ellbogen eng am Körper und die Fäuste unterhalb der Hüfte zu halten.

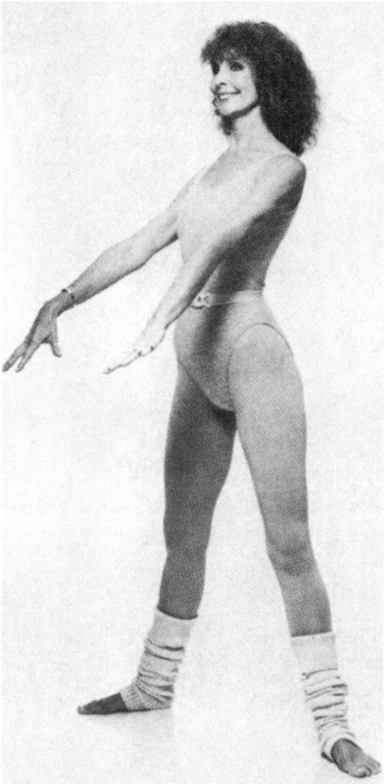

Strecken Sie die Arme nach vorn, während Sie die Fäuste mit den Handflächen nach unten öffnen...

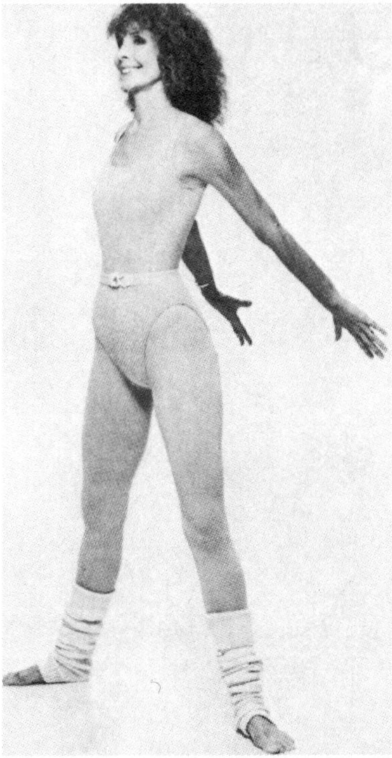

...und atmen Sie aus, während Sie die gestreckten Arme so weit wie möglich nach hinten drücken, die Handflächen nach hinten gekehrt. Achten Sie darauf, daß Ihre Arme gestreckt und angespannt sind und daß die Finger ebenfalls ganz gestreckt werden. Kehren Sie in die Ausgangsposition zurück, und wiederholen Sie die Übung. Diese zwei Bewegungen, das Schwingen mit angewinkelten Ellbogen und das Drücken des gestreckten Armes, zählen als 1 Takt. Wiederholen Sie diese Übung insgesamt 8 Takte lang.

3

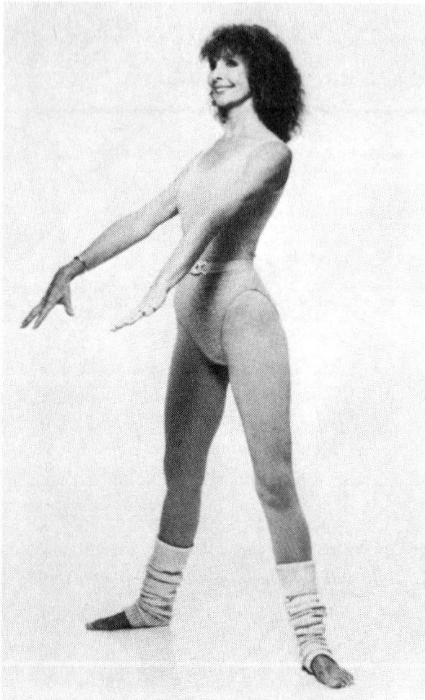

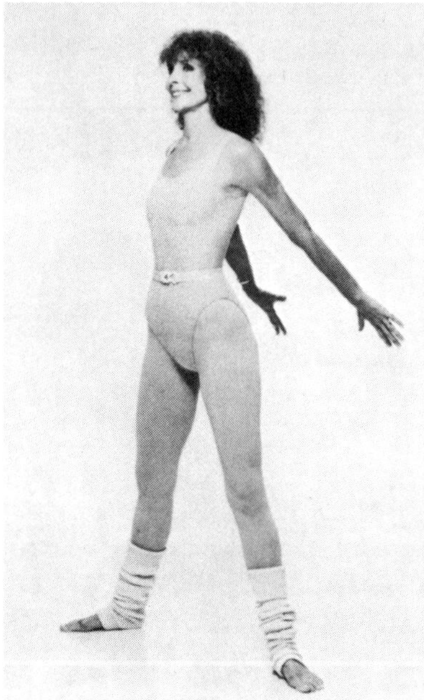

Wiederholen Sie bloß das Drücken mit gestreckten Armen. Halten Sie die Arme gerade, die Hände geöffnet und die Handflächen nach unten, heben Sie die Arme nach vorn...

...und pressen Sie sie dann so weit wie möglich nach hinten. Machen Sie 24 Takte.

4

Winkeln Sie die Hände ab, und drücken Sie die Handgelenke nach innen zum Körper, während Sie einatmen ...

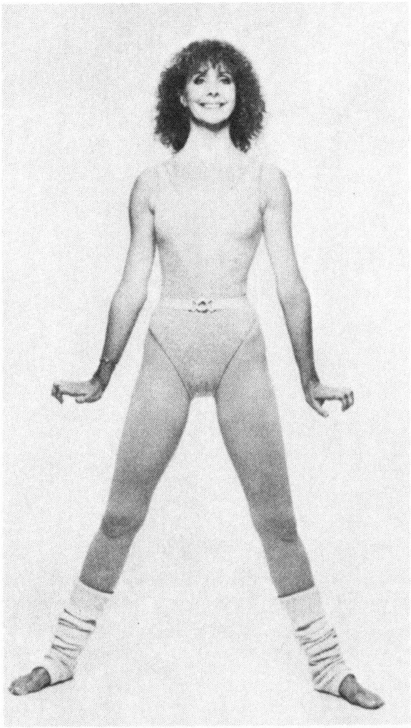

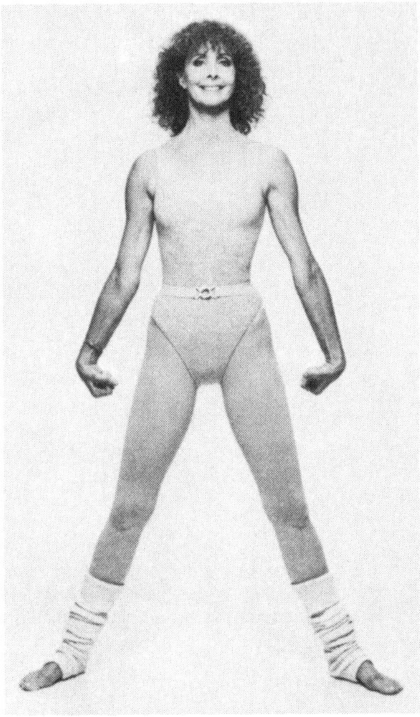

... machen Sie dann eine Faust, und drücken Sie die Fingerknöchel nach unten und innen zum Körper, während Sie ausatmen. Diese zwei Bewegungen sind 1 Takt. Achten Sie darauf, die Schultern gesenkt zu halten und die Arme gestreckt und angespannt. Machen Sie langsam 8 Takte. Wiederholen Sie 16 Takte in doppelter Geschwindigkeit. Falls Sie ein Gefühl der Schwere oder des Unbehagens in den Beinen haben, können Sie zuerst ein Knie und dann das andere leicht beugen.

5

Legen Sie die Hände auf die Schultern, wobei die Ellbogen nach unten zeigen...

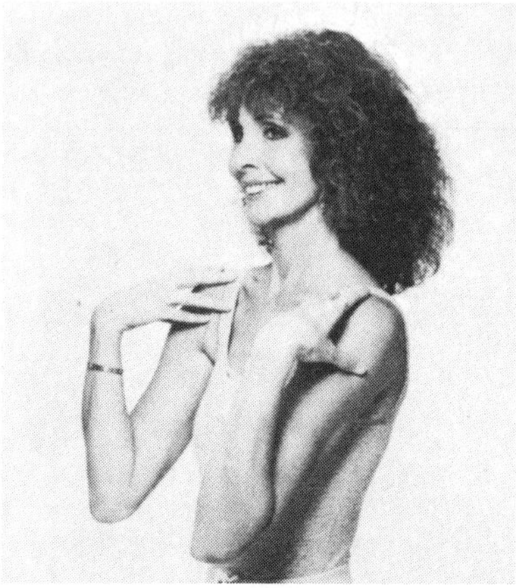

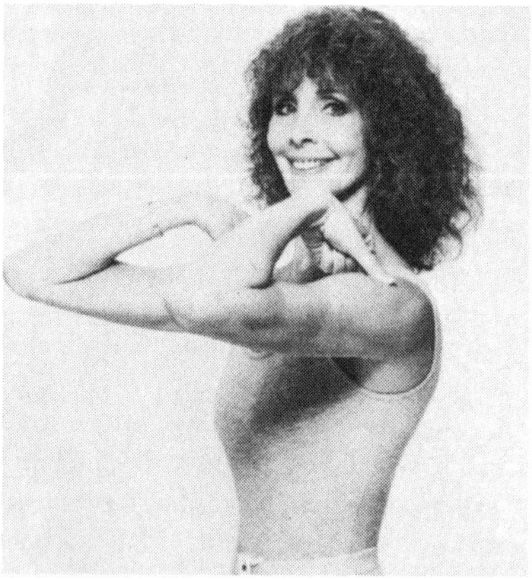

... heben Sie die Ellbogen auf Schulterhöhe nach vorn...

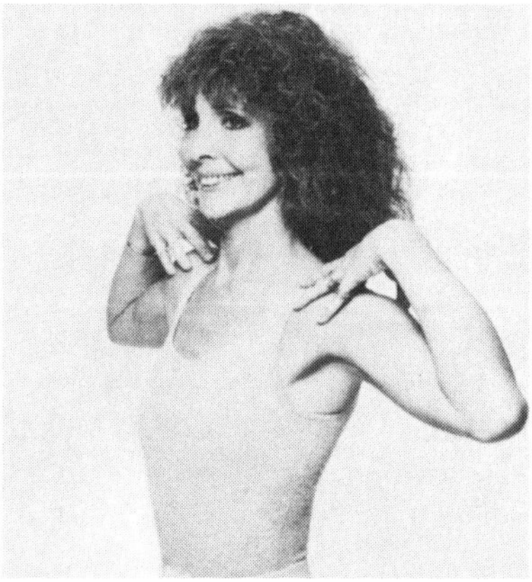

... spreizen Sie dann die Ellbogen zur Seite, indem Sie sie heben und zur Seite drehen.

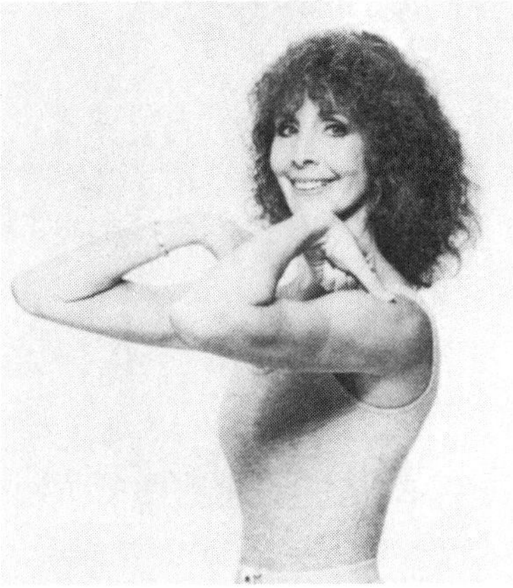

Drehen Sie die Ellbogen wieder in die Mitte...

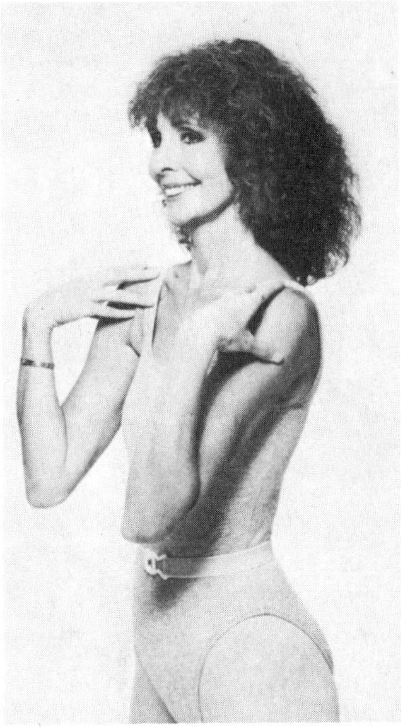

...und drücken Sie sie nach unten. Wiederholen Sie die ganze Sequenz viermal.

Achtung: Spannen Sie das Gesäß an, ziehen Sie den Bauch ein, halten Sie den Rücken gerade, und strecken Sie sich aus der Taille. *Atmung:* Atmen Sie aus, während Sie die Ellbogen seitwärts drehen. Atmen Sie ein, während Sie die Ellbogen zur Mitte drehen.

6

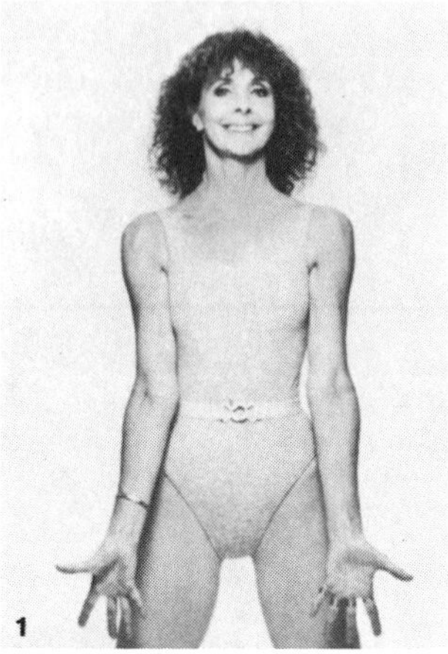

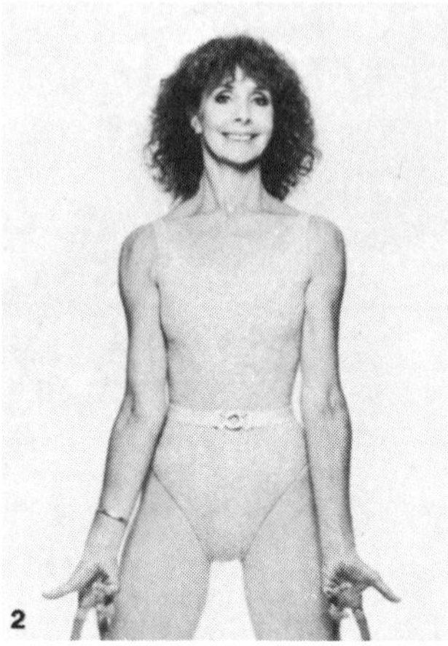

Senken Sie die Arme zur Seite, und öffnen Sie die Finger, wobei die Handflächen nach vorn zeigen.

Beugen Sie den kleinen Finger ...

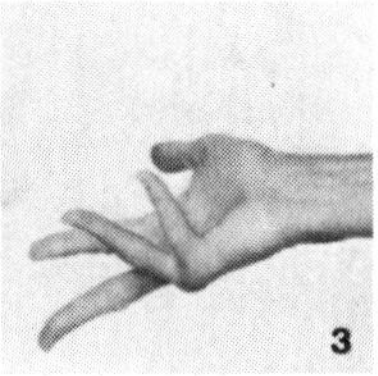

... und nacheinander alle übrigen Finger, und schließen Sie die Hände ganz zu einer Faust.

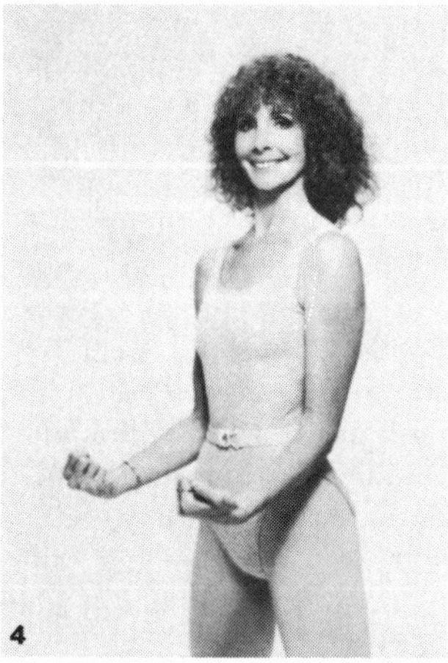

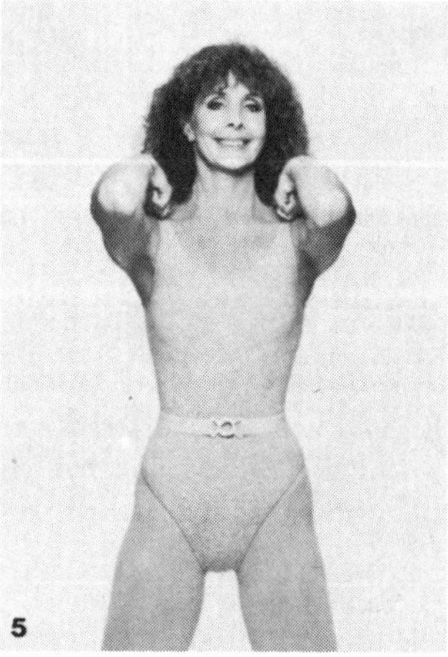

Beugen Sie die Fäuste zum Körper, und beugen Sie dann die Ellbogen ...

... heben Sie dann die Fäuste zu den Schultern, während Sie die Ellbogen auf Schulterhöhe heben.

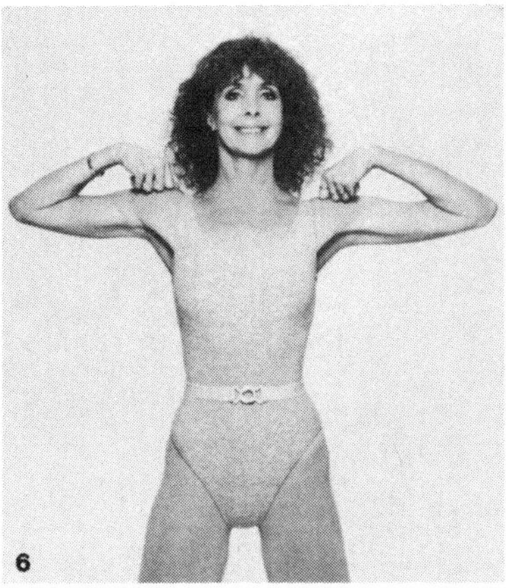

6

Spreizen Sie die Ellbogen zur Seite...

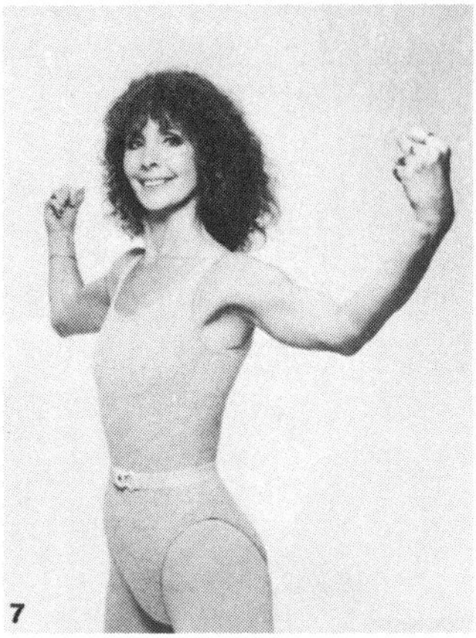

7

...öffnen Sie die Arme allmählich zur Seite, wobei die Ellbogen erhoben bleiben...

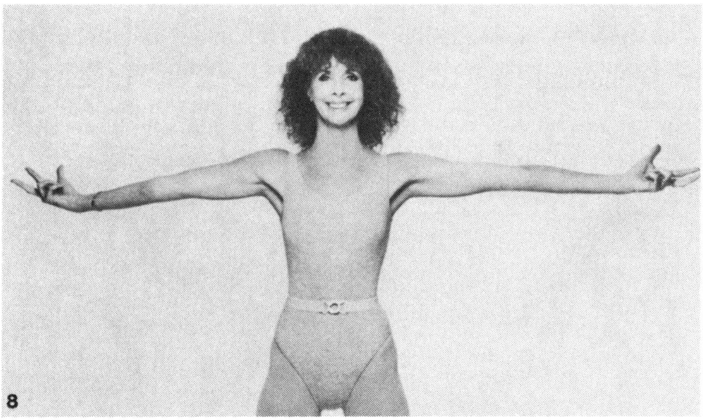

8

...und strecken Sie die Arme ganz aus, wobei Sie die Finger mit dem Daumen beginnend nacheinander öffnen...

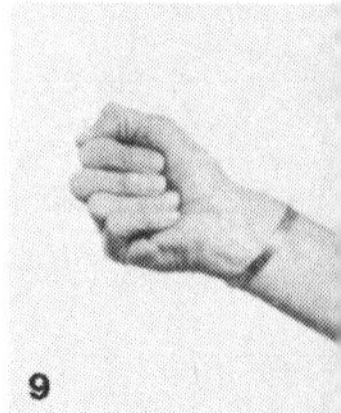

9

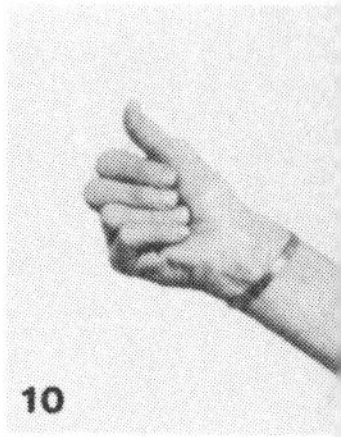

10

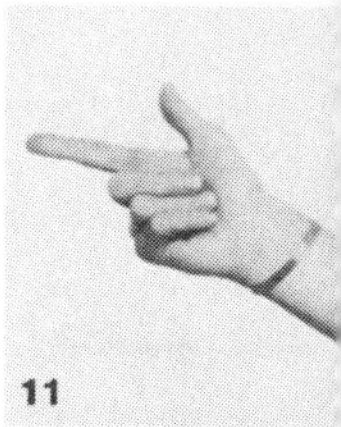

11

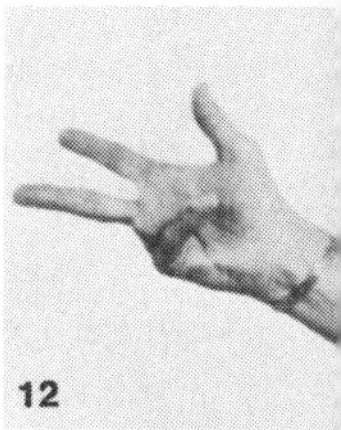

12

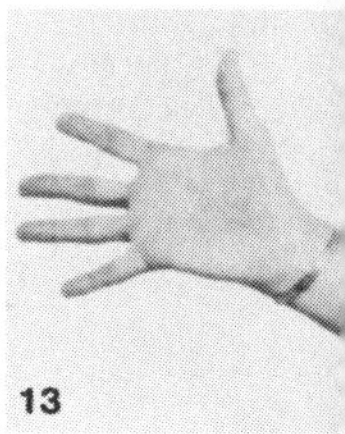

13

… bis die Handflächen geöffnet zur Decke zeigen und die Arme völlig gestreckt sind.

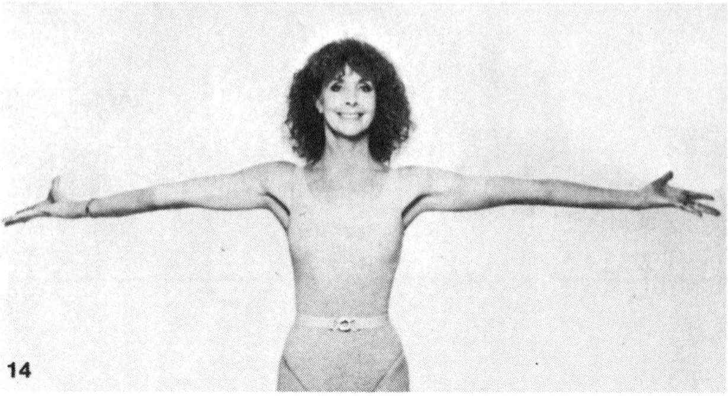

14

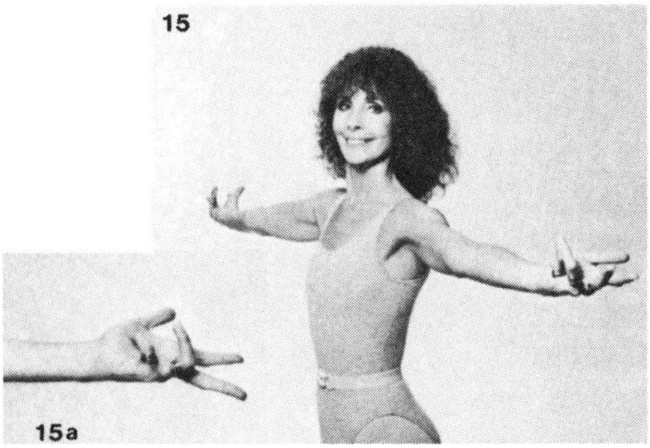

15

15a

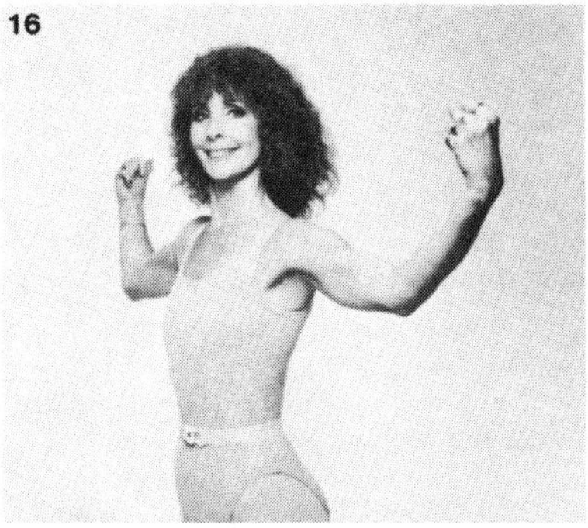

16

Kehren Sie jetzt die Bewegung um. Beugen Sie einen Finger nach dem anderen, beginnend mit dem kleinen Finger, nach innen.

Machen Sie eine Faust, beugen Sie die Ellbogen …

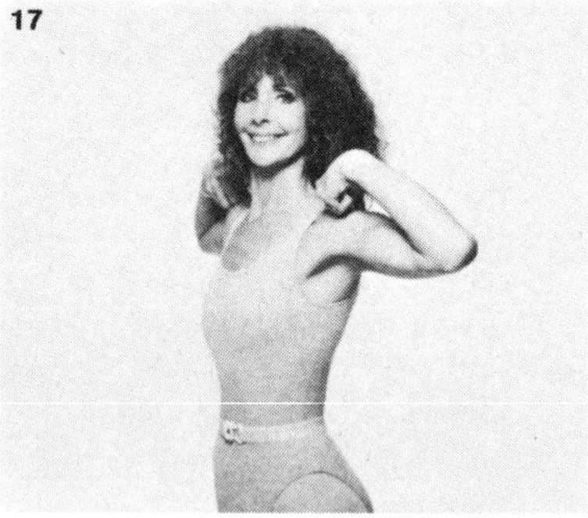

17

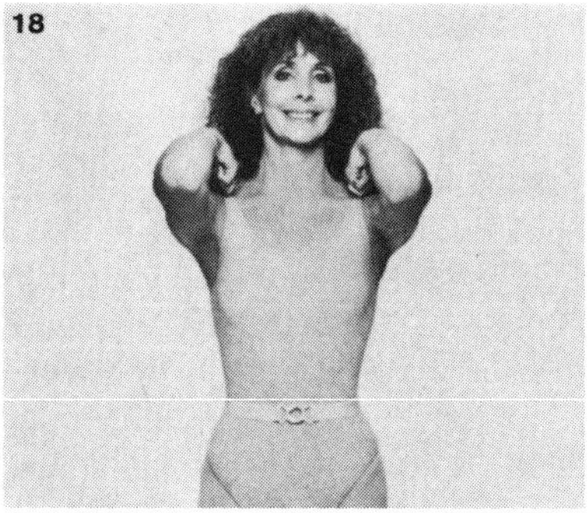

18

… und heben Sie die Fäuste zu den Schultern, wobei die Ellbogen zur Seite gestreckt sind.

Drehen Sie die Ellbogen nach vorn …

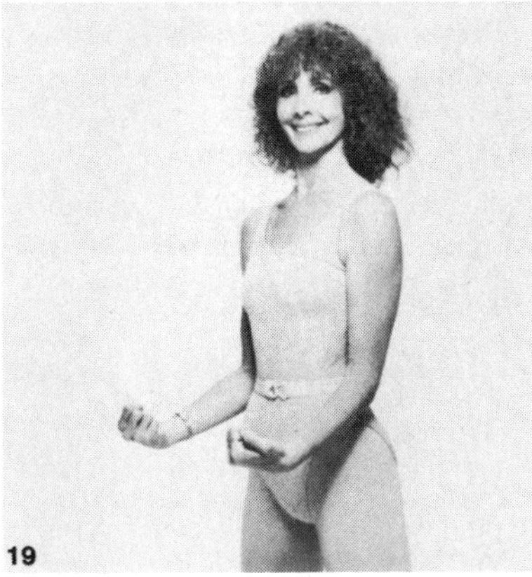

19

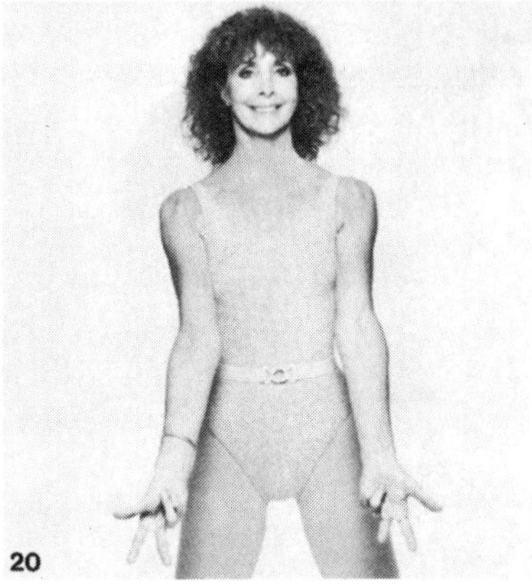

20

... und senken Sie die Arme wieder nach unten...

... während Sie die Finger mit dem Daumen beginnend nacheinander öffnen...

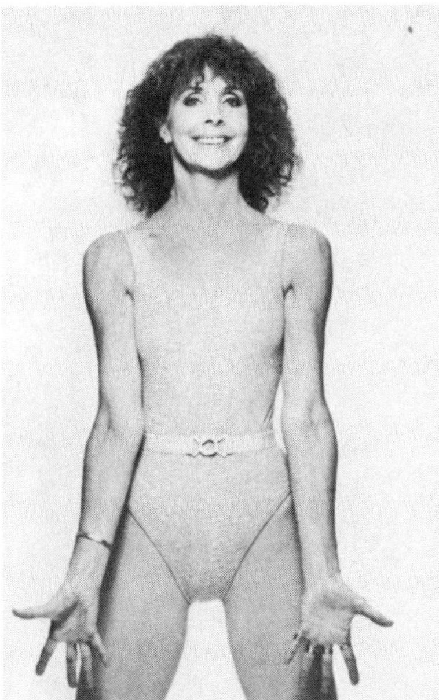

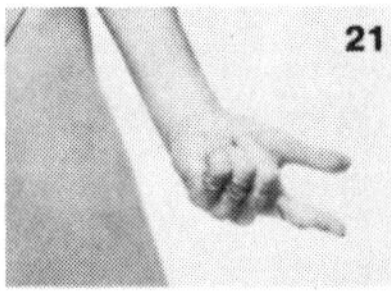

21

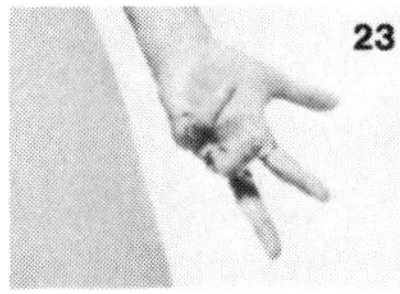

23

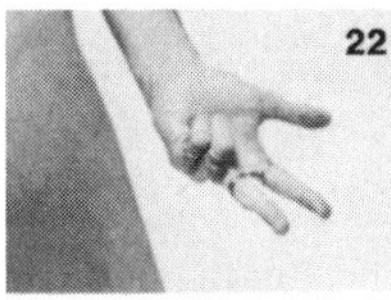

22

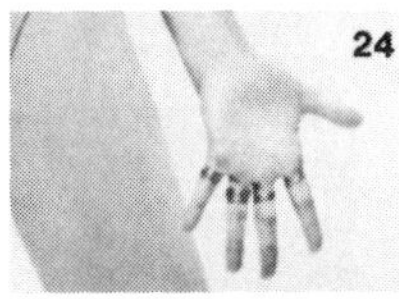

24

... bis Ihre Arme und Hände ganz gestreckt sind und Sie einen deutlichen Zug verspüren. Machen Sie die ganze Abfolge einmal langsam. Wiederholen Sie das Ganze dann sechsmal, wobei Sie jeweils bis 2 zählen, während Sie die Fäuste zu den Schultern heben, bis 2 zählen, um die Ellbogen zur Seite zu strecken, bis 2 zählen, während Sie die Arme und Finger zur Seite strecken; und bis 6 zählen, während Sie die Bewegung umkehren.

7

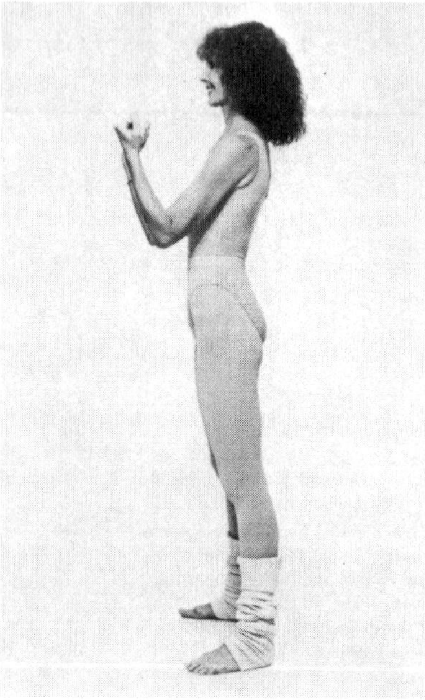

Entspannen Sie die Arme, indem Sie sie nach vorn und nach hinten schwingen...

Hinweis: Sie können bei allen diesen Armübungen die Knie beugen und strecken, insbesondere, falls Sie sich in den Beinen unbehaglich fühlen. Durch das Beugen und Strecken verbessert sich die Zirkulation, und die Beinmuskeln werden aufgewärmt.

...wobei Sie tief ein- und ausatmen. Machen Sie das achtmal.

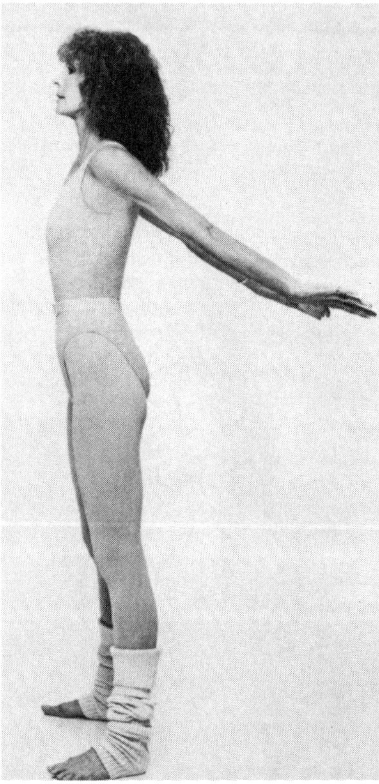

8

Mit gesenkten Armen beginnend, lassen Sie die Hände von den Handgelenken aus auswärts kreisen, während Sie die Arme, bis 4 zählend, auf Schulterhöhe heben, wobei Sie bei jeder Zahl einen Kreis beschreiben.

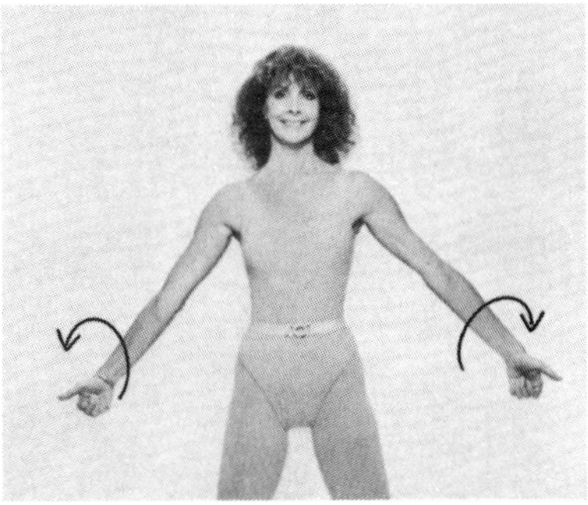

Lassen Sie jetzt die Hände von den Handgelenken aus nach innen kreisen ...

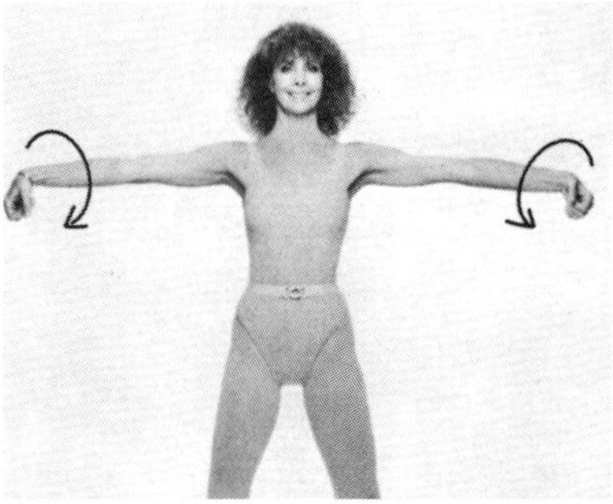

... während Sie, bis 4 zählend, die Arme über den Kopf heben. Pro Zahl wird ein Kreis beschrieben. Atmen Sie normal.

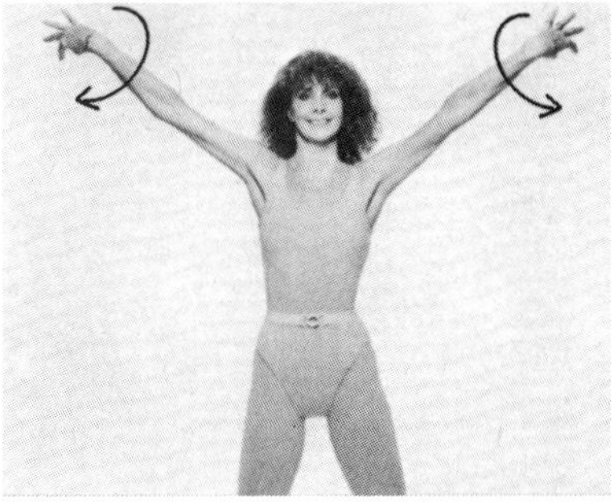

... und wir gehen gleich zum Taillenabschnitt über.

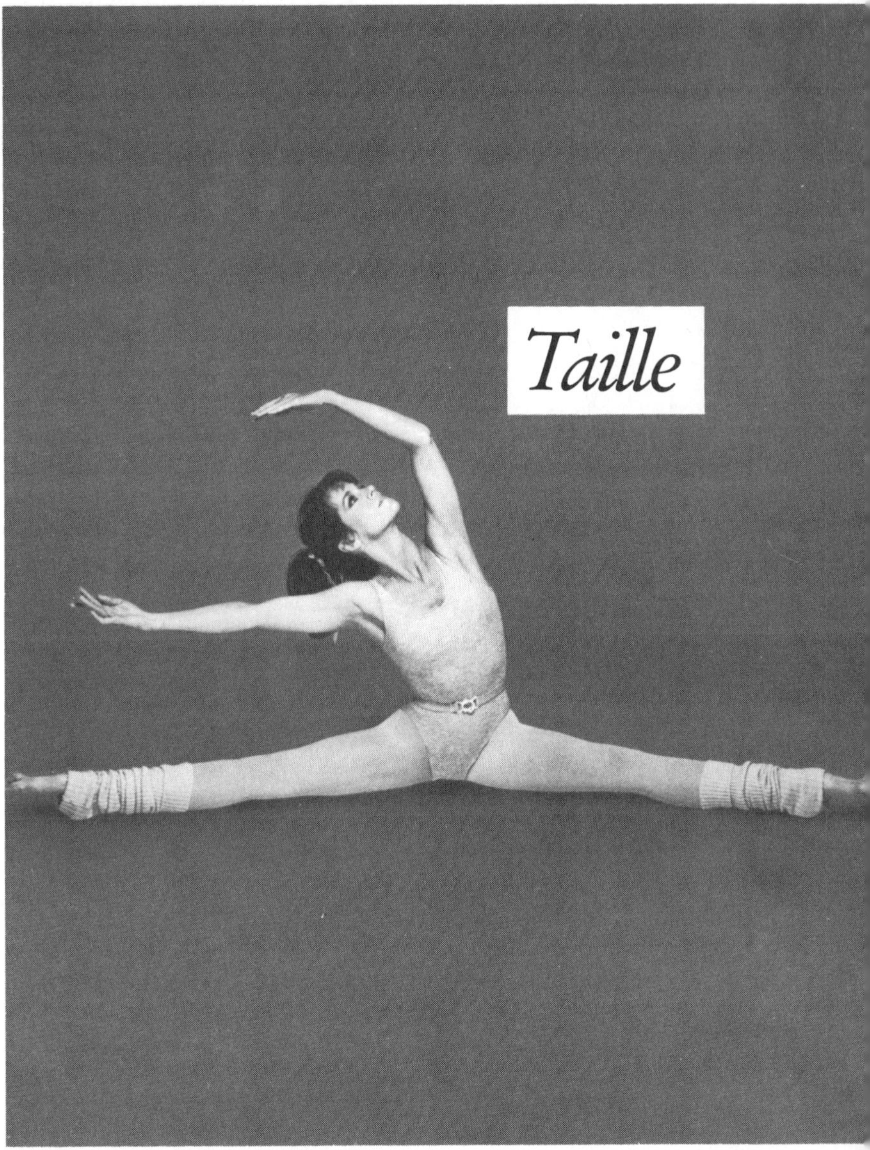
Taille

1

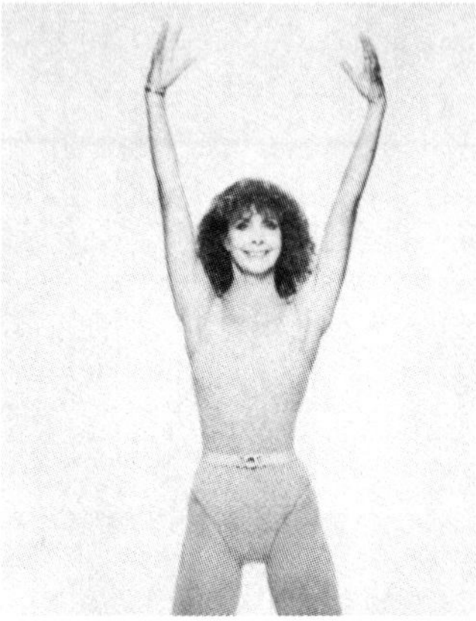

Startposition: Stellen Sie sich mit gespreizten Beinen und etwas auswärts gedrehten Füßen auf, ziehen Sie den Bauch ein, spannen Sie das Gesäß an, und strecken Sie die Arme nach oben.

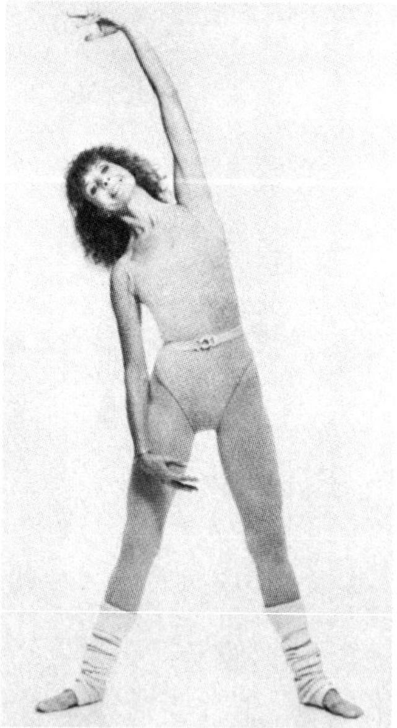

Senken Sie den rechten Arm, die Hand nach links gekehrt, und strecken Sie den linken Arm unmittelbar über das Ohr. Wippen Sie leicht, während Sie bis 14 zählen. Achten Sie darauf, daß die Hüften nach vorn zeigen und das Gewicht leicht nach vorn verlagert und gleichmäßig auf beide Füße verteilt ist. Strecken Sie sich hoch, ohne daß die rechte Seite zusammenfällt. Atmen Sie normal.

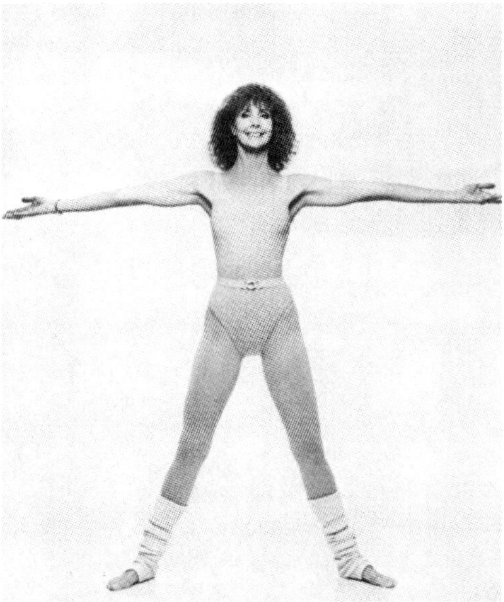

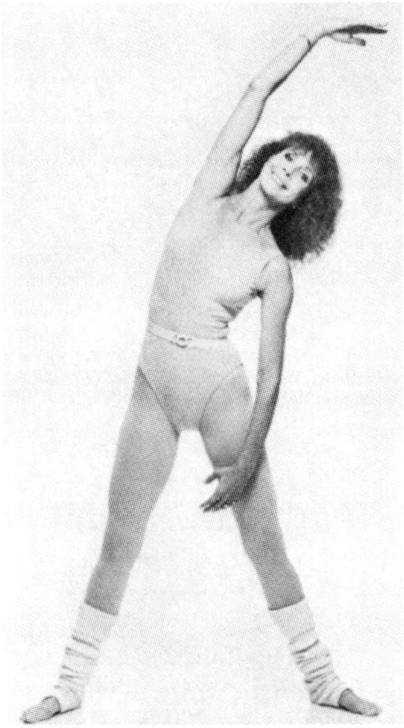

Kehren Sie in die Mitte zurück, und öffnen Sie, bis 2 zählend, die Arme zur Seite ...

... und wiederholen Sie dasselbe nach links, wobei Sie den rechten Arm nach links strekken und sanft wippen, während Sie bis 14 zählen. Lehnen Sie sich nicht zurück.

Kehren Sie zur Mitte zurück, und öffnen Sie beide Arme, während Sie bis 2 zählen.

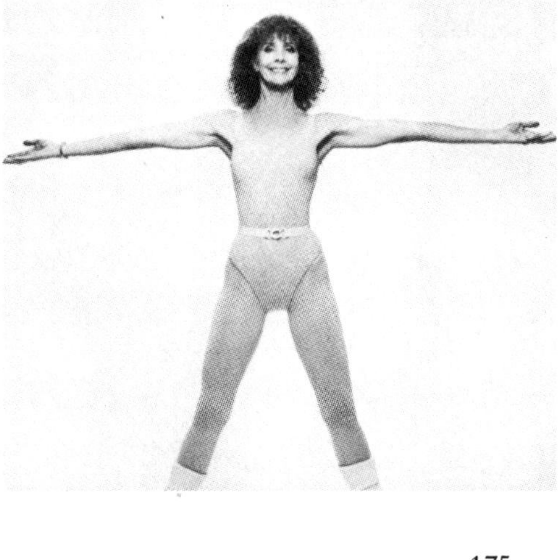

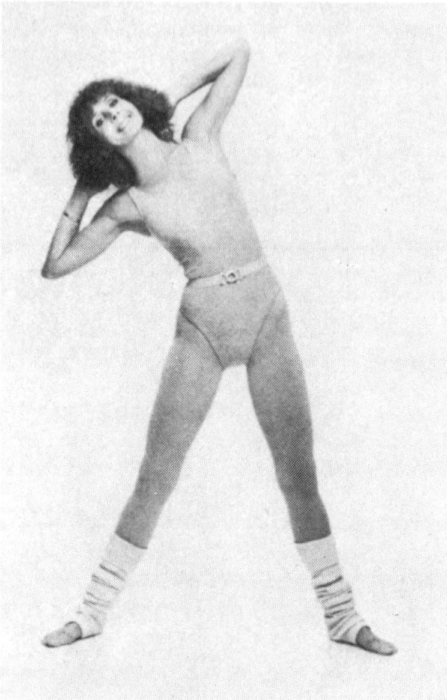

2

Legen Sie die Hände jetzt hinter den Kopf, spreizen Sie die Ellbogen zur Seite, und beugen Sie den Oberkörper nach rechts, wobei Sie, bis 14 zählend, sachte wippen.

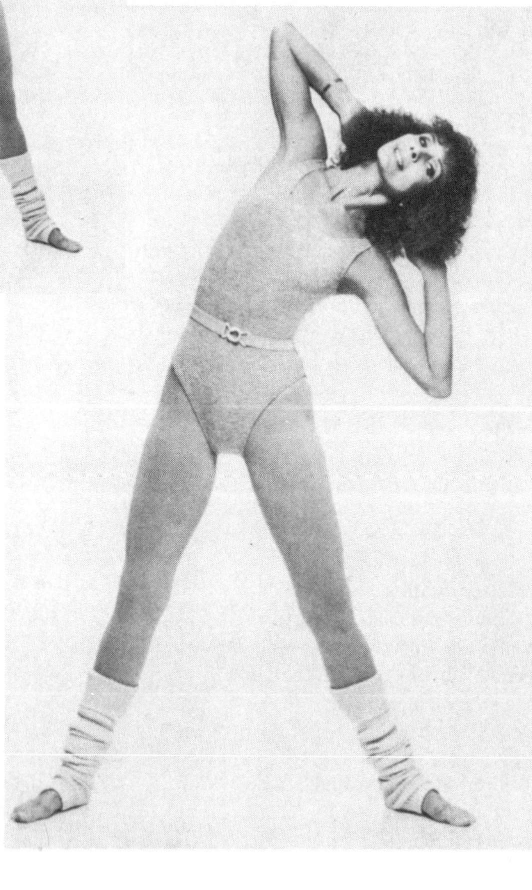

Kehren Sie bis 2 zählend in die Mitte zurück, und wiederholen Sie die Übung, bis 14 zählend, nach der linken Seite. Atmen Sie normal.

3

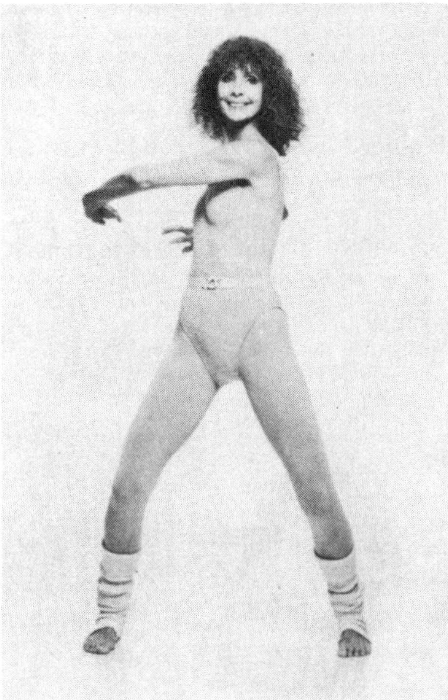

Beugen Sie die Knie, die Füße parallel und etwas mehr als hüftbreit voneinander entfernt. Die Ellbogen sind gebeugt, und die Arme knapp unter Schulterhöhe. Schwingen Sie Arme und Schultern nach rechts...

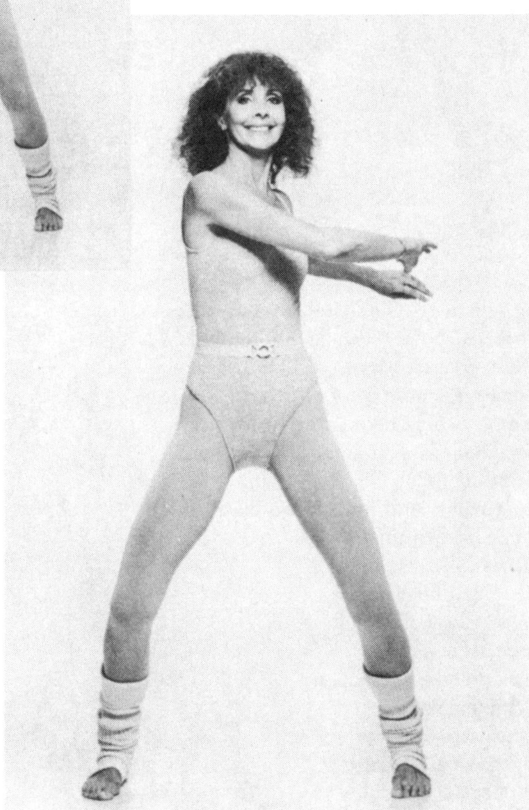

... und dann nach links (1 Takt). Wechseln Sie insgesamt 16 Takte lang links und rechts ab. Achten Sie darauf, daß die Knie gebeugt und die Hüften so unverändert wie möglich bleiben. Lassen Sie die Knie nicht nach innen kippen. Atmen Sie normal.

4

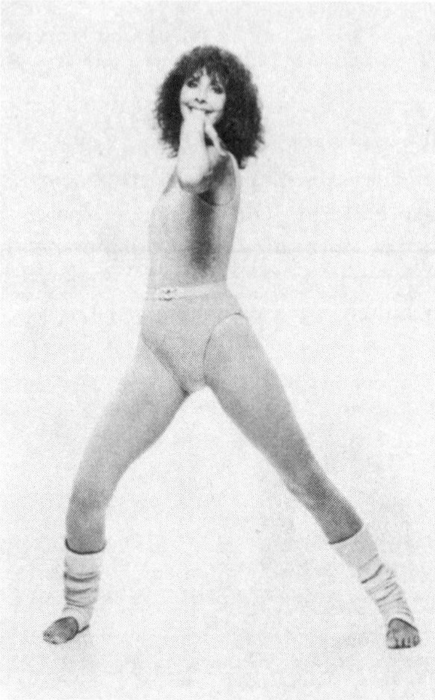

Während die Füße parallel bleiben, legen Sie die Hände auf die Schultern, und spreizen Sie die Ellbogen zur Seite. Schwingen Sie den Oberkörper nach rechts, wobei sich Ihr Gewicht auf den rechten Fuß verlagert, aber die Hüften weiterhin nach vorn zeigen ...

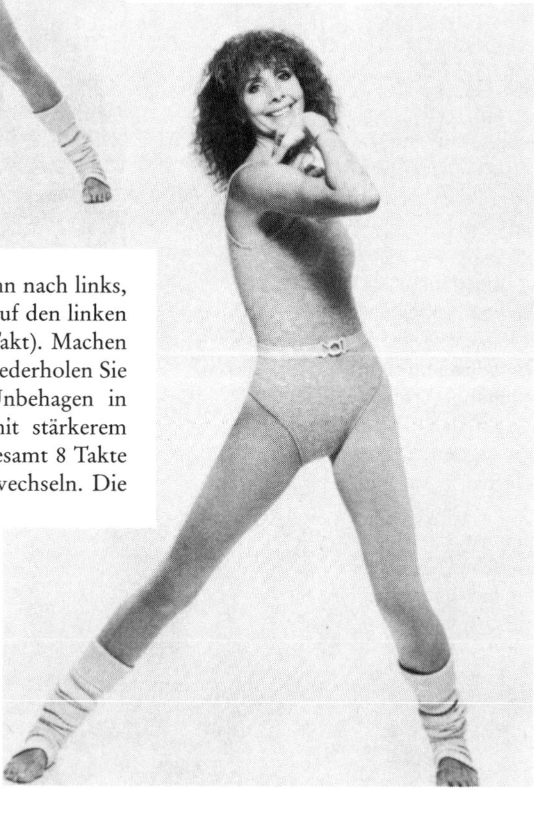

... schwingen Sie sich dann nach links, wobei sich das Gewicht auf den linken Fuß verlagert (das ist 1 Takt). Machen Sie insgesamt 8 Takte. Wiederholen Sie dann, wenn Sie kein Unbehagen in den Knien verspüren, mit stärkerem Schwung, wobei Sie insgesamt 8 Takte lang rechts und links abwechseln. Die Füße bleiben auf dem Boden. Halten Sie die Ellbogen etwa in Schulterhöhe, und ziehen Sie sie abwechselnd bei jedem Schwung vor die Brust, um die Drehung in der Taille zu erreichen.

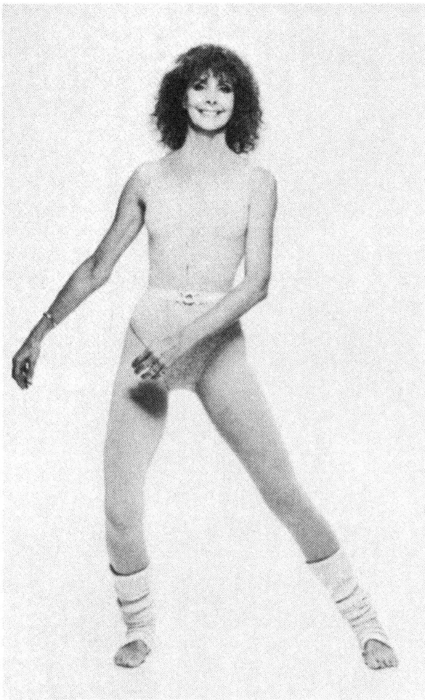

5

Senken Sie die Arme, beugen Sie die Knie, und verlagern Sie das Gewicht nach rechts und dann nach links (1 Takt)...

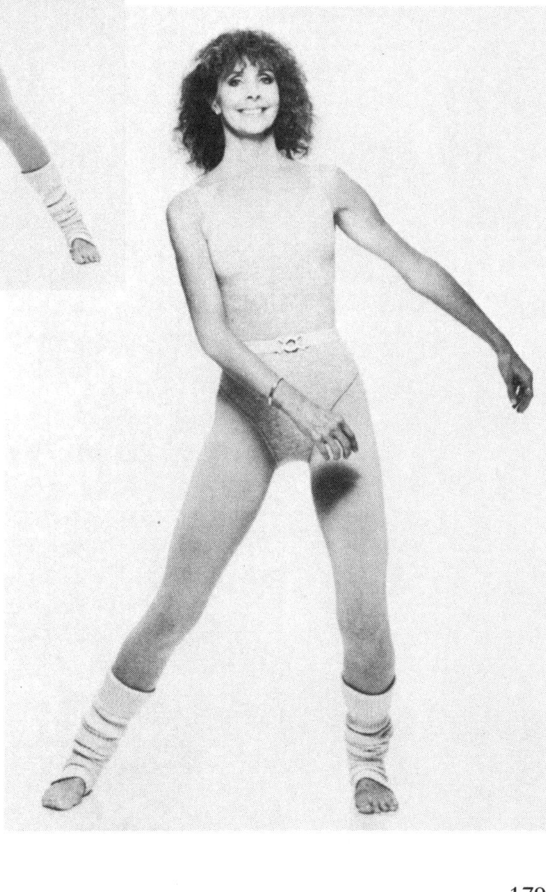

...während Sie die Füße in 4 Takten einander allmählich nähern. (Auf diese Weise gehen Sie ohne Unterbrechung zu den Aerobics über.)

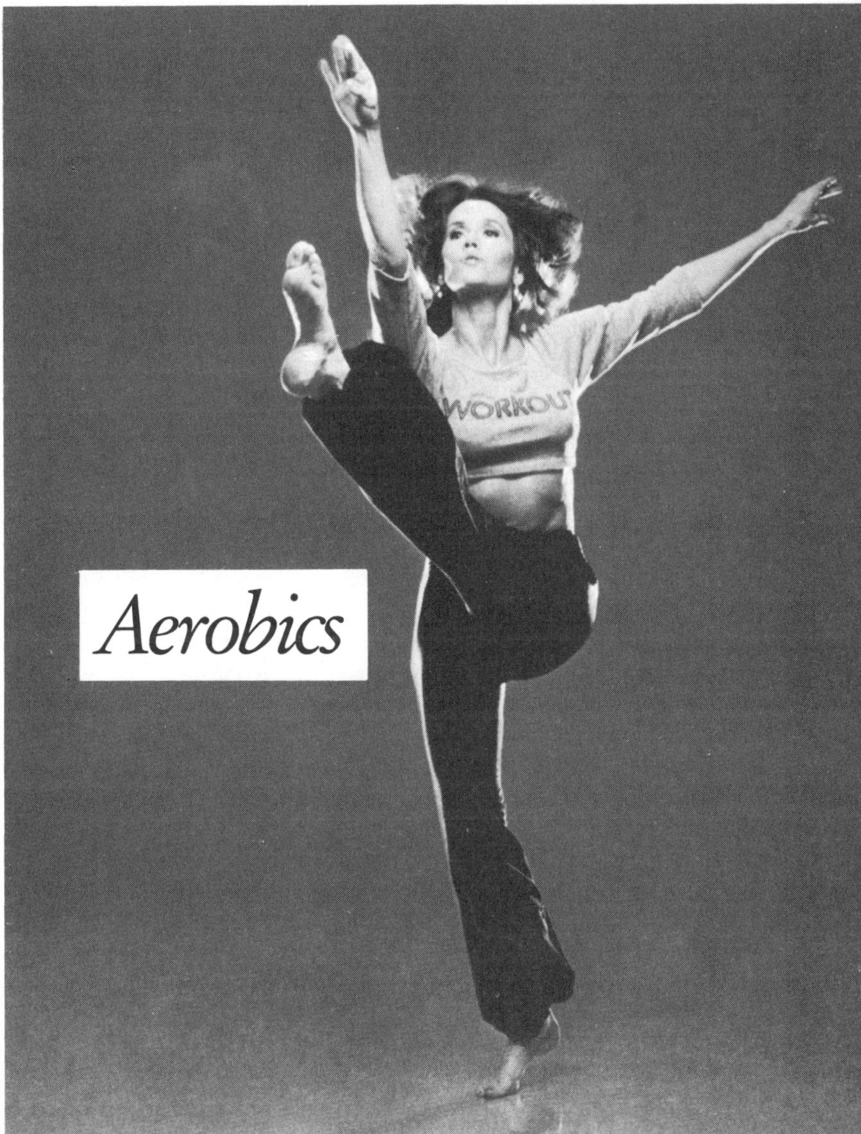

Aerobics

Legen Sie dabei Musik auf, die Ihnen Lust macht, sich zu bewegen und zu tanzen. Das Tempo sollte ein bequemes Hüpfen und Laufen gestatten.

Ihr Ziel ist es, schließlich 12 bis 20 Minuten lang nonstop aerobische Bewegungen zu machen. Beginnen Sie sehr sachte 5 Minuten lang mit diesen kleinen Schritten, wobei bloß die Fersen vom Boden gehoben werden. Machen Sie dann mehrere Minuten lang kleine Joggingschritte. Sobald Sie das können, ohne zu keuchen oder sich übermäßig anzustrengen, verlängern Sie die Zeit, heben Sie die Knie etwas höher, oder fügen Sie andere Schritte hinzu wie abwechselnd hüpfen, seitliches Schwingen der Beine und Seilspringen ohne Seil. Sobald Ihr Herz und Ihr Kreislauf gekräftigt sind, können Sie hüpfen und springen, wie Sie wollen, mal Charleston, mal Boogie tanzen, die Beine im Can-Can schmeißen ... was immer Sie in Schwung bringt. Je mehr Sie die Schritte variieren, desto mehr verteilt sich der Streß auf Ihre Gelenke und Muskeln. Die Belastung verringert sich auch, wenn Sie beim Hüpfen und Joggen eine Fläche von 1 bis 2 m^2 zur Verfügung haben. Je mehr Platz Sie haben, desto besser.

Um möglichst viele Fettkalorien zu verbrennen, halten Sie Ihre Herzfrequenz innerhalb Ihres Trainingsbereichs. Auf Seite 94 können Sie feststellen, was Ihre ideale Trainingsfrequenz bei aerobischen Übungen ist. Eine Faustregel besagt, daß Sie während der Übungen noch imstande sein sollten zu sprechen. Ihre Herzfrequenz beschleunigt sich, wenn Sie die Knie höher heben, die Beine hochwerfen und die Arme heben, während Sie auf der Stelle laufen. Falls Sie außer Atem kommen, machen Sie kleinere Schritte, oder heben Sie eine Zeitlang nur die Fersen, bis Ihr Herzschlag wieder langsamer wird.

Das Wichtigste, denken Sie daran:

- Atmen Sie ständig tief. Sie nützen sich nicht, wenn Sie sich so antreiben, daß Sie zu keuchen beginnen.
- Landen Sie auf den Fußballen, wobei aber auch die Fersen den Boden berühren sollten.
- Halten Sie sich gerade. Lassen Sie sich nicht zusammensacken.
- Landen Sie mit gebeugten Knien.

Sie sollten aerobische Übungen nie abrupt abbrechen. Sorgen Sie immer für eine allmähliche Verlangsamung Ihres Herzschlags, und strecken Sie sich gründlich, um Ihre Muskeln zu dehnen und Schmerzen zu verhüten.

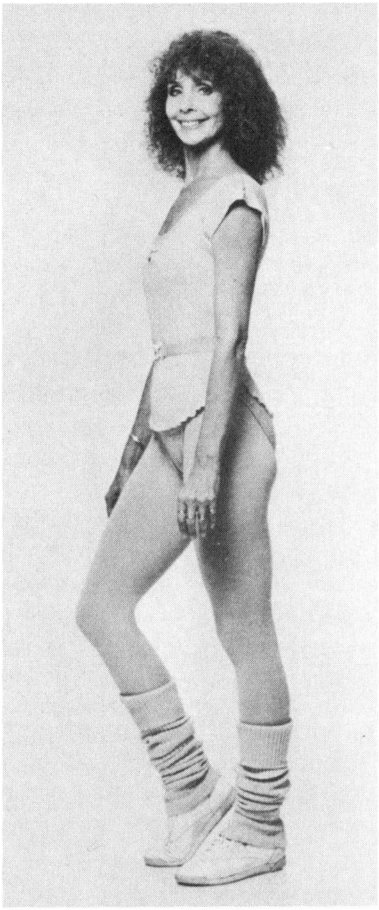

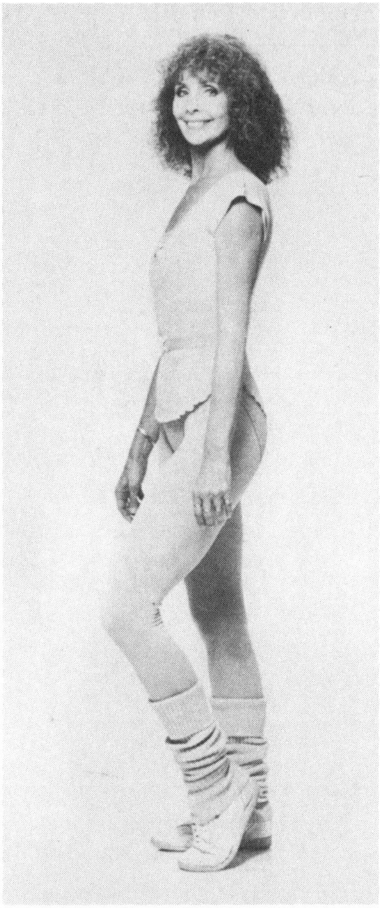

Heben Sie in langsamem Joggingtempo die rechte Ferse, und drücken Sie sie über die Zehen nach vorn.

Wiederholen Sie dies mit dem linken Fuß. Setzen Sie das 5 Minuten lang fort, wobei die großen Muskeln in den Hüften und Schenkeln warm gemacht werden. Achten Sie darauf, daß die Wirbelsäule gestreckt, das Gewicht leicht nach vorn verlagert und das Schambein gehoben ist. Die Bewegung sollte glatt und flüssig, nicht ruckartig in den Fußgelenken erfolgen.

Aerobisches Abkühlen

Zu Beginn dieser Abkühlphase sollten Sie Ihren Puls messen, um zu überprüfen, ob Sie Ihren Herzschlag auf die günstigte Trainingsfrequenz gesteigert haben (siehe Seite 94).

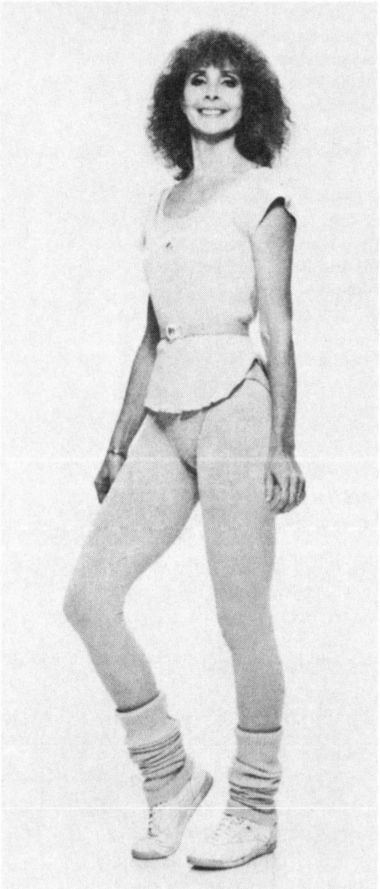

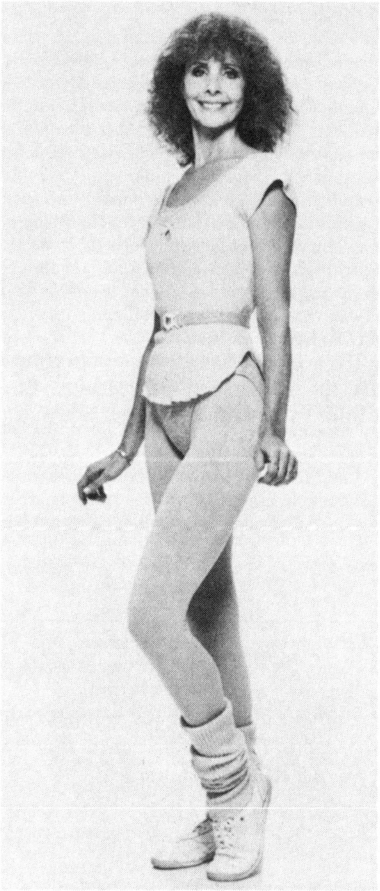

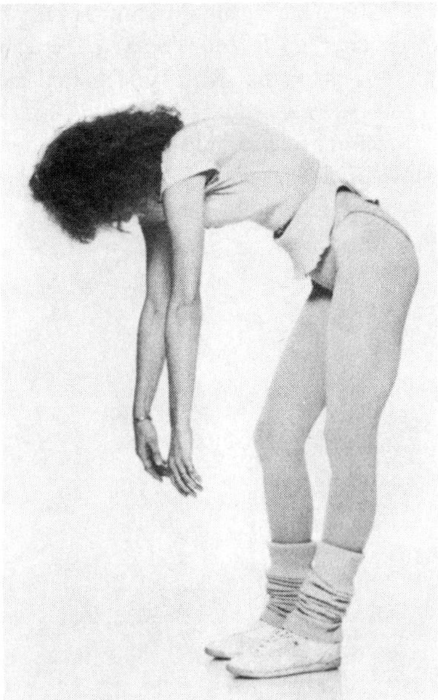

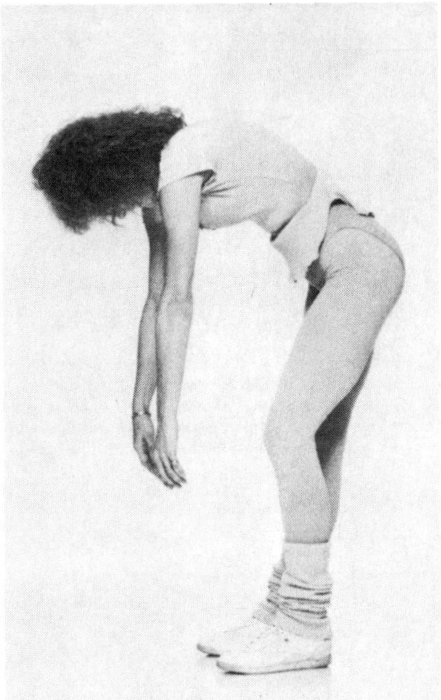

Lassen Sie Kopf und Oberkörper nach unten hängen, und beugen Sie das rechte Knie...

...dann das linke Knie in 6 Takten. Falls Sie außer Atem kommen, fahren Sie fort, die Knie zu beugen, und bleiben Sie in dieser Stellung, aber stützen Sie die Hände auf die Schenkel, beugen Sie sich nicht ganz nach unten.

Linke Seite: Schließen Sie die Füße, und strecken Sie den ganzen Körper, wobei Sie den Bauch einziehen. Heben Sie die rechte Ferse, und drücken Sie sie über die Zehen...

...und wiederholen Sie das mit dem linken Fuß (1 Takt). Machen Sie das über 32 Takte bzw. so lange, bis Sie nicht mehr atemlos sind. Lassen Sie sich in den Hüften nicht absacken. Strecken Sie den ganzen Körper, und arbeiten Sie jede Partie Ihres Fußes in weichen, flüssigen Bewegungen durch, wobei Ihr Gewicht etwas nach vorn verlagert und das Schambein angehoben ist.

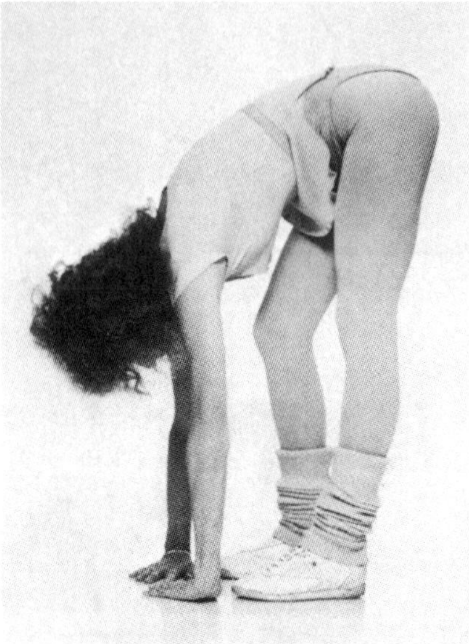

Lassen Sie Kopf und Schultern noch weiter nach unten sinken, beugen Sie das rechte Knie, und halten Sie diese Stellung, während Sie bis 4 zählen (die Hände können auf den Knöcheln, Unterschenkeln oder Oberschenkeln ruhen)...

...beugen Sie dann das linke Knie, und halten Sie die Stellung, während Sie bis 4 zählen. Wiederholen Sie nach jeder Seite.

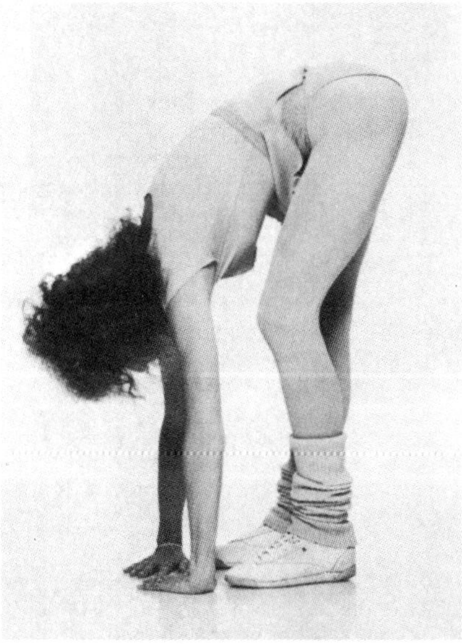

Rechte Seite: Gehen Sie mit den Händen nach vorn, und drücken Sie dabei die rechte Ferse zu Boden...

...drücken Sie dann die linke Ferse zu Boden (1 Takt). Machen Sie insgesamt 8 Takte. Recken Sie die Hüften zur Decke, und strecken Sie gleichzeitig Ihre Wirbelsäule. Damit kein Hohlkreuz entsteht, denken Sie daran, Ihr Schambein zum Nabel zu drehen.

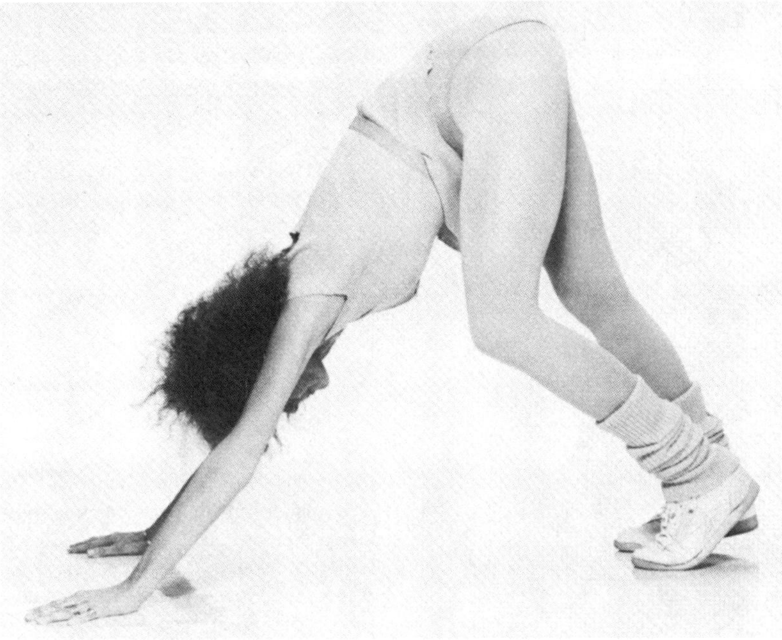

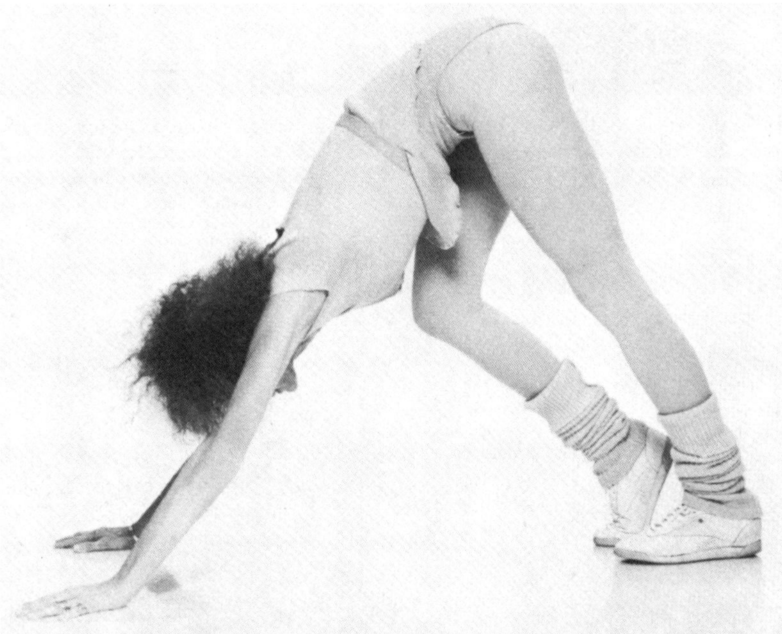

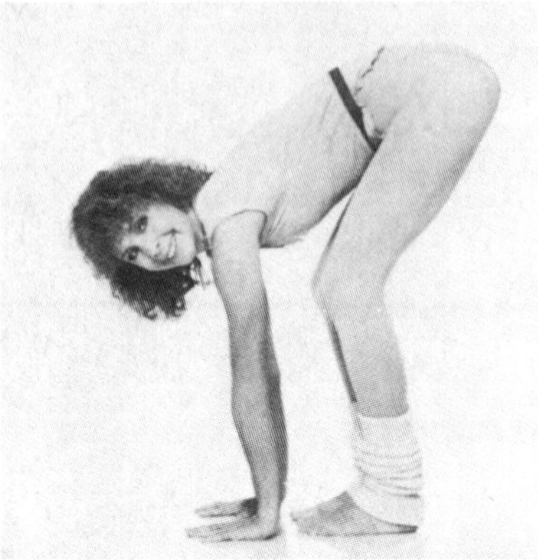

Halten Sie die Knie gebeugt, und gehen Sie mit den Füßen zu den Händen.

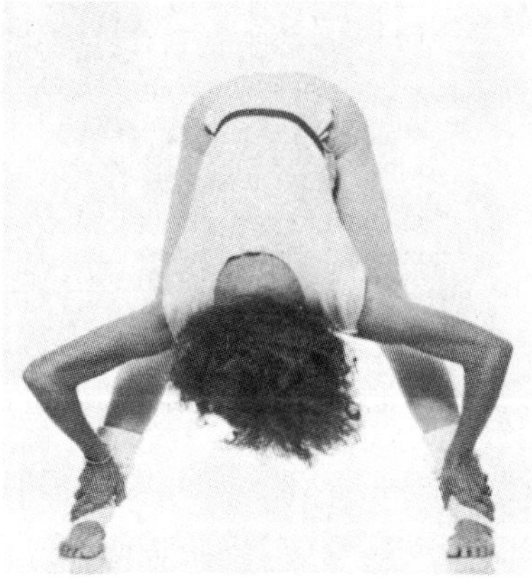

Entfernen Sie die Füße schrittchenweise weiter als hüftbreit voneinander, und fassen Sie sich mit den Händen an den Unterschenkeln oder Fußgelenken. Wir kommen jetzt gleich zu den Kniesehnen-Streckübungen.

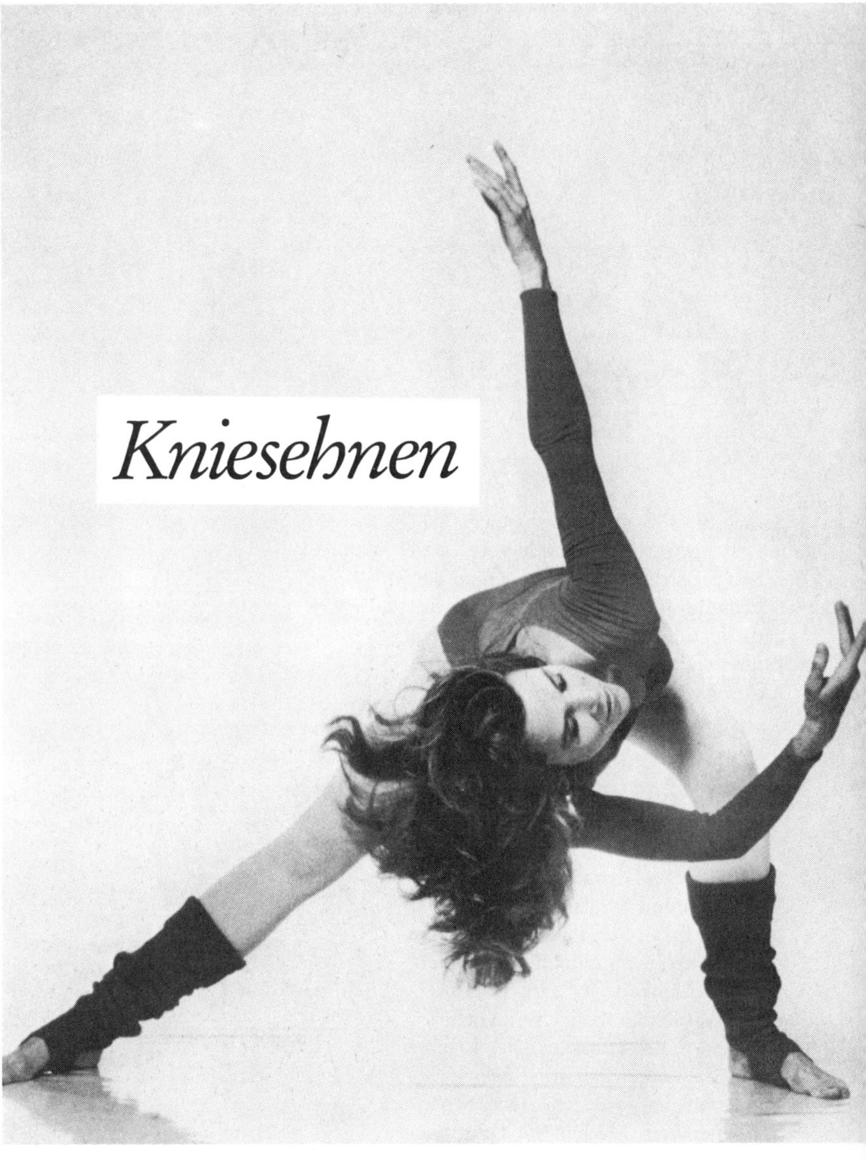

Kniesehnen

1

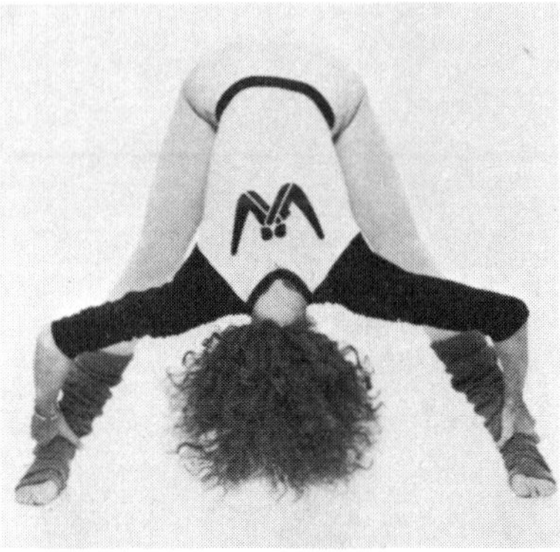

Stellen Sie sich mit gespreizten Beinen auf, beugen Sie sich nach vorn, und fassen Sie sich mit den Händen an den Schenkeln oder Fußgelenken, bzw. legen Sie die Hände vor sich auf den Boden. Die Füße sollten parallel und *nicht auswärts gedreht* sein.

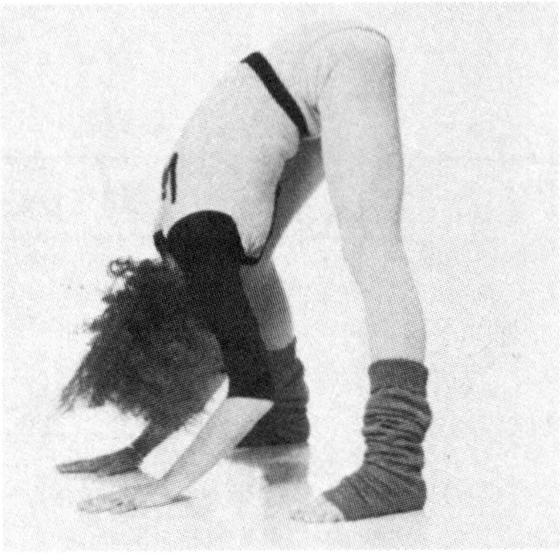

Beugen Sie jetzt leicht das rechte Knie...

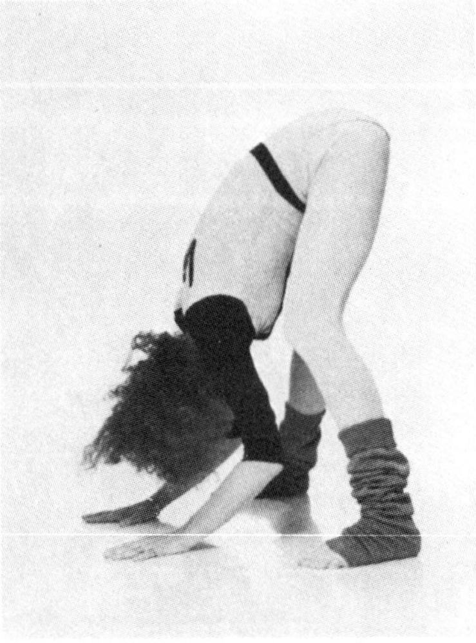

...beugen Sie dann leicht das linke Knie, während Sie das rechte strecken (das ist 1 Takt). Versuchen Sie, die Knie zu beugen, ohne mit den Hüften tieferzugehen. Denken Sie daran, die Hinterseite Ihres Beines möglichst zu dehnen, während Sie es strecken. Dies ist eine fließende, keine ruckartige Bewegung. Halten Sie die Vorderseite Ihres Schenkels entspannt. Machen Sie 8 Takte.

2

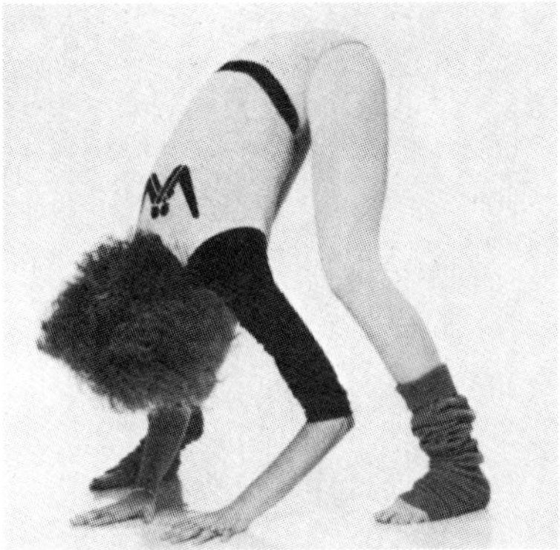

Beugen Sie beide Knie, ohne die Hüften sinken zu lassen, und achten Sie darauf, daß sich Ihre Knie nicht nach innen drehen.

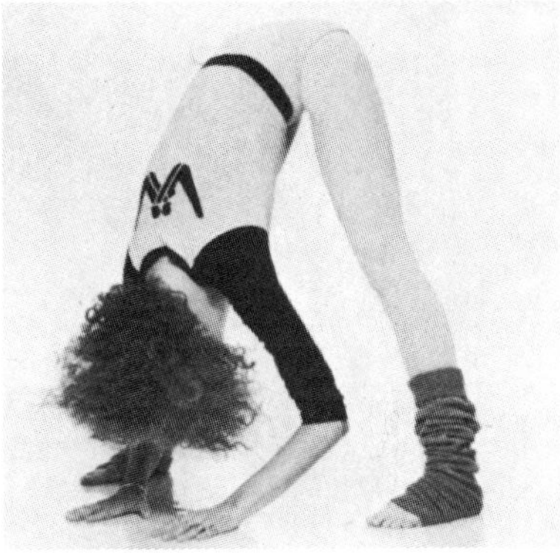

Strecken Sie dann beide Knie durch. Machen Sie 8 Takte. Sie brauchen die Hände nicht auf den Boden zu legen. *Atmung:* Atmen Sie aus, während Sie die Knie strecken.

3

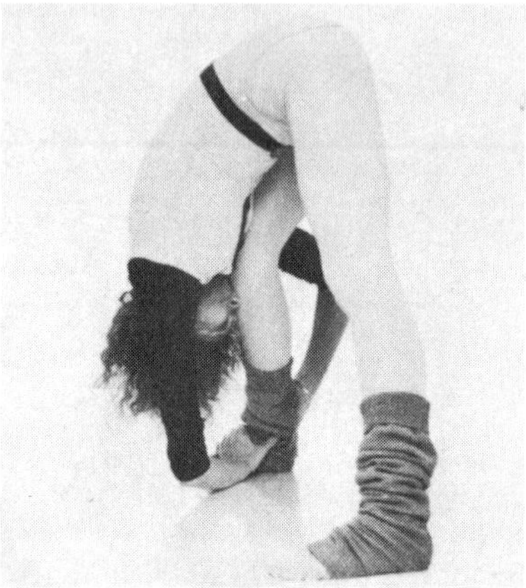

Bleiben Sie vornübergebeugt mit den Händen auf dem Boden, auf dem Schienbein oder Schenkel, und neigen Sie sich mit dem Gesicht zum rechten Knie. Beugen Sie das rechte Knie...

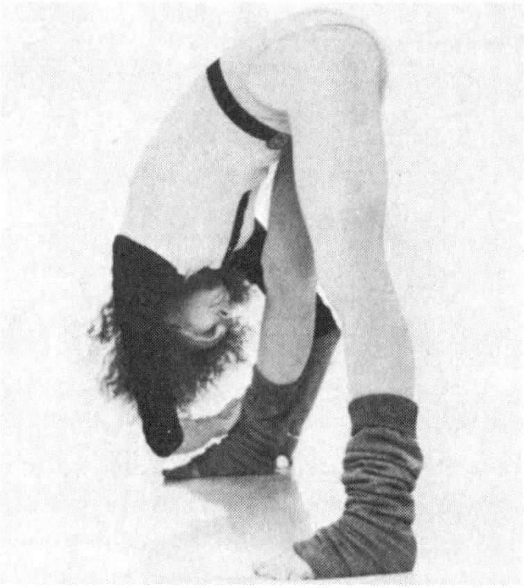

...und strecken Sie es dann, wobei Sie sich darauf konzentrieren, die Hinterseite des Beines zu dehnen. (Dies ist eine sanfte Bewegung. Lassen Sie Ihr Knie nicht zurückschnellen, und halten Sie die Füße die ganze Zeit auf dem Boden.) Machen Sie 8 Takte. Beugen Sie nochmals das rechte Knie, strecken Sie es langsam, und beugen Sie sich 8 Takte lang darüber.

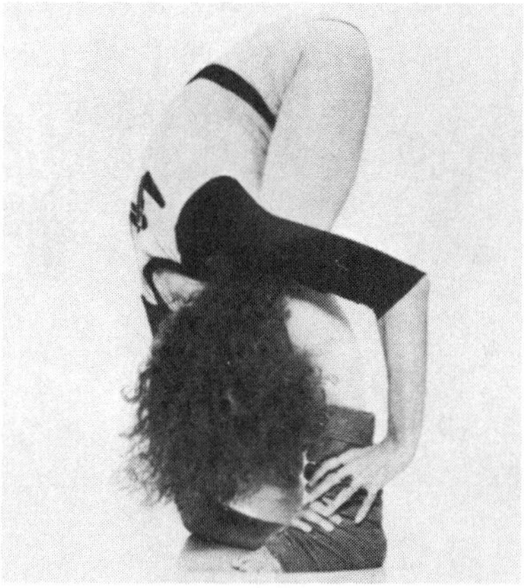

Nun die linke Seite. Beugen Sie das linke Knie…

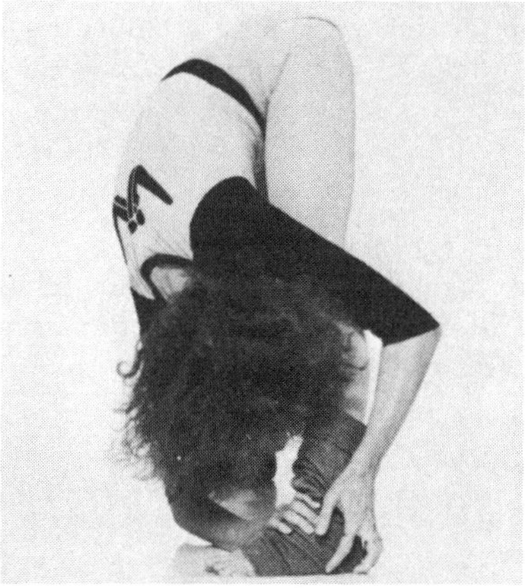

… und strecken Sie es dann. Machen Sie 8 Takte. Beugen Sie wieder das linke Knie, strecken Sie es langsam, und beugen Sie sich 8 Takte lang darüber. *Atmung:* Atmen Sie aus, während Sie das Knie strecken.

4

Beugen Sie sich mit gespreizten Beinen nach vorn, die Füße parallel, und fassen Sie sich mit den Händen an den Schienbeinen. Bewegen Sie die Hüften nach rechts . . .

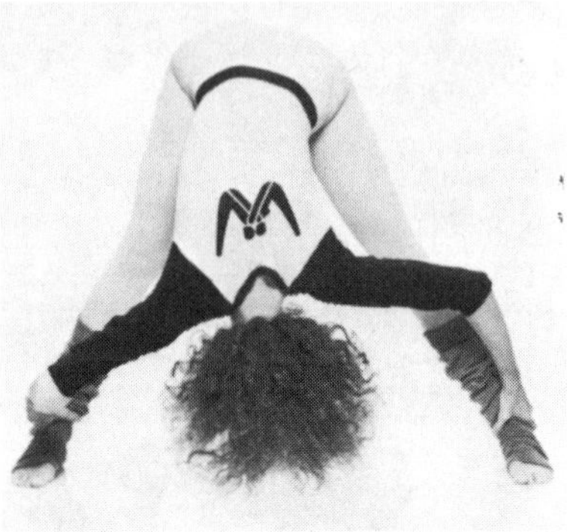

. . . dann nach links. Machen Sie 4 Takte. Sie sollten den Zug an den Innenschenkeln spüren.

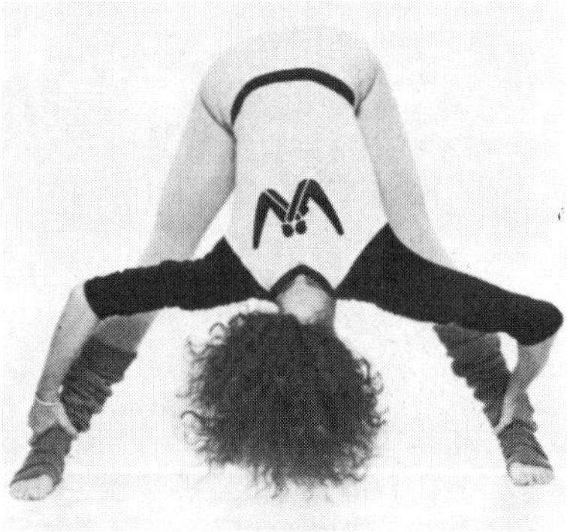

Kehren Sie in die Mitte zurück, und halten Sie die Stellung 8 Takte lang. Achten Sie darauf, daß das Gewicht nach vorn auf die Fußballen verlagert ist. Atmen Sie normal.

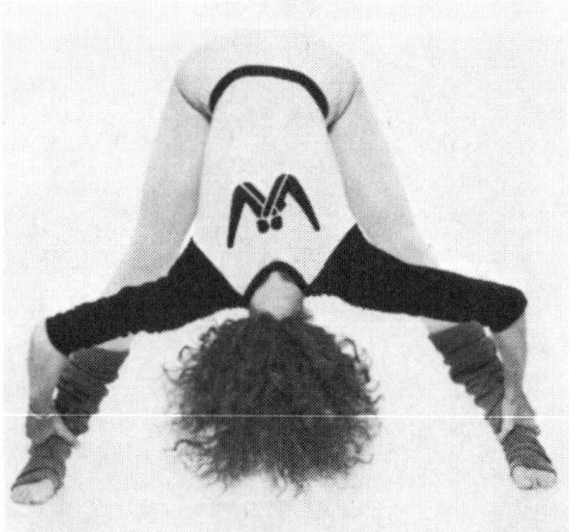

5

Halten Sie die Knie gebeugt, entspannen Sie die Arme, und richten Sie sich langsam, einen Wirbel nach dem andern, auf, wobei Sie den Bauch einziehen...

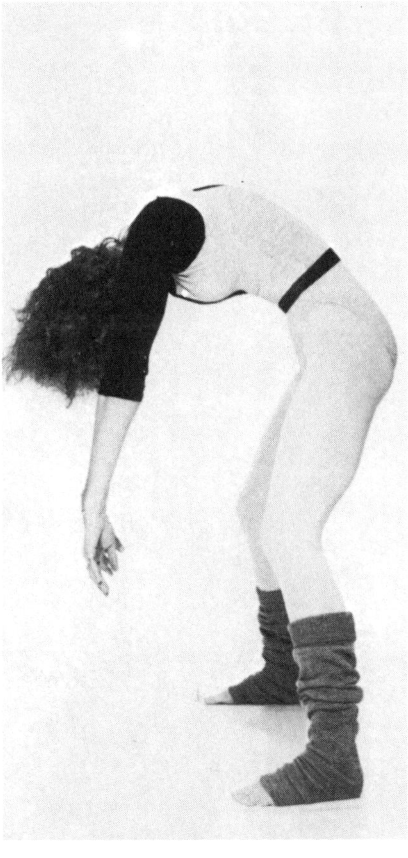

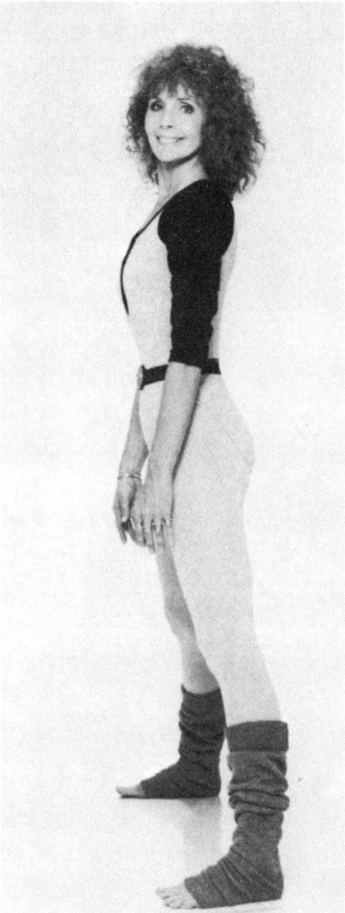

...bis Sie aufrecht stehen, das Schambein und die Brust gehoben, und sich aus der Taille strecken. Atmen Sie normal.

Bodenturnen

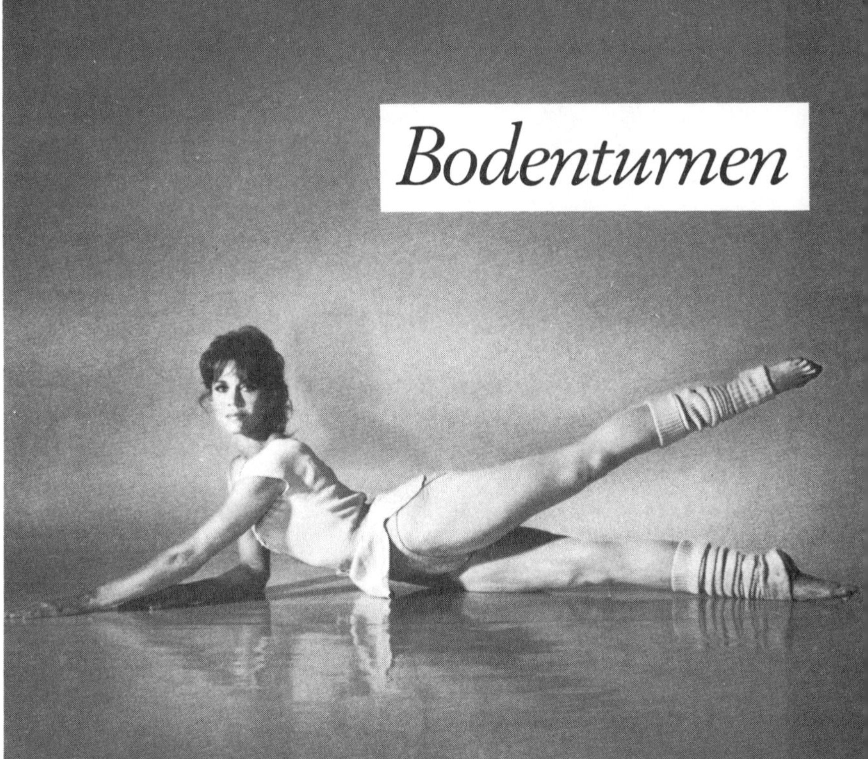

1

Benutzen Sie eine Matte, eine zusammengefaltete Decke oder Badetücher als Unterlage für Rücken und Hüften und um Nase und Haare frei von Staub und Teppichfasern zu halten.

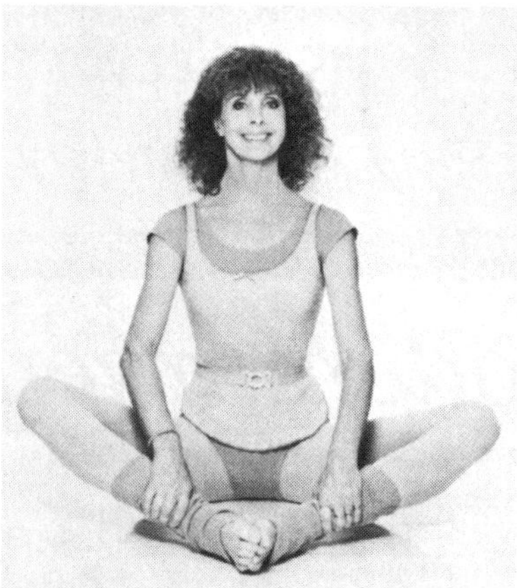

Startposition: Setzen Sie sich im Schneidersitz auf den Boden, die Fußsohlen aneinandergelegt, die Hände an den Fußgelenken und die Knie leicht geöffnet.

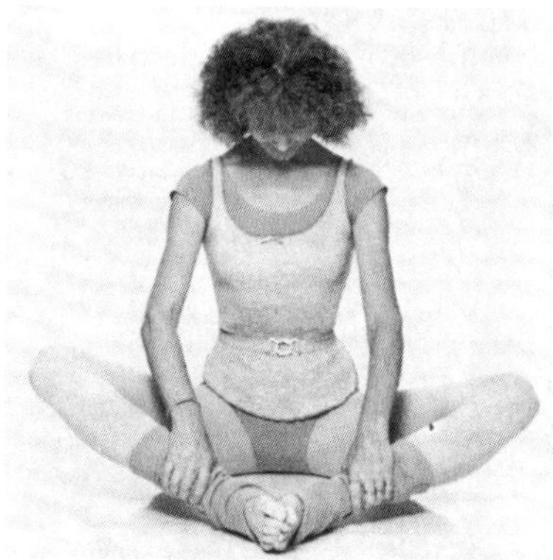

Senken Sie den Kopf. Ziehen Sie die Muskeln zwischen den Beinen zusammen, und spannen Sie sie an, als wollten Sie einen Harnstrahl anhalten, während Sie bis 2 zählen. (Dies ist 1 Takt.) Machen Sie 4 Takte. Wiederholen Sie die Bewegung insgesamt 24 Takte in doppelter Geschwindigkeit. Spannen Sie die Muskeln an, während Sie bis 8 zählen, und lassen Sie dann los.

2

Lassen Sie den Kopf so weit nach hinten sinken, wie es bequem möglich ist, und öffnen Sie den Mund weit, wobei Sie den Kiefer strecken, während Sie bis 8 zählen.

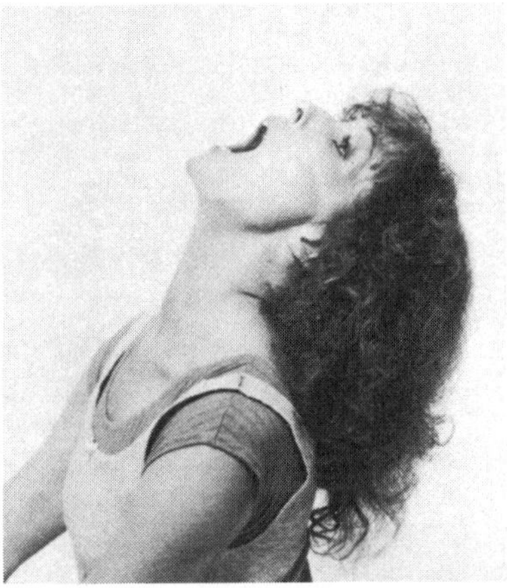

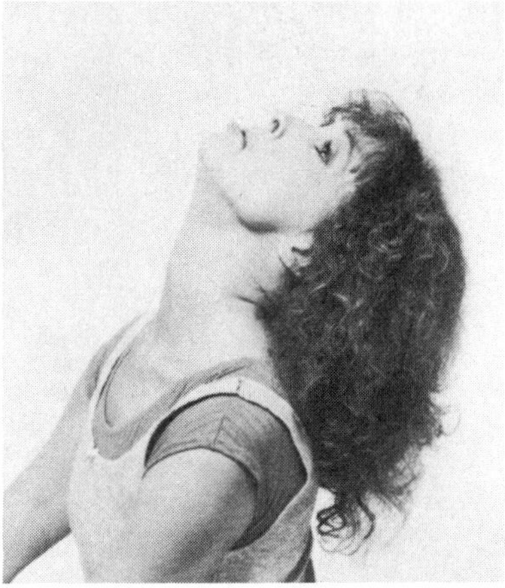

Schließen Sie den Mund. Ziehen Sie die Unterlippe über die Oberlippe, und strecken Sie das Kinn, während Sie bis 8 zählen. Entspannen Sie sich dann. Heben Sie den Kopf wieder in die Normalstellung zurück. Atmen Sie normal. Falls Sie sich mit dem Kopf in dieser Stellung schwindlig fühlen, heben Sie den Kopf, und gehen Sie zur nächsten Übung über.

3

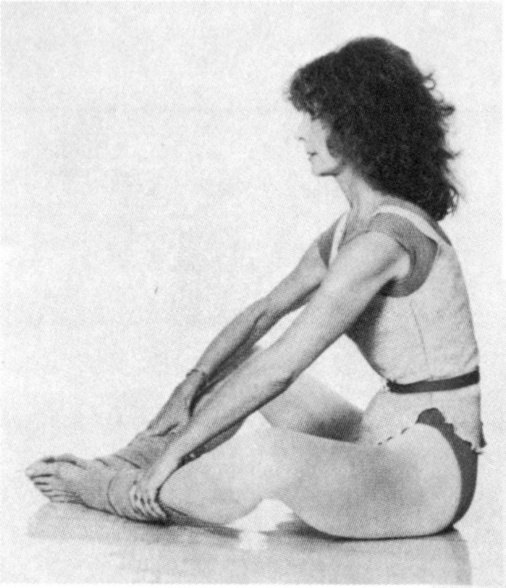

Machen Sie das Kreuz rund, indem Sie den Bauch einziehen, während Sie bis 2 zählen, aber achten Sie darauf, daß Sie sich nicht nach hinten lehnen...

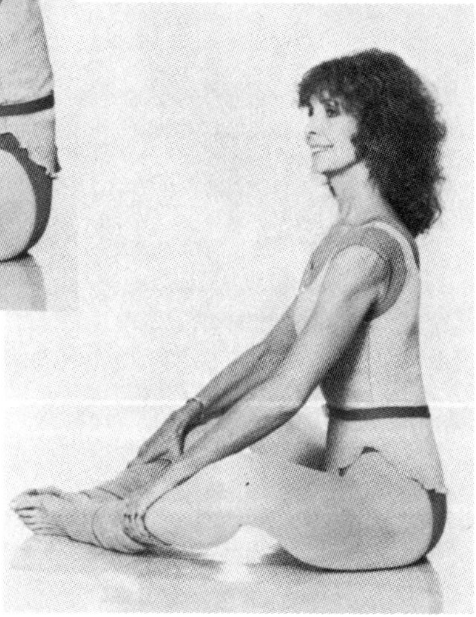

... drücken Sie dann die Wirbelsäule durch, richten Sie den Rücken auf, und strecken Sie die Wirbelsäule (recken Sie sich hoch, ohne ein Hohlkreuz zu machen), während Sie bis 2 zählen. (Dies ist 1 Takt.) Machen Sie 4 Takte. Machen Sie dann 8 Takte in der doppelten Geschwindigkeit.

4

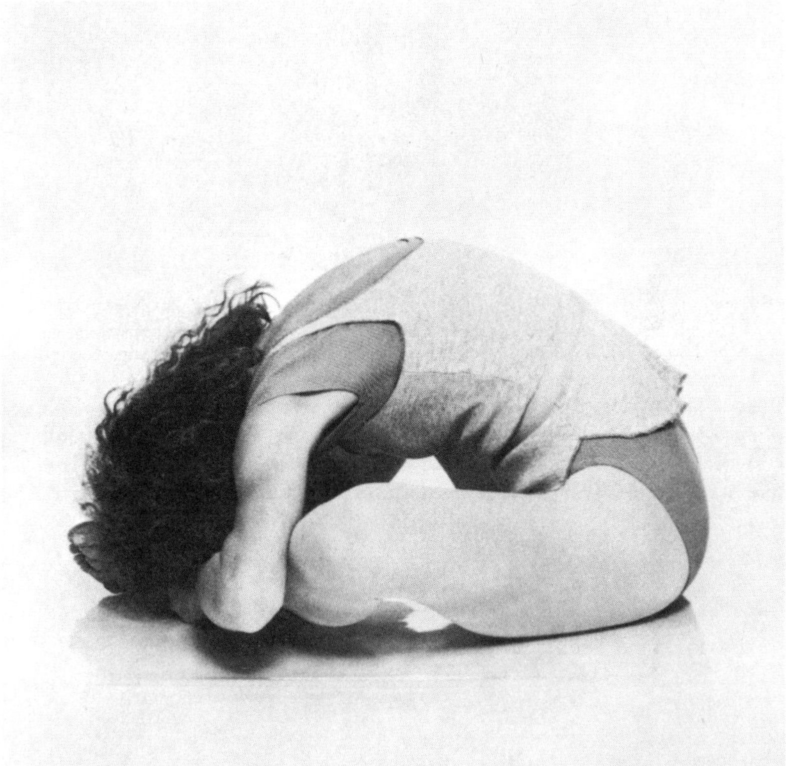

Wölben Sie Kopf und Oberkörper nach vorn. Halten Sie diese Stellung, während Sie bis 8 zählen, versuchen Sie dabei, die Knie zu Boden zu drücken und den Bauch einzuziehen. Richten Sie sich wieder auf. *Atmung:* gleichmäßig und normal.

5

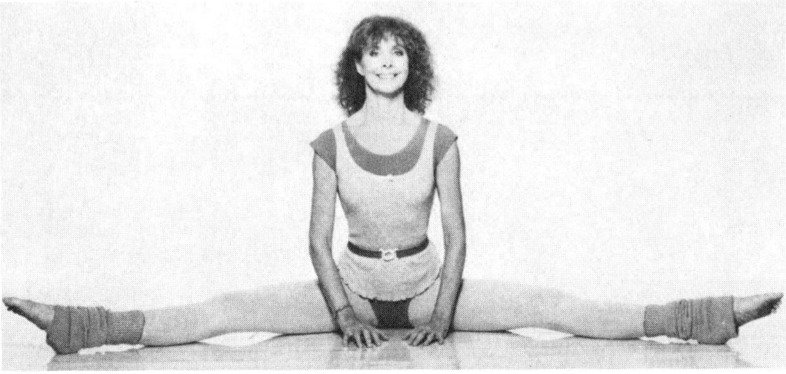

Bleiben Sie auf dem Boden sitzen, und spreizen Sie die Beine, so weit Sie können, ohne die Sehnen der Innenschenkel zu zerren. Sie können diese Streckübung entweder mit gestreckten oder gebeugten Knien machen. Die Füße sind gestreckt. (Sie brauchen die Beine nicht so weit zu spreizen wie Shirlee.)

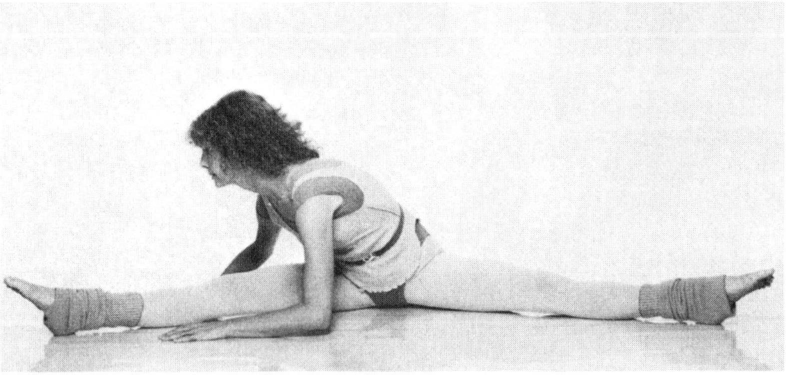

Legen Sie die Hände zu beiden Seiten Ihres rechten Beines, und beugen Sie sich mit dem Oberkörper über das Bein, wobei beide Hüften auf dem Boden und der linke Schenkel nach auswärts gedreht bleibt. Wippen Sie sachte, während Sie bis 8 zählen.

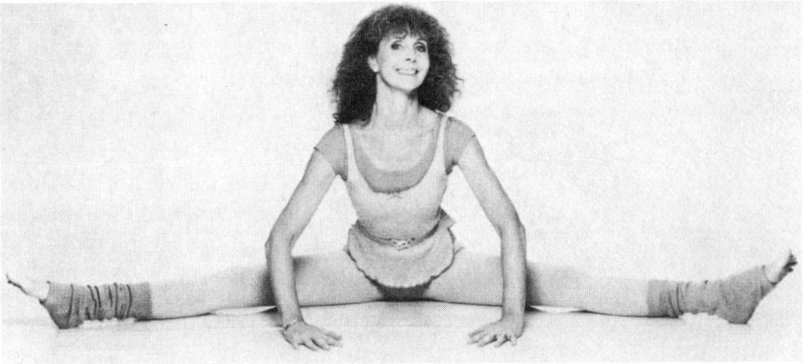

Stützen Sie die Hände vor sich auf den Boden, strecken Sie sich aus den Hüften, und »gehen« Sie mit den Händen zum linken Bein, während Sie bis 4 zählen.

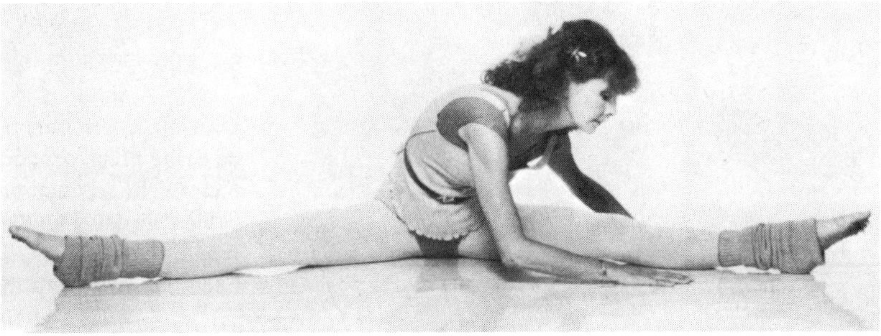

Beugen Sie sich über das linke Bein, wobei beide Hüften auf dem Boden bleiben und der rechte Schenkel nach auswärts gedreht ist. Wippen Sie sachte, während Sie bis 8 zählen. »Gehen« Sie mit den Händen zur Mitte zurück, während Sie bis 2 zählen.

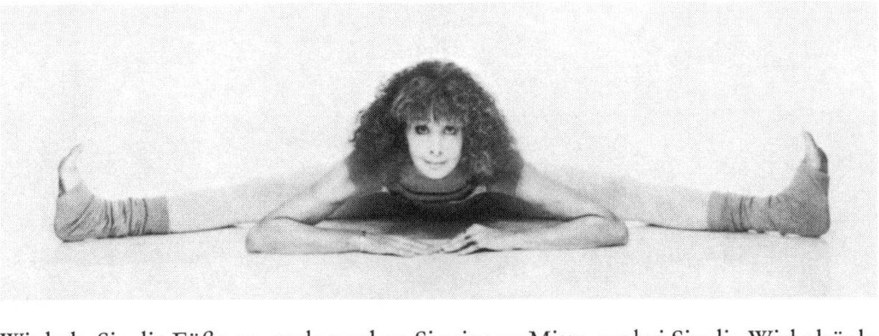

Winkeln Sie die Füße an, und strecken Sie sie zur Mitte, wobei Sie die Wirbelsäule zu dehnen versuchen, und zählen Sie dabei bis 16. Machen Sie kein Hohlkreuz. Schütteln Sie die Beine, und schließen Sie sie. Atmen Sie normal.

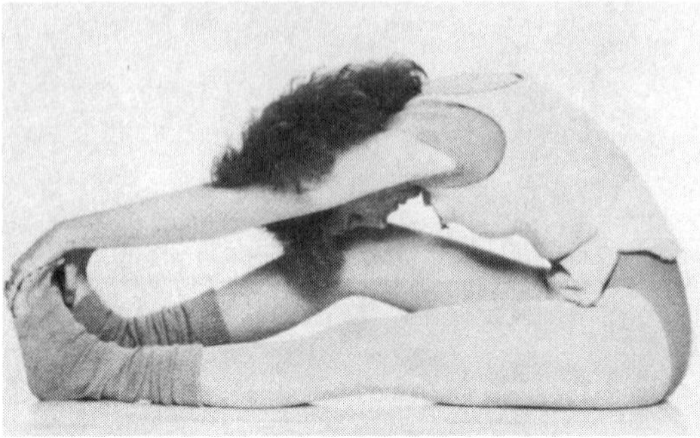

6

Schließen Sie die Beine langsam, und wölben Sie den Oberkörper darüber. Winkeln Sie die Füße an, fassen Sie sich an den Zehen oder Waden, und beugen Sie das rechte Knie . . .

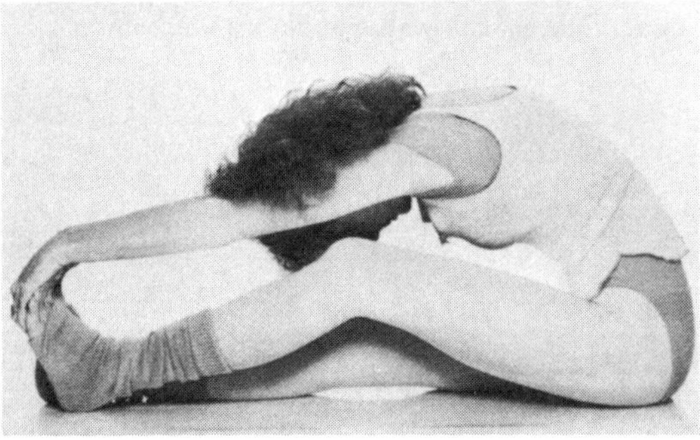

. . . beugen Sie dann das linke Knie (dies ist 1 Takt). Machen Sie 8 Takte.

Beugen Sie sich über beide Beine nach vorn, die Knie leicht gebeugt, und zählen Sie dabei bis 8. Rollen Sie sich dann hoch. Atmen Sie normal.

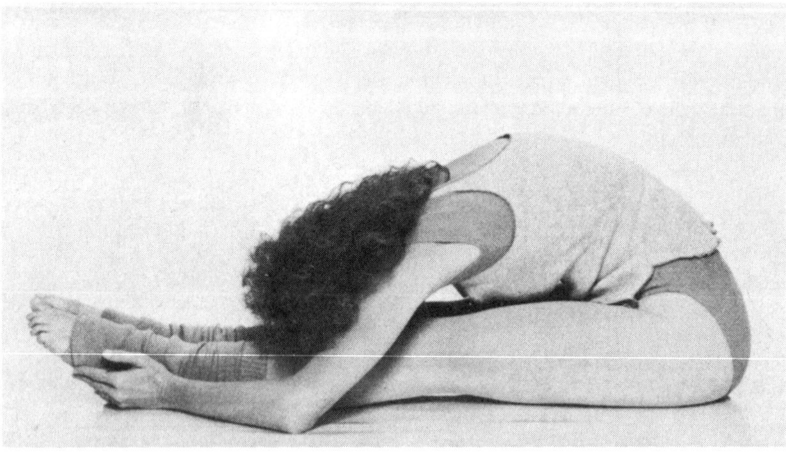

Bauchmuskeln

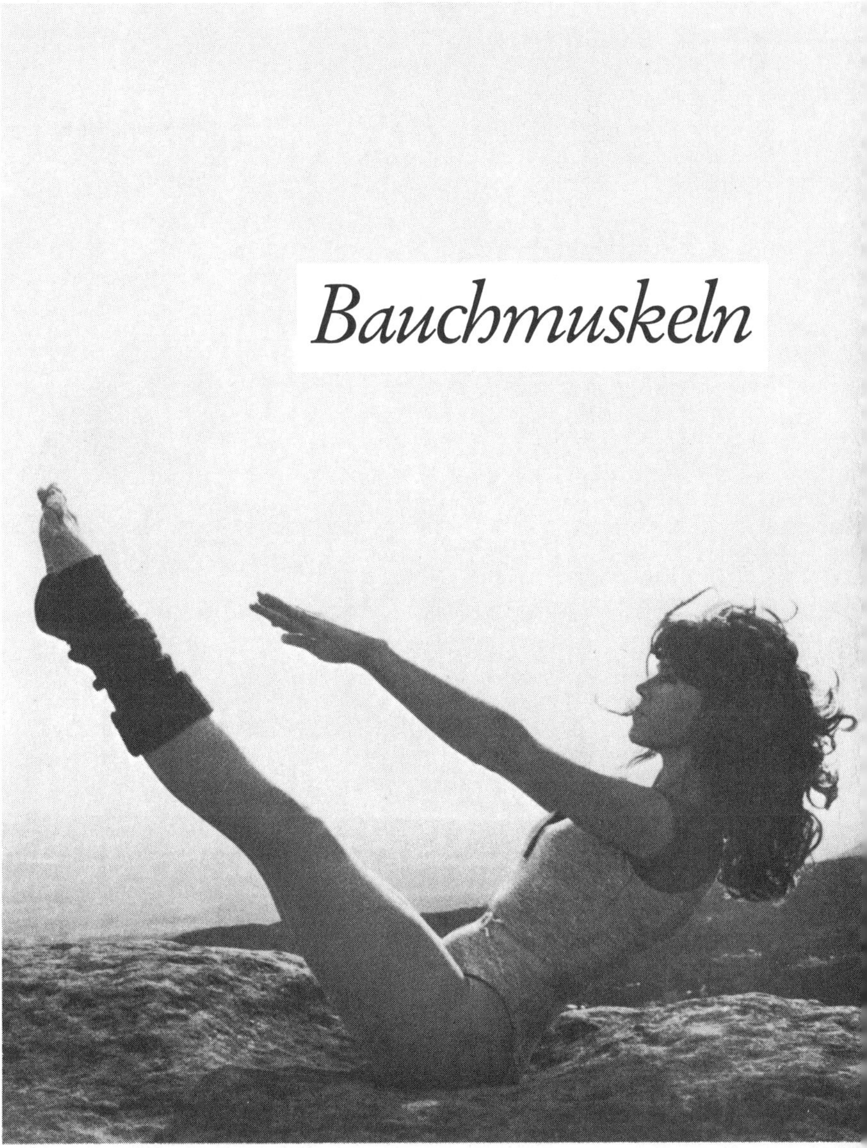

1

Sie werden anfangs vielleicht nicht alle diese Bauchmuskelübungen oder so viele Wiederholungen wie angegeben schaffen. Machen Sie so viele, wie Sie können, und steigern Sie sich allmählich.

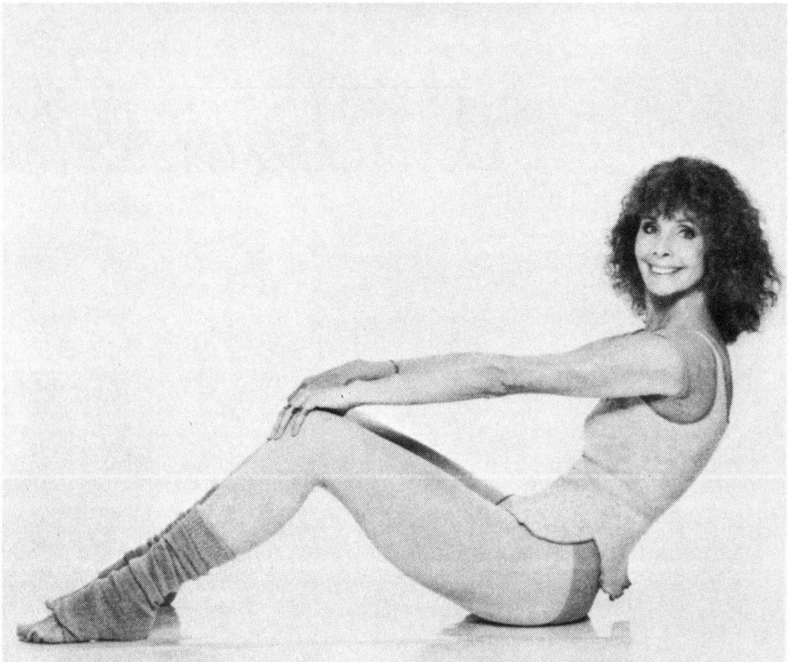

Fassen Sie sich mit gebeugten Knien, die Füße flach auf dem Boden, an den Knien oder Schenkeln, um sich leichter, Wirbel um Wirbel, auf den Rücken abrollen zu können.

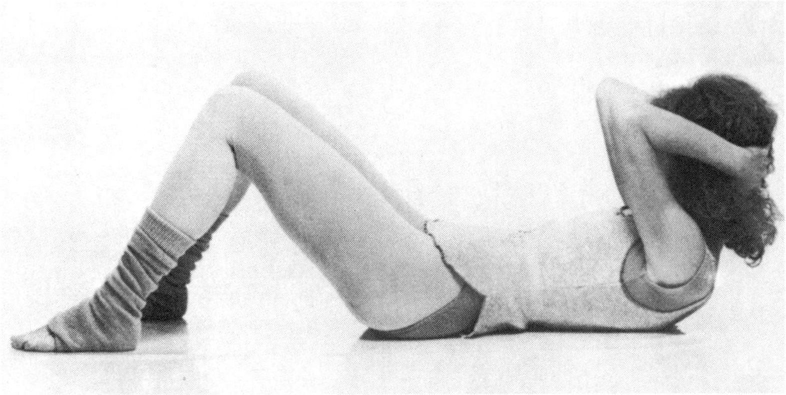

Die Füße bleiben auf dem Boden, und die Ellbogen werden nach innen gezogen, während Sie die Hände hinter dem Kopf verschränken und den Kopf vom Boden hochheben. Versuchen Sie nicht, den Nacken mit den Händen hochzuziehen – die ganze Arbeit sollte von den Bauchmuskeln geleistet werden. Die Hüften bleiben auf dem Boden.

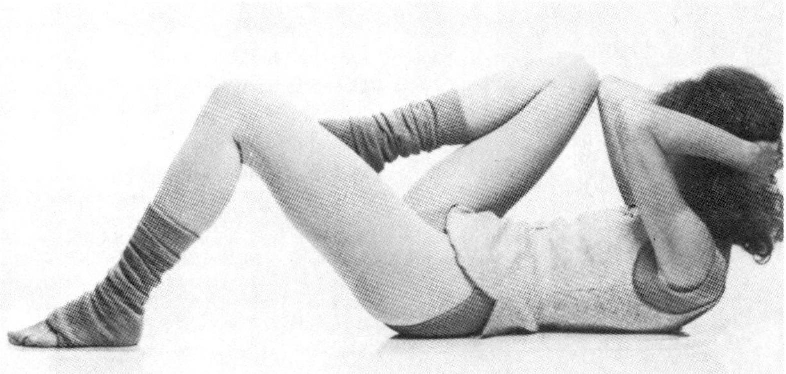

Drehen Sie das Schambein zum Nabel, und ziehen Sie das rechte Knie zum rechten Ellbogen, während Sie bis 2 zählen. Senken Sie das Bein, während Sie bis 2 zählen. Wiederholen Sie das mit dem linken Bein zum linken Ellbogen (dies ist 1 Takt). Machen Sie 4 Takte. Ihr Kopf bleibt während der ganzen Übung erhoben. *Atmung:* Atmen Sie aus, während Sie das Knie anziehen.

2

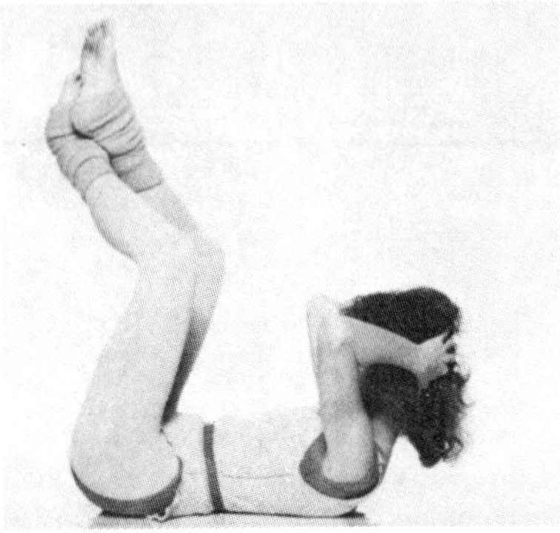

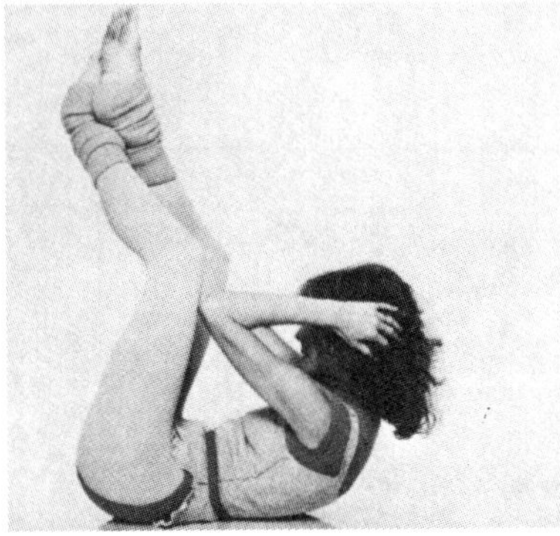

Halten Sie den Kopf erhoben, kreuzen Sie die Knöchel, und beugen Sie beide Knie leicht zur Brust, während die Hände hinter dem Kopf verschränkt sind und die Arme an den Ohren anliegen.

Ziehen Sie sich mit dem Oberkörper zu den Knien, wobei Sie den Rücken nach jedem Hochheben etwas entspannen. Machen Sie 8 langsame Takte und 16 Takte in doppelter Geschwindigkeit. Drücken Sie das Kinn gegen die Brust. Die Hebebewegung wird von den Bauchmuskeln, nicht von den Armen ausgeführt. *Atmung:* Atmen Sie aus, während Sie sich hochheben.

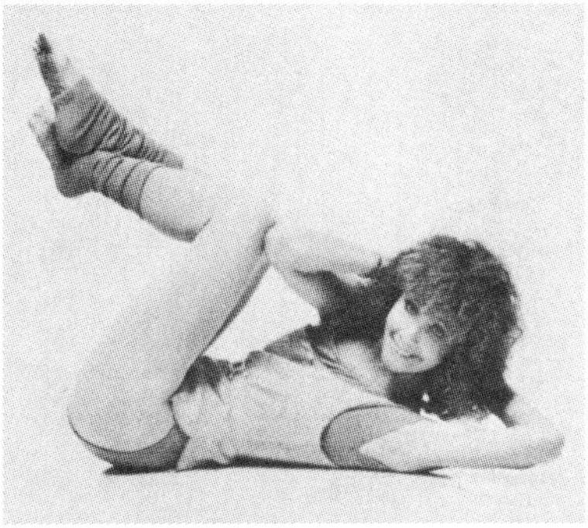

Ziehen Sie Ihren rechten Ellbogen an Ihr linkes Knie...

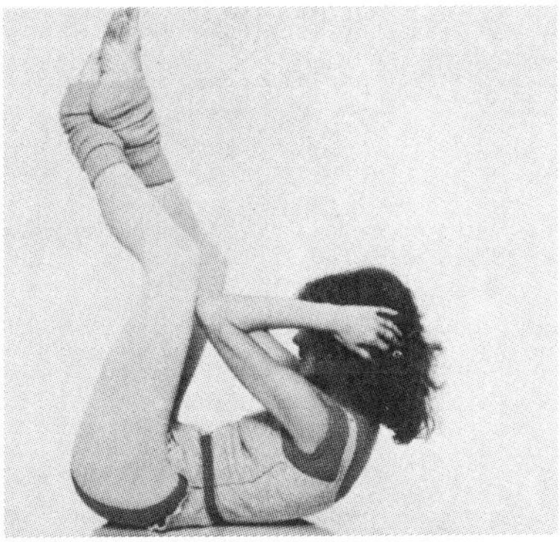

Ziehen Sie beide Ellbogen achtmal rasch zu den Knien. Atmen Sie aus, wenn Sie sich hochheben.

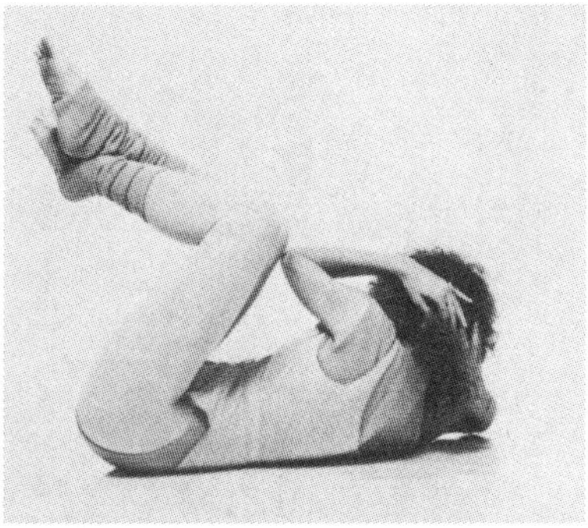

...und umgekehrt. Berühren Sie Ihr rechtes Knie mit dem linken Ellbogen. Machen Sie 8 langsame und 16 schnelle Takte. Versuchen Sie, wirklich den ganzen Brustkorb und die Schulterpartie – nicht bloß die Ellbogen – hochzuheben, wobei die Muskeln zwischen Nabel und Schambein die ganze Arbeit verrichten. *Atmung:* Atmen Sie bei den 8 langsamen Takten jedesmal aus, wenn Sie den Ellbogen zum Knie ziehen, und atmen Sie ein, wenn Sie die Seiten wechseln. Bei den 16 schnellen Takten atmen Sie jedes zweite Mal aus.

3

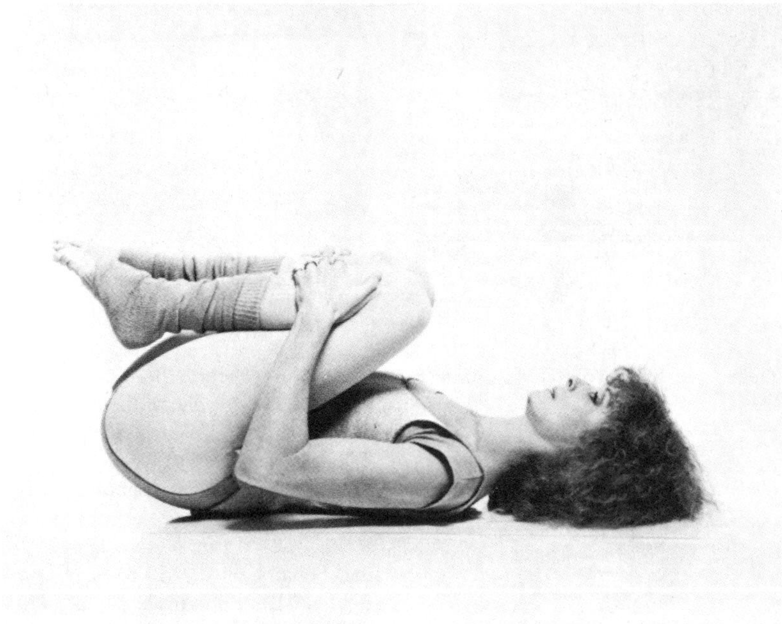

Entspannen Sie Kopf- und Bauchmuskeln, und drücken Sie Ihre Knie fest zur Brust. Wenn diese Stellung für Ihre Knie unangenehm ist, fassen Sie sich hinter den Knien an den Schenkeln statt oben.

4

Stellen Sie die Füße auf den Boden. Heben Sie den Kopf, die linke Hand hinter dem Kopf, und strecken Sie den rechten Arm zwischen den Beinen hindurch. Halten Sie das Kinn auf der Brust. Atmen Sie aus, während Sie den Arm nach vorn strecken, atmen Sie ein, während Sie den Rücken etwas entspannen, 16mal.

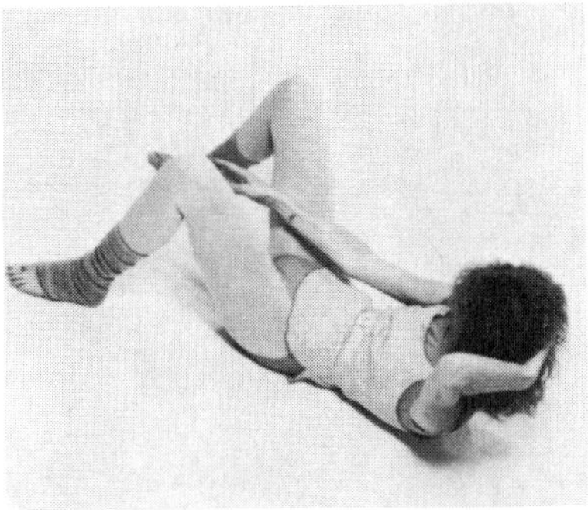

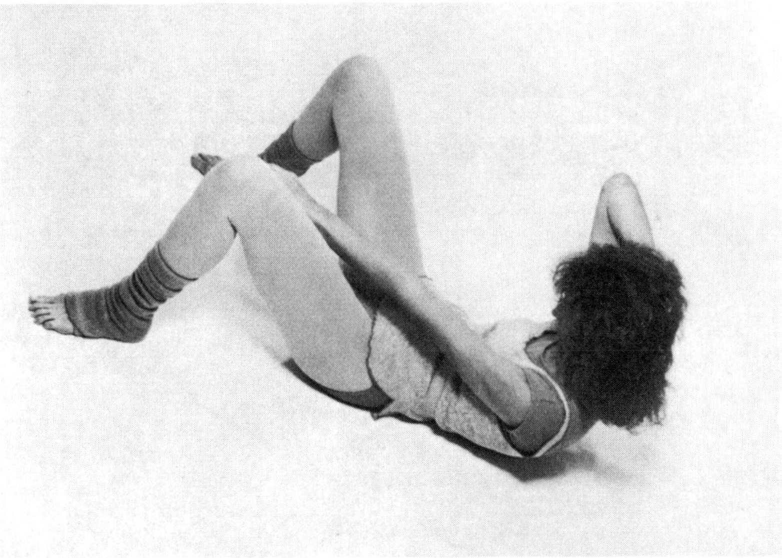

Ruhen Sie Kopf und Hals einen Augenblick aus, wechseln Sie dann die Arme, und wiederholen Sie die Übung 16mal. Üben Sie mit Ihrer Hand keinen Druck auf den Nacken aus. Die Hebung sollte von den Bauchmuskeln geleistet werden.

5

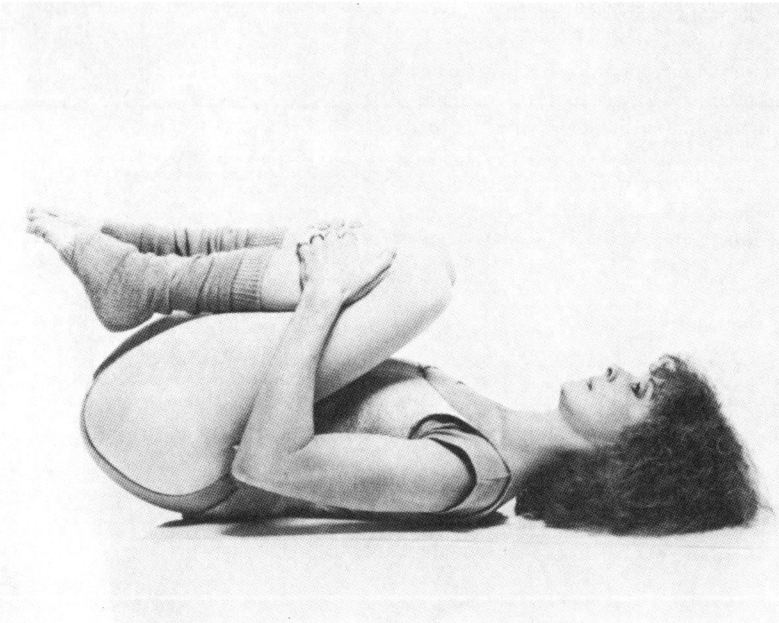

Entspannen Sie Kopf- und Bauchmuskeln, und ziehen Sie die Knie fest an die Brust. Falls Ihnen diese Stellung unangenehm ist, halten Sie die Schenkel statt dessen hinter den Knien.

6

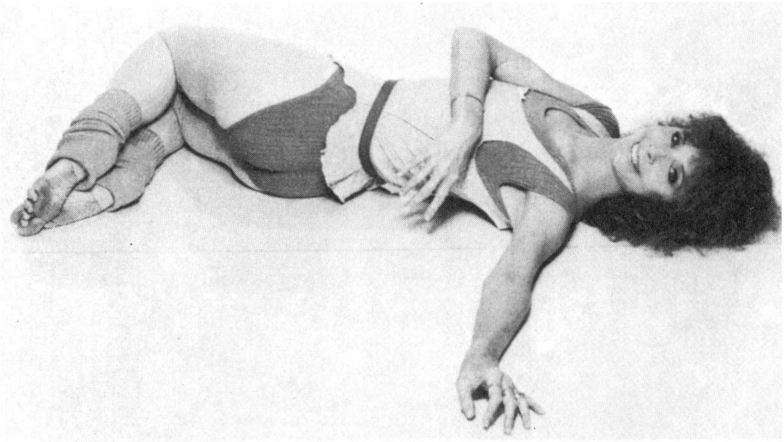

Legen Sie die Füße auf den Boden, und entspannen Sie die Beine. Drehen Sie die Beine nach rechts und die Arme nach links, und entspannen Sie sich.

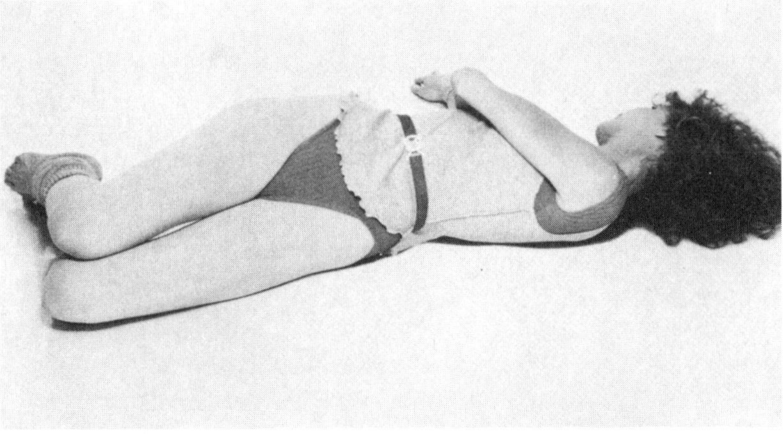

Drehen Sie sich auf die jeweils andere Seite.

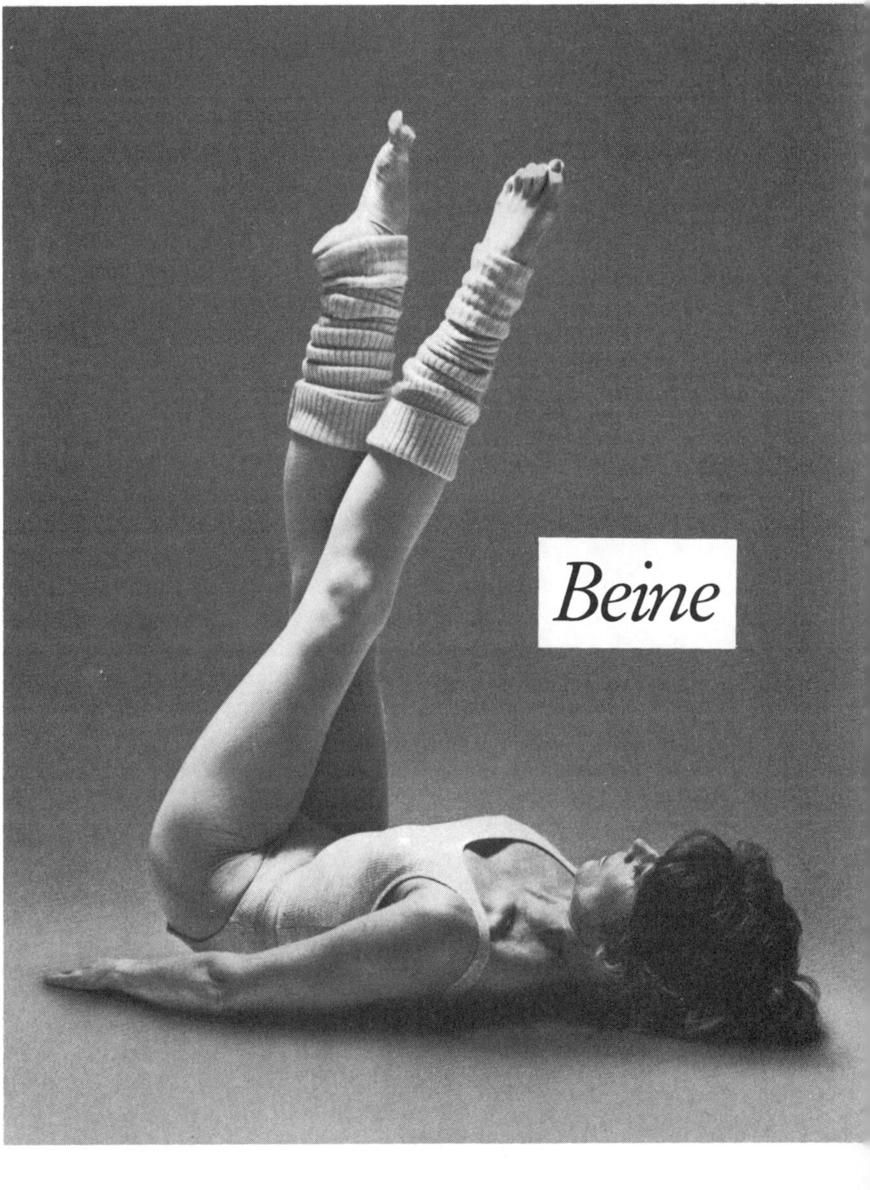
Beine

1

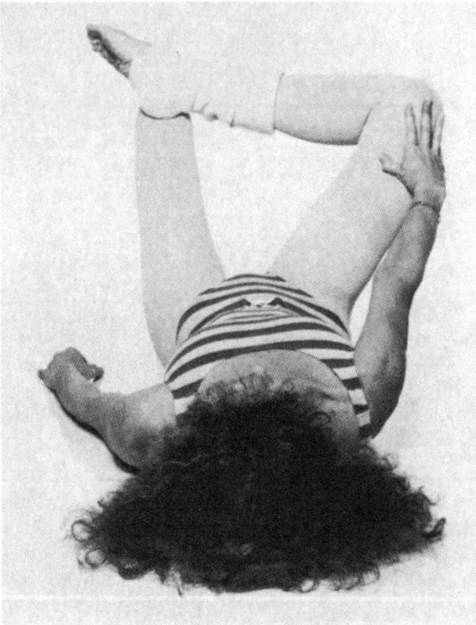

Legen Sie sich auf den Rükken, Kopf und Schultern auf den Boden, beide Knie angewinkelt. Legen Sie das rechte Fußgelenk auf das linke Knie, und drücken Sie das rechte Knie von sich weg, wobei der Innenschenkel gestreckt wird, und zählen Sie dabei bis 8.

Wiederholen Sie das mit dem linken Fuß auf dem rechten Knie, und zählen Sie dabei bis 8.

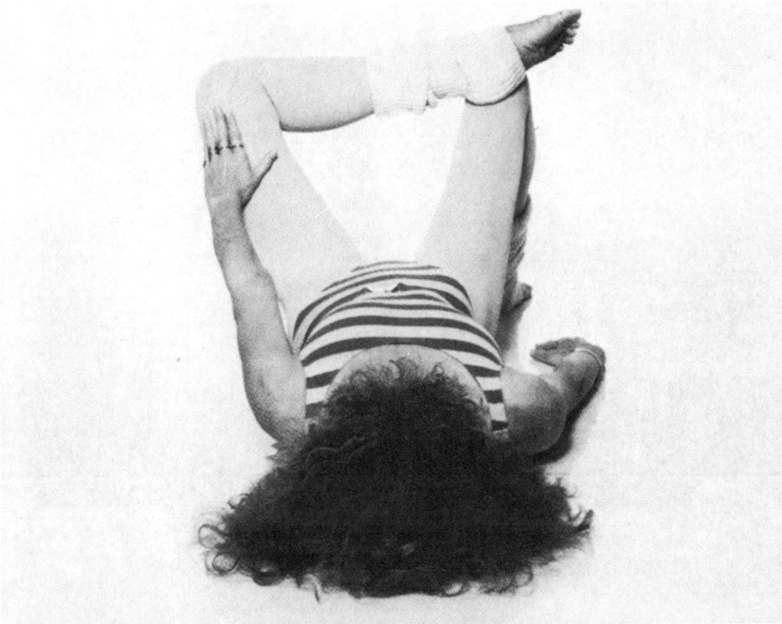

2

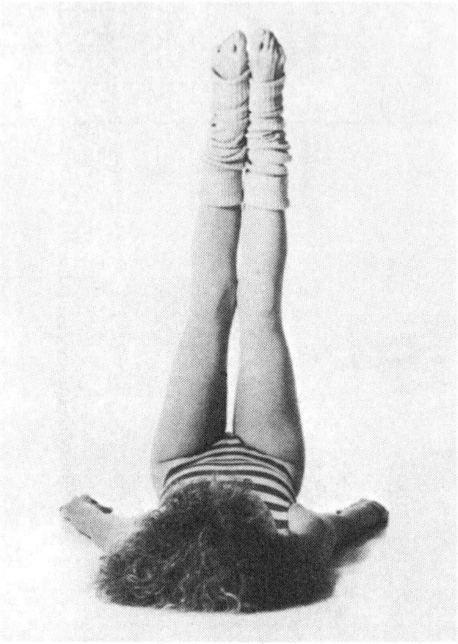

Strecken Sie beide Beine hoch, wobei die Hüften auf dem Boden bleiben und die Füße gestreckt sind.

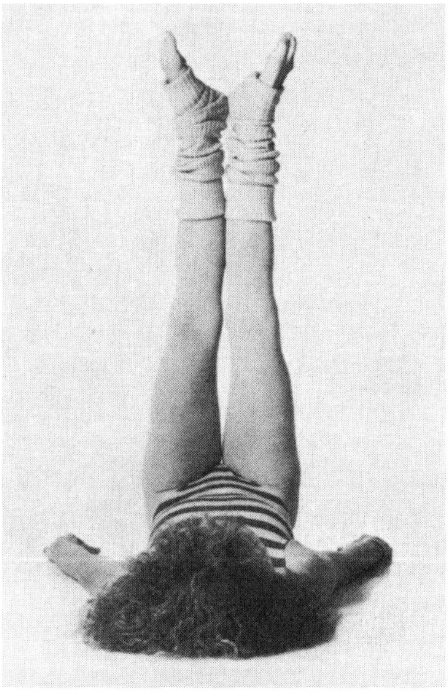

Drehen Sie die Beine von den Hüften aus, wobei die Fersen zusammenbleiben, und atmen Sie aus. Drehen Sie die Beine wieder in die Parallelstellung zurück. Atmen Sie ein. Machen Sie 4 Takte.

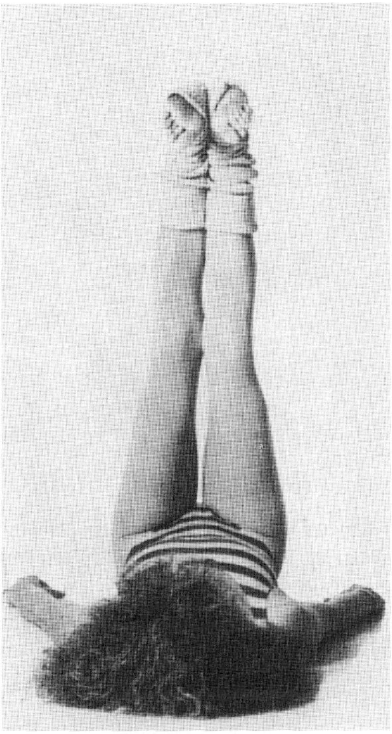

Lassen Sie die Beine nach oben gestreckt, winkeln Sie die Füße an...

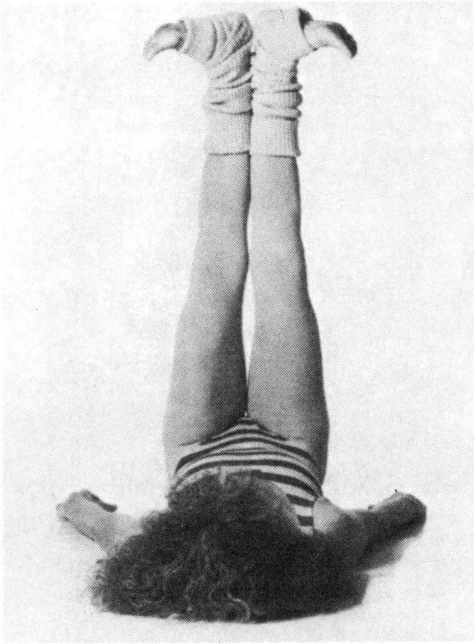

...und drehen Sie die Beine von den Hüften aus. Drehen Sie sie wieder nach innen. Machen Sie 4 Takte. Wiederholen Sie die ganze Sequenz, wobei Sie mit gestreckten Füßen 8 Takte in doppelter Geschwindigkeit und mit angewinkelten Füßen ebenfalls 8 Takte in doppelter Geschwindigkeit machen.

3

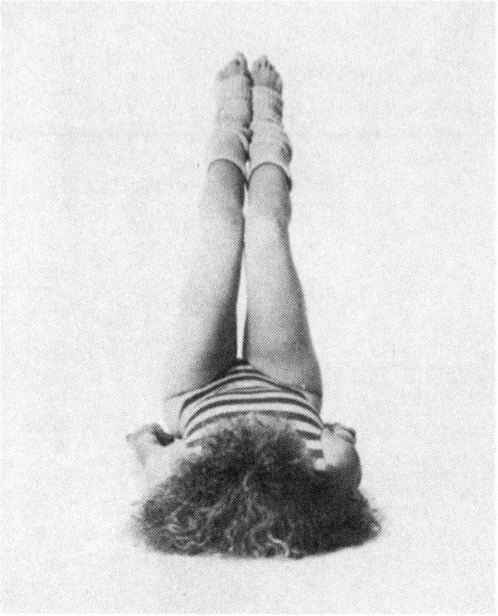

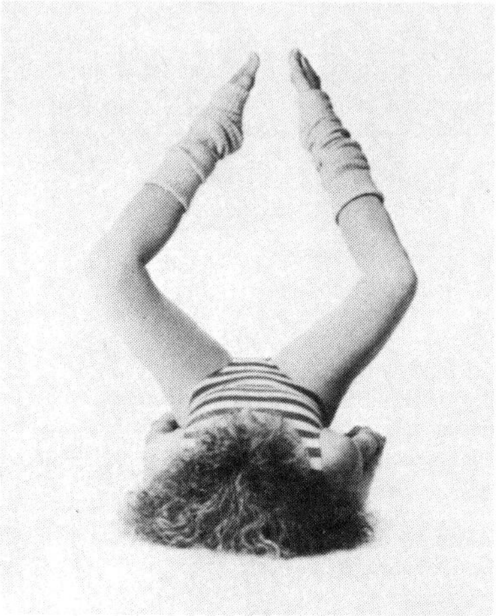

Beugen Sie die Knie, die Beine geschlossen, wobei die Füße gestreckt und die Hüften auf dem Boden bleiben.

Öffnen Sie die gebeugten Knie zur Seite, und lassen Sie dabei die Hüften auf dem Boden und die Füße zusammen ...

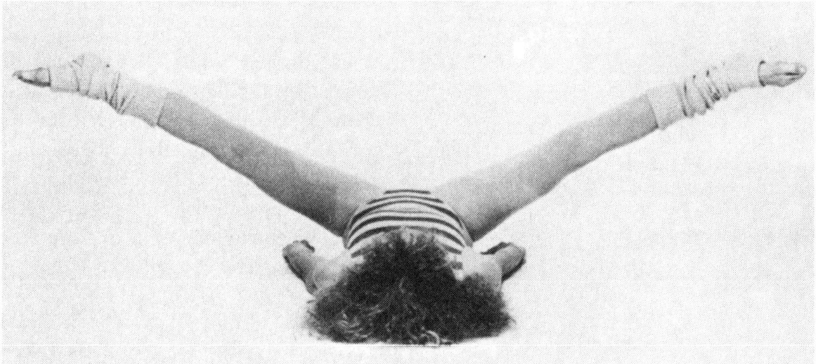

... strecken Sie die Beine zur Seite, aber lassen Sie die Hüften auf dem Boden ...

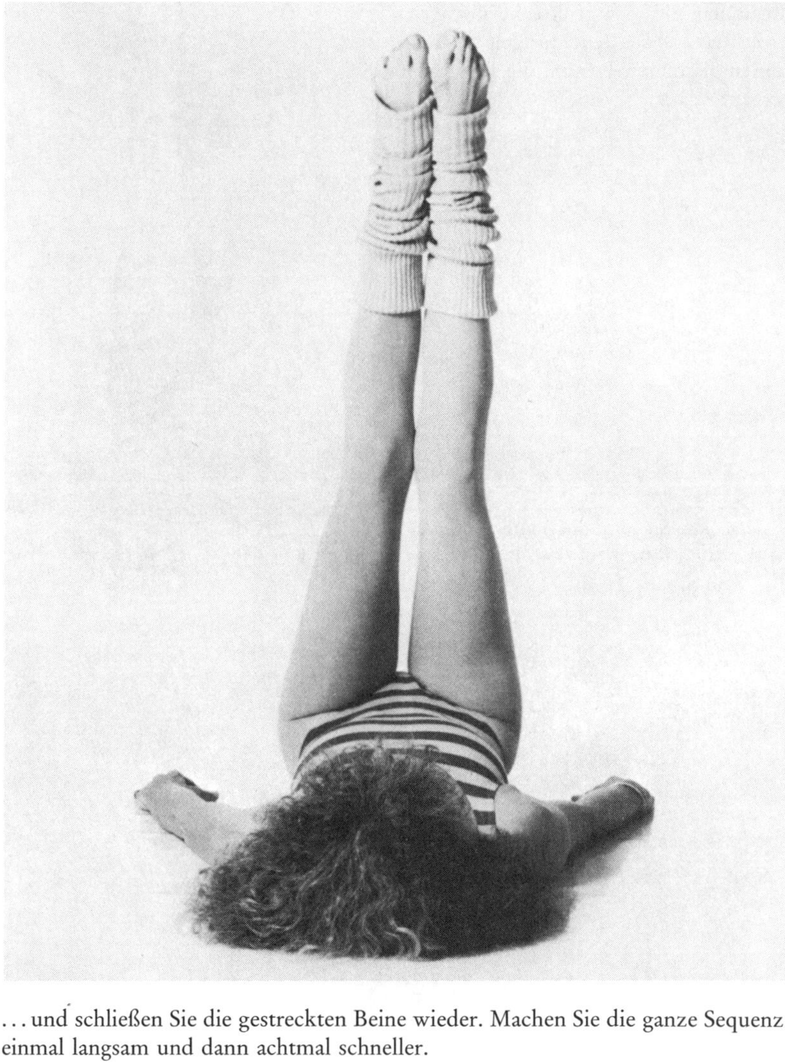

... und schließen Sie die gestreckten Beine wieder. Machen Sie die ganze Sequenz einmal langsam und dann achtmal schneller.

4

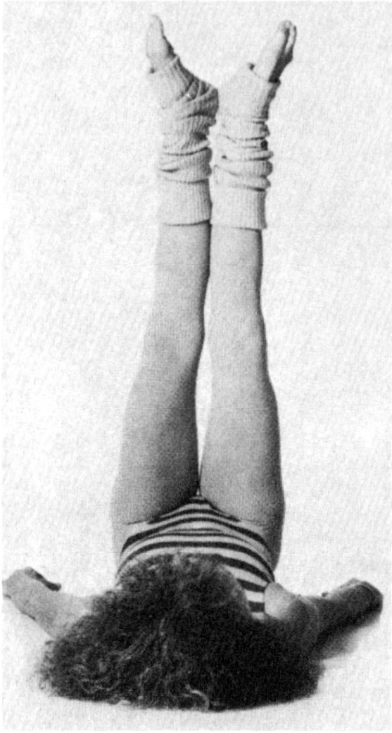

Beginnen Sie mit senkrecht hochgestreckten und aus dem Hüftgelenk nach außen gedrehten Beinen, die Füße gestreckt ...

... strecken Sie jetzt die Beine zur Seite, wobei die Hüften auf dem Boden bleiben und Sie bis 2 zählen.

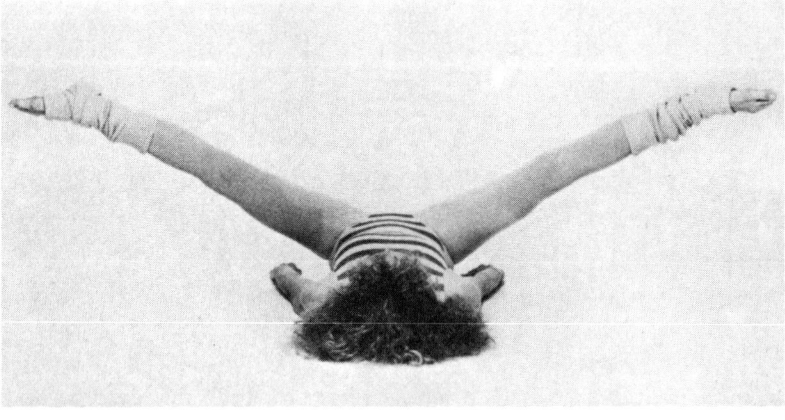

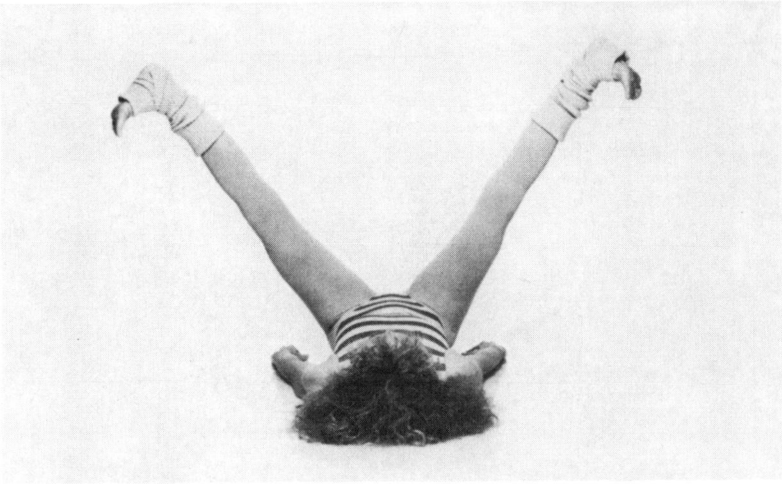

Winkeln Sie die Füße an...

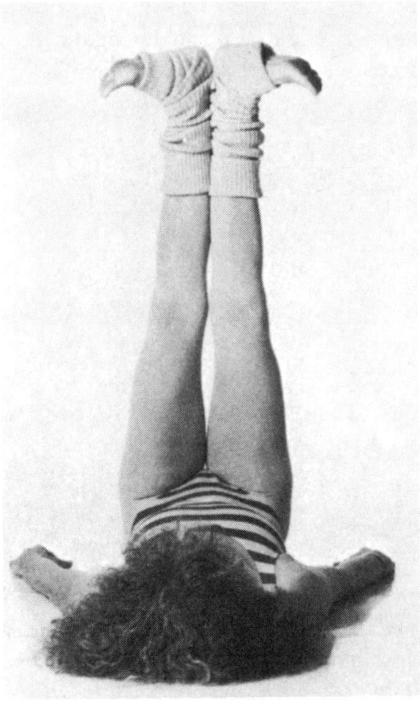

...und schließen Sie die Beine, während Sie bis 2 zählen, bis sich die Fersen berühren. Strecken Sie die Füße, und wiederholen Sie die ganze Sequenz noch einmal. Wiederholen Sie dann die Sequenz achtmal schneller, wobei Sie die Beine nur halb öffnen.

5

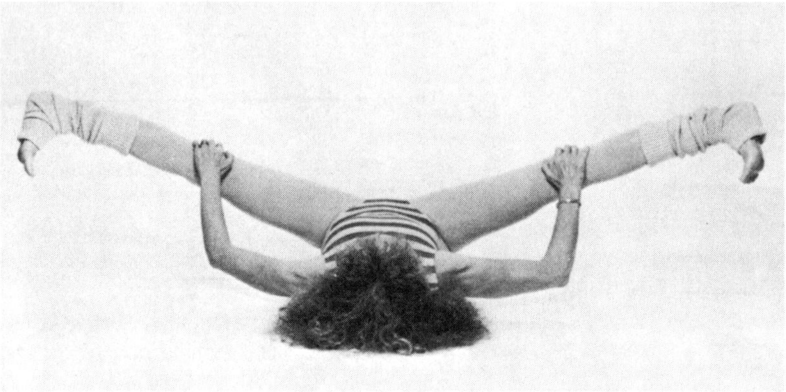

Spreizen Sie Ihre Beine mit angewinkelten Füßen, und legen Sie die Hände auf die Innenseite Ihrer Knie. (Wippen Sie nicht mit den Beinen zum Boden.)

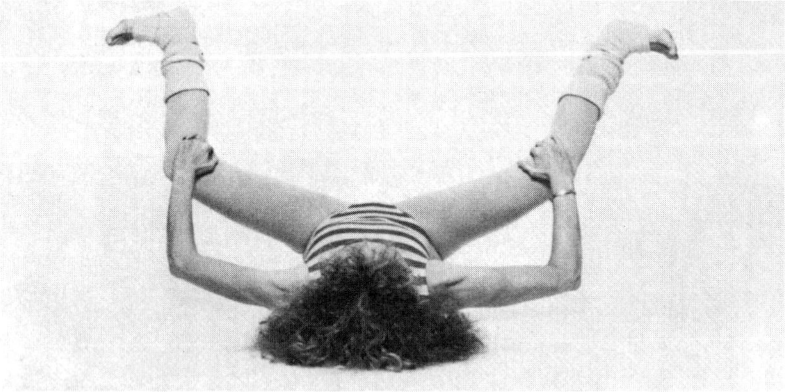

Halten Sie die Knie unbeweglich, und schließen Sie die Fersen halb, während Sie bis 4 zählen, und strecken Sie sie dann wieder, während Sie bis 4 zählen. Machen Sie 2 Takte. *Atmung:* Atmen Sie aus, während Sie die Fersen ausstrecken.

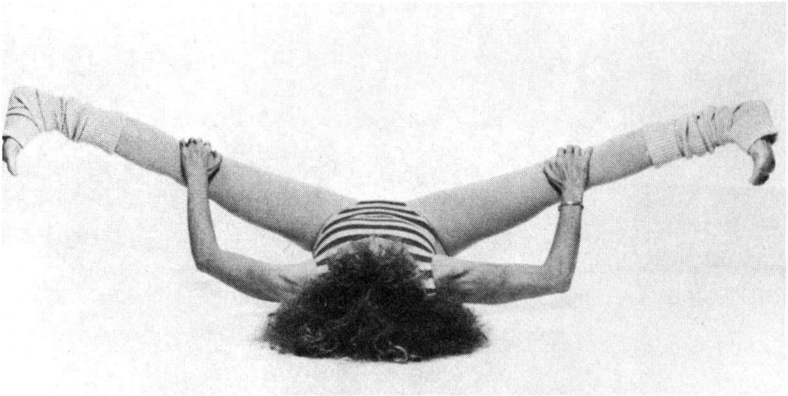

Halten Sie die Beine gestreckt, während Sie bis 5 zählen.

6

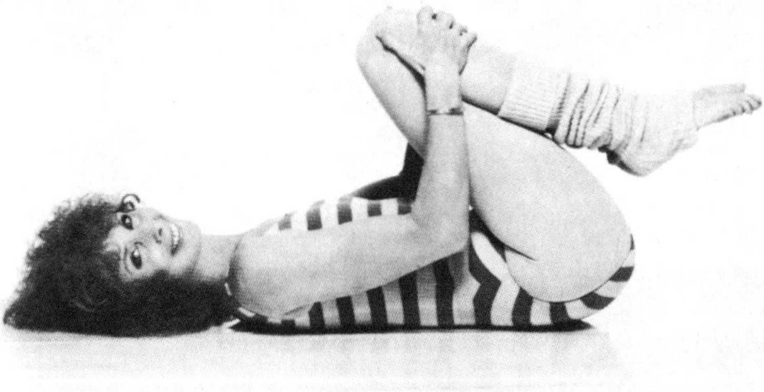

Beugen Sie die Knie, und schließen Sie sie. Fassen Sie sich an den Knien, und drücken Sie sie zur Brust. Falls diese Stellung Ihren Knien unbequem ist, fassen Sie die Schenkel hinter den Knien statt von oben.

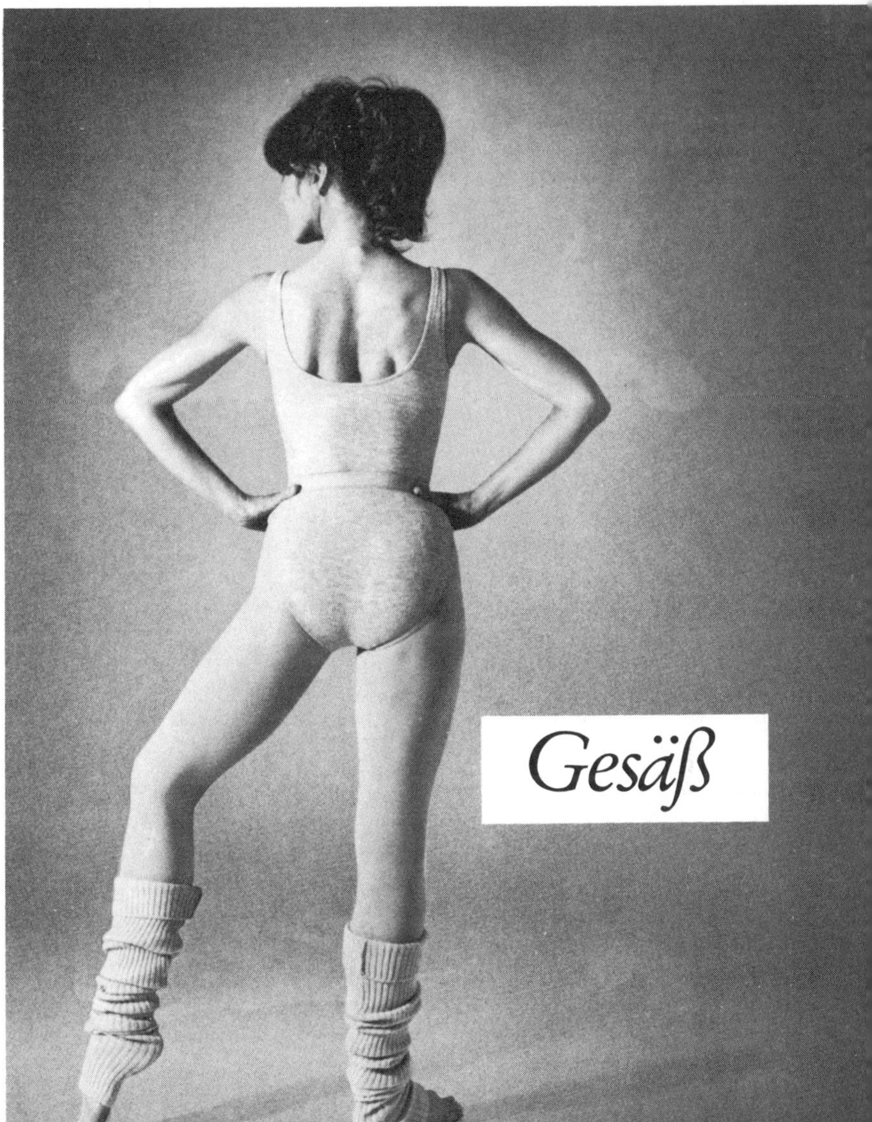
Gesäß

1

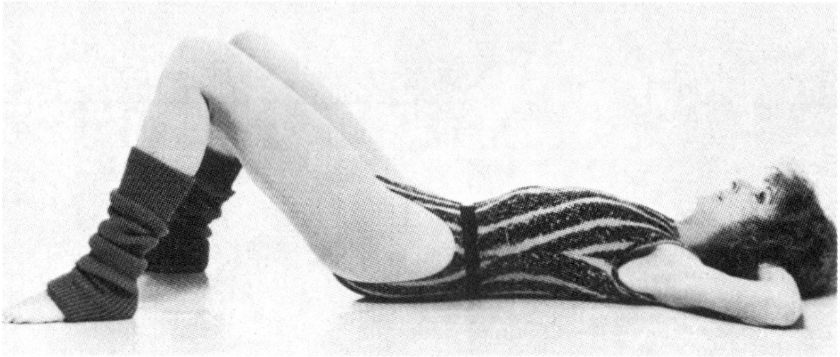

Startposition: Legen Sie sich auf den Rücken, Knie und Füße parallel, die Füße flach auf dem Boden, etwas mehr als hüftbreit voneinander entfernt, die Hände hinter dem Kopf, das Kreuz auf den Boden gedrückt.

Drehen Sie das Schambein zum Nabel, und spannen Sie die Gesäßmuskeln an, wobei sich die Hüften leicht vom Boden heben, entspannen Sie sich dann wieder, und senken Sie die Hüften bis zum Boden. Heben Sie sich hoch, und entspannen Sie sich achtmal, wiederholen Sie die Übung dann 32mal in doppelter Geschwindigkeit. Es kann Ihnen helfen, ein Hohlkreuz zu verhindern, wenn Sie beide Hände mit den Handflächen nach unten unter das Kreuz legen und darauf achten, daß Ihr Kreuz während der ganzen Übung die Handrücken berührt.

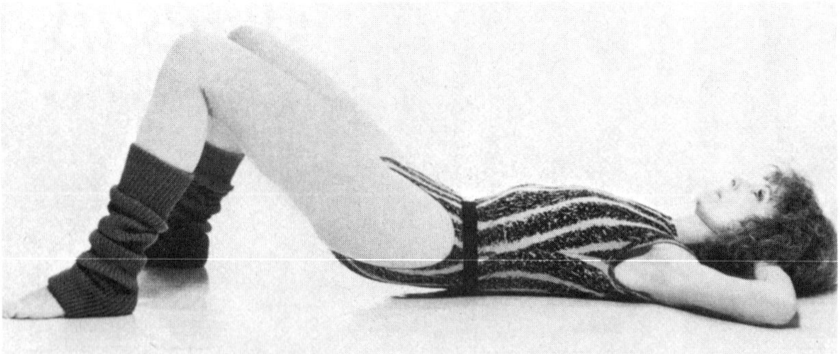

2

Stellen Sie Ihre Füße etwas weiter auseinander. Das Becken bleibt hochgezogen und die Hüften etwas vom Boden abgehoben, während Sie das Gesäß anspannen und die Knie zusammenpressen...

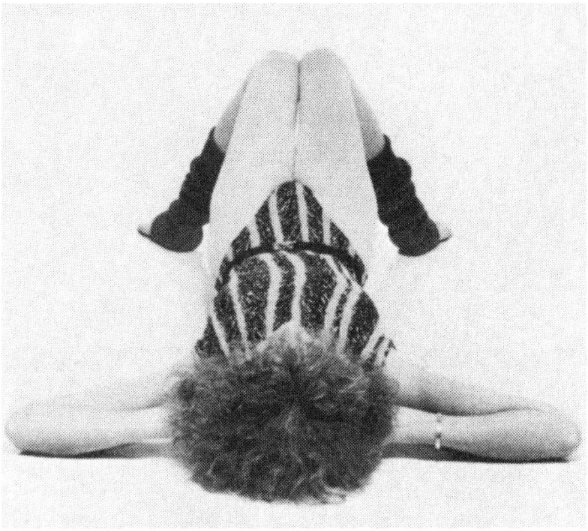

... und sie dann zur Seite öffnen, wobei die Hüften nicht bewegt werden. Wiederholen Sie das Öffnen und Schließen der Knie 16mal, wobei das Schambein hochgezogen und das Gesäß angespannt bleibt.

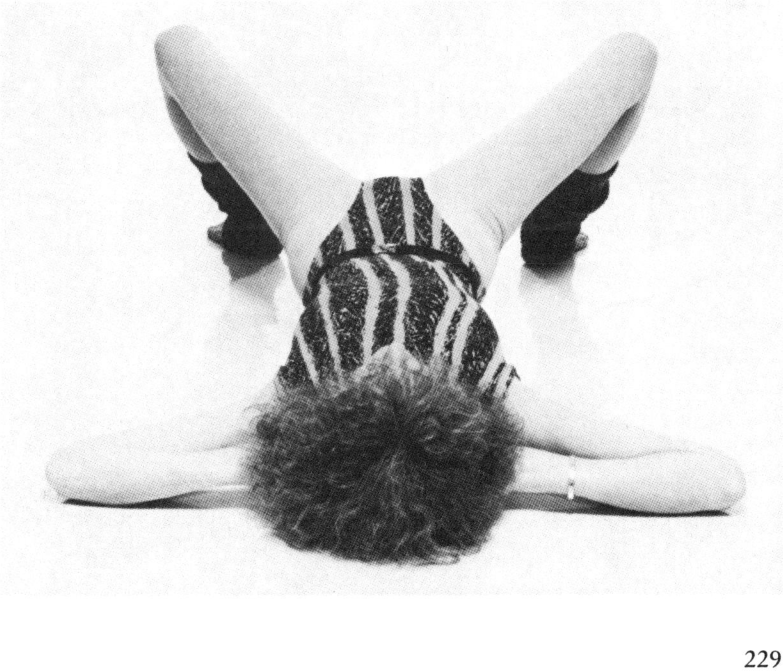

3

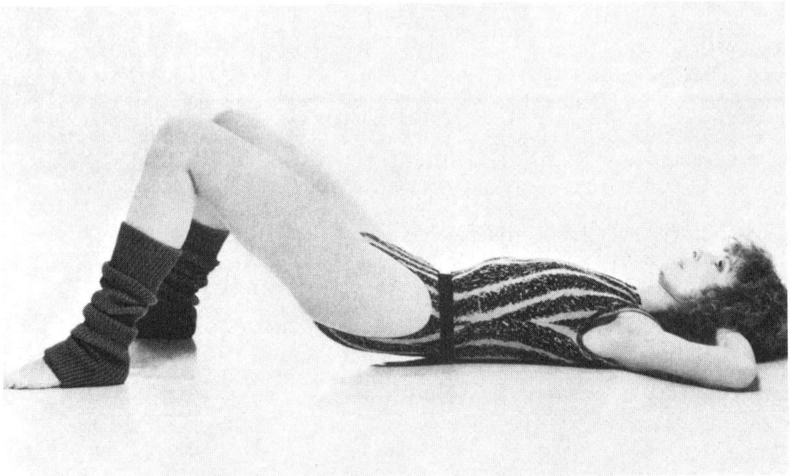

Knie und Füße sind parallel. Während das Kreuz nach unten gedrückt bleibt, ziehen Sie die Hüften 8mal in doppelter Geschwindigkeit hoch, und entspannen Sie sie. Halten Sie die Hüften hoch, während Sie bis 8 zählen, und senken Sie sie dann.

4

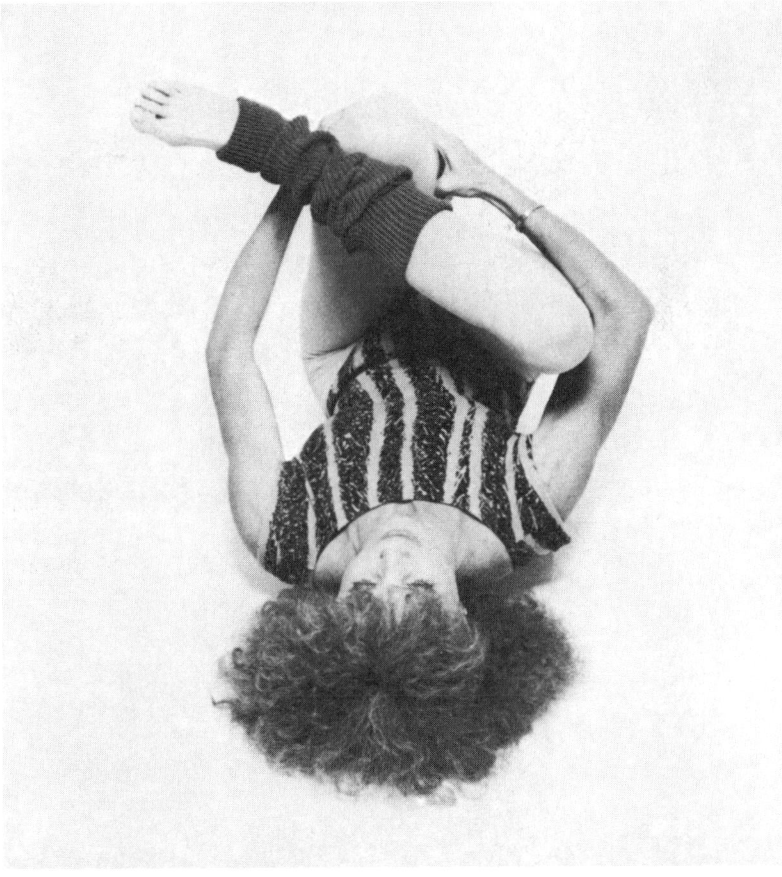

Legen Sie den rechten Knöchel gegen das linke Knie, und ziehen Sie das linke Knie mit den Händen zur Brust, so daß die rechte Hüfte gestreckt wird. Zählen Sie dabei bis 8. Wiederholen Sie das mit dem anderen Bein.

Abkühlen

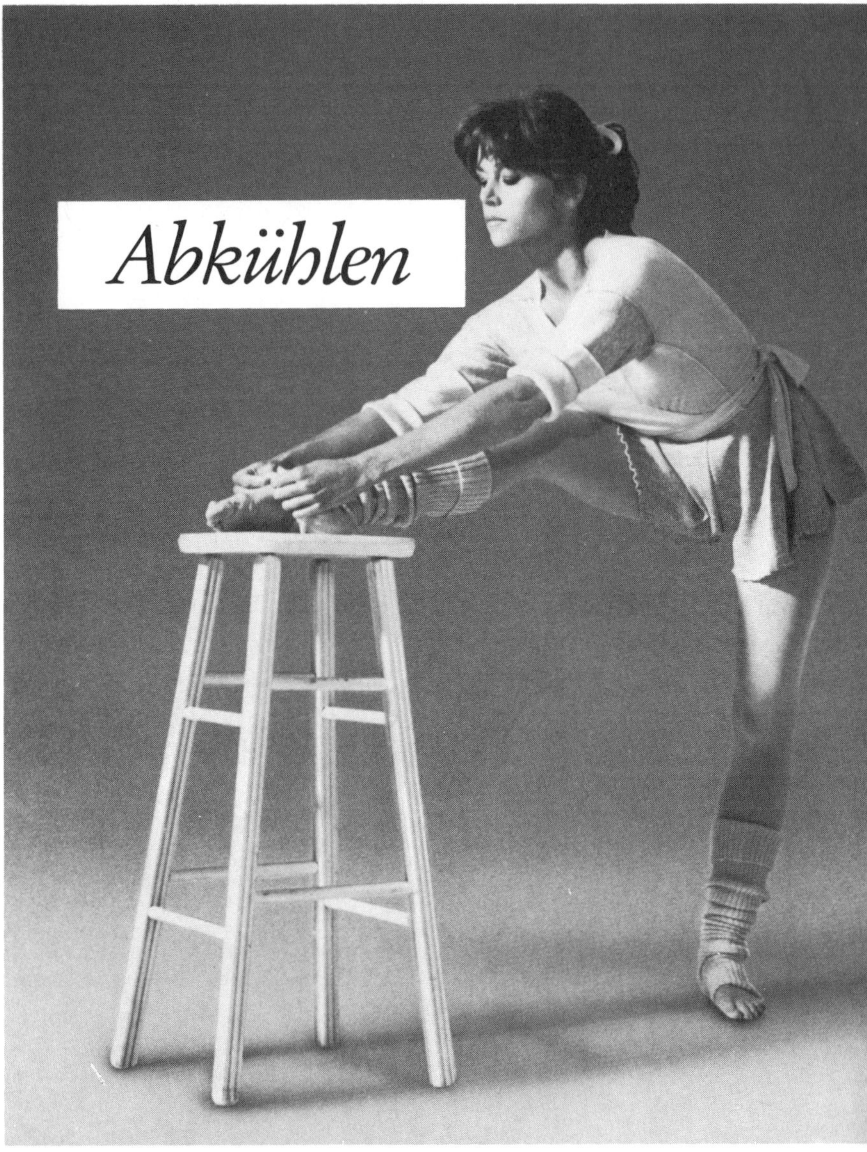

1

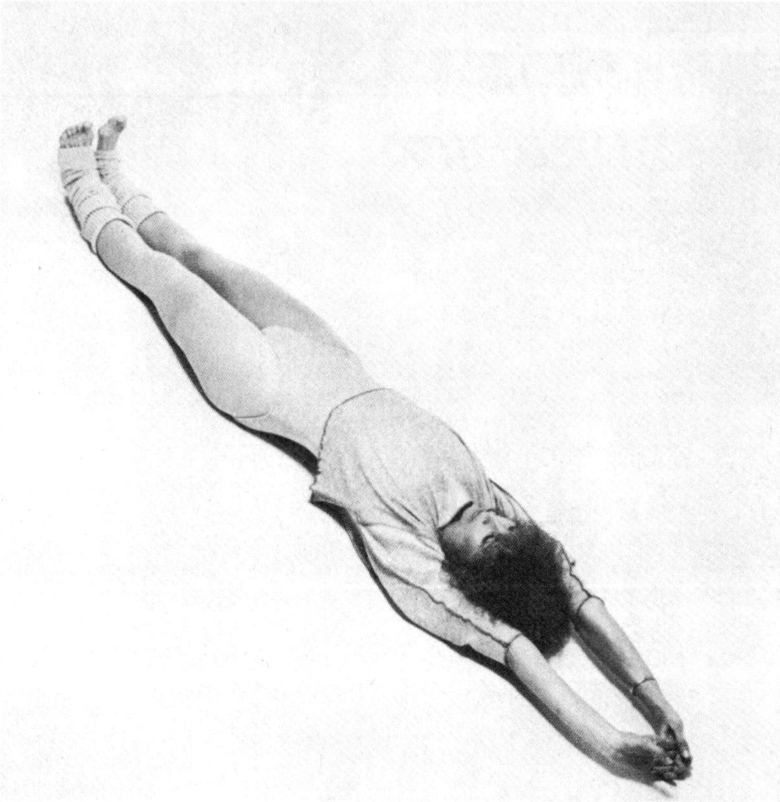

Strecken Sie Arme und Beine gerade auf dem Boden aus, so daß Sie eine lange Linie bilden. Fassen Sie sich an den Händen, winkeln Sie die Füße an, und strecken Sie die Arme, während Sie einatmen. Bleiben Sie so.

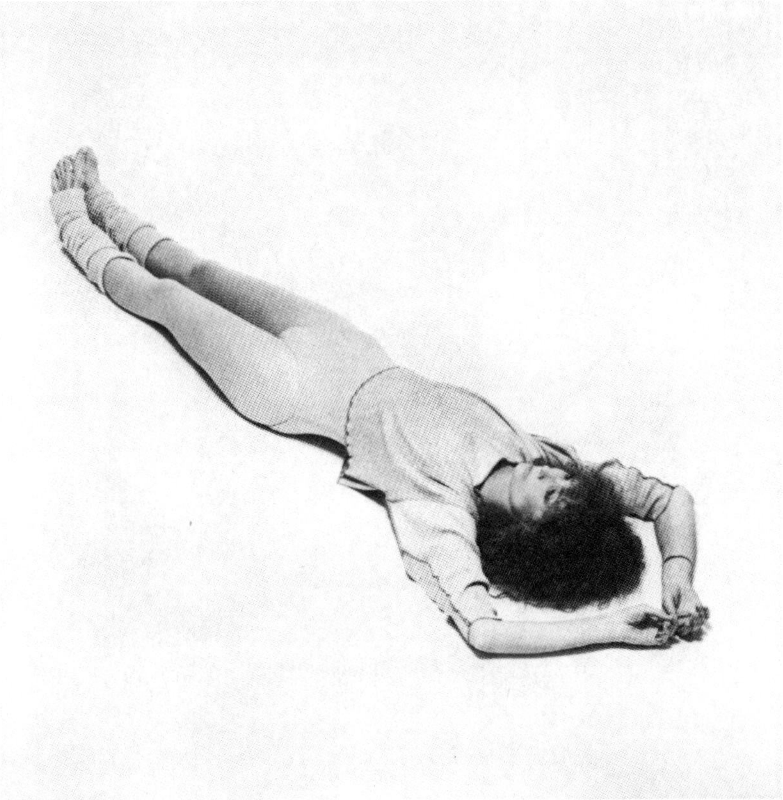

Entspannen Sie die Arme, während Sie ausatmen. Machen Sie das zweimal.

2

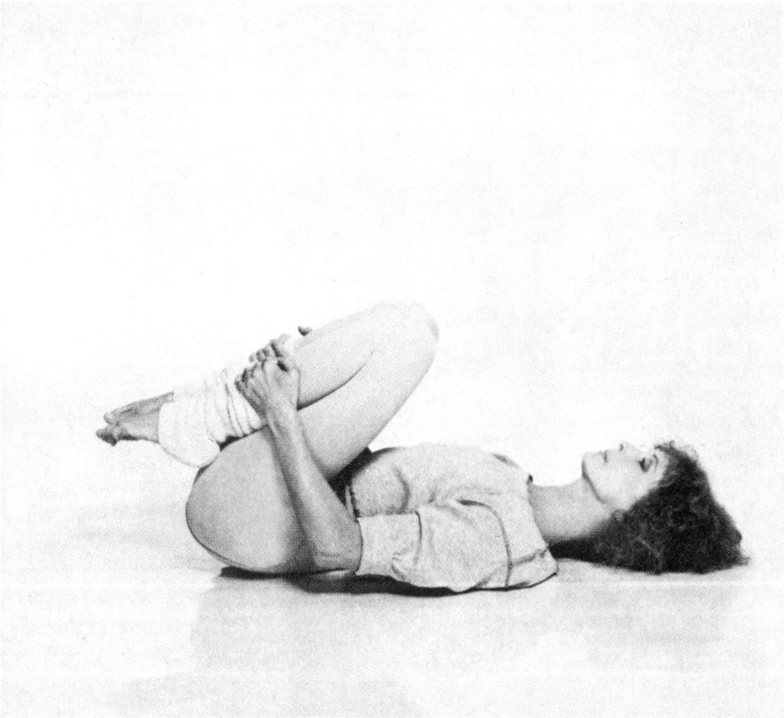

Beugen Sie beide Knie zur Brust ...

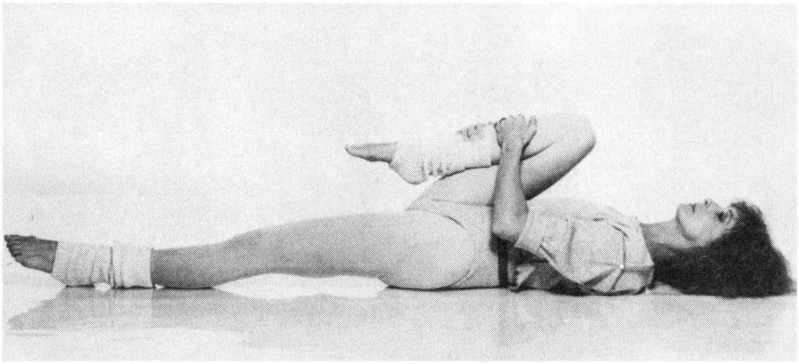

... fassen Sie dann das rechte Knie, und strecken Sie das linke Bein. Drücken Sie das Kinn zur Brust, wobei der Kopf auf dem Boden bleibt, um das Rückgrat zu verlängern, und halten Sie auch das Kreuz auf den Boden gedrückt. Fassen Sie den Schenkel hinter dem Knie, falls Ihnen diese Stellung unangenehm ist.

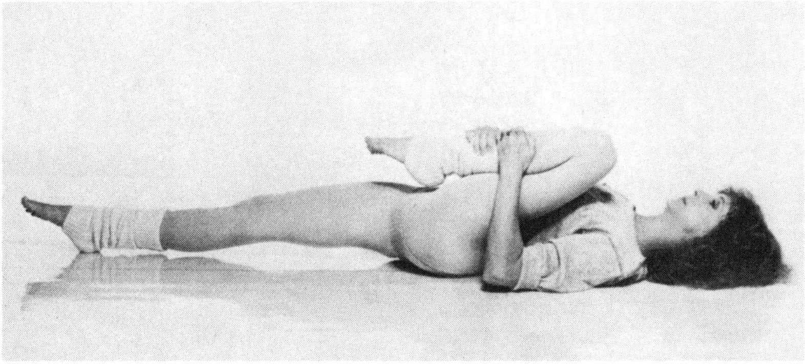

Wechseln Sie die Seiten.

3

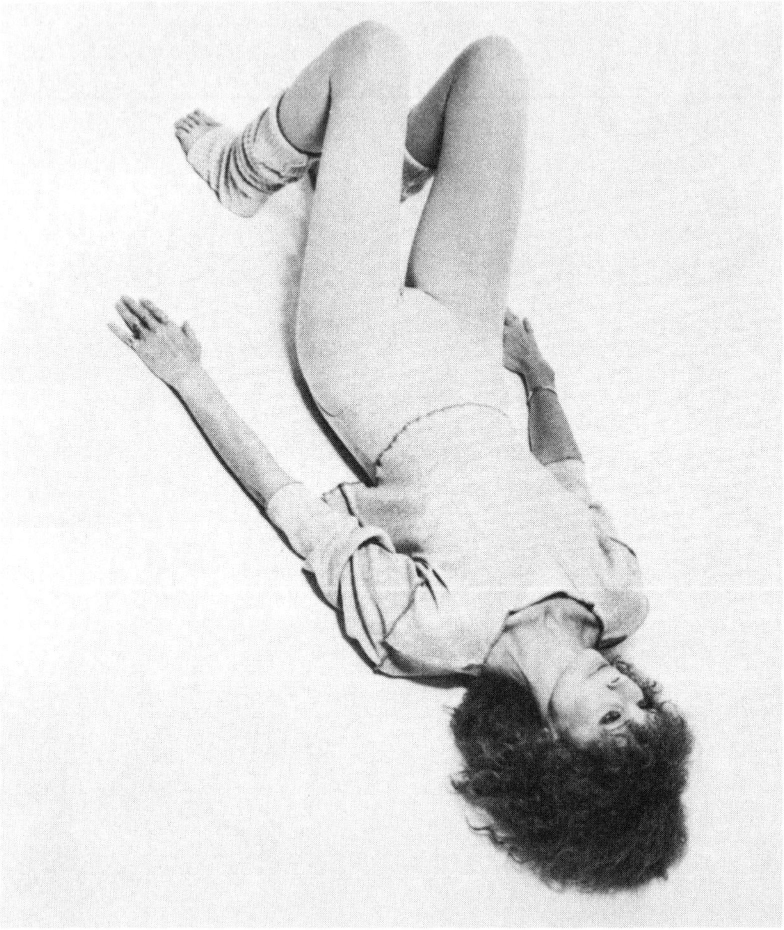

Stellen Sie die Füße auf den Boden, Knie und Füße parallel und hüftbreit voneinander entfernt. Legen Sie die Arme an die Seiten, und drücken Sie das Kreuz auf den Boden.

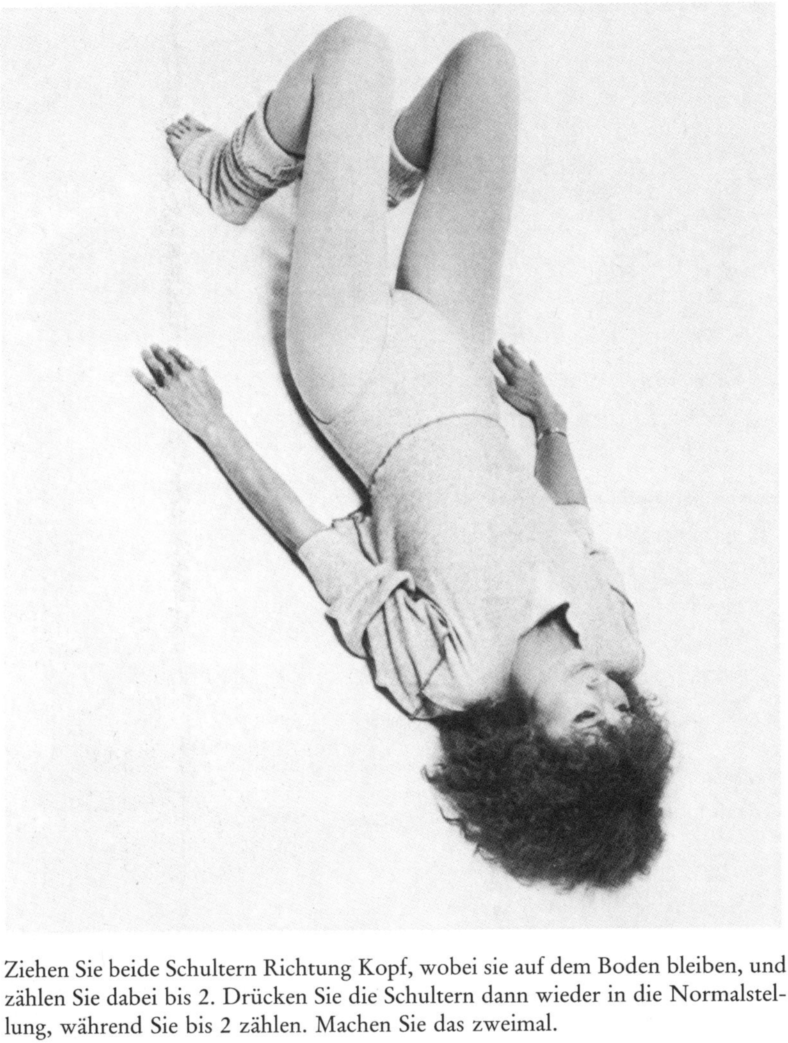

Ziehen Sie beide Schultern Richtung Kopf, wobei sie auf dem Boden bleiben, und zählen Sie dabei bis 2. Drücken Sie die Schultern dann wieder in die Normalstellung, während Sie bis 2 zählen. Machen Sie das zweimal.

4

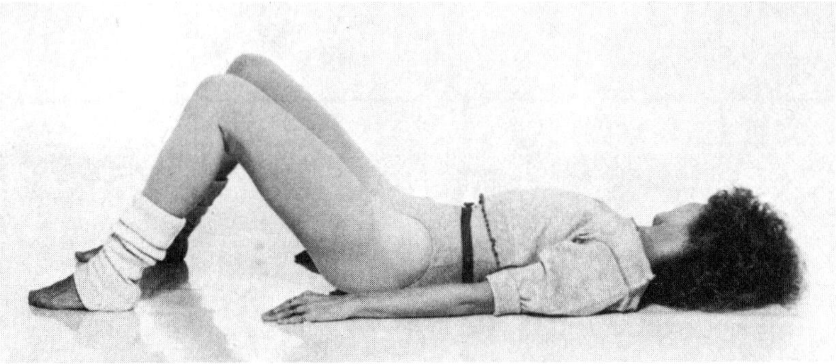

Drehen Sie den Kopf nach rechts, und zählen Sie bis 2…

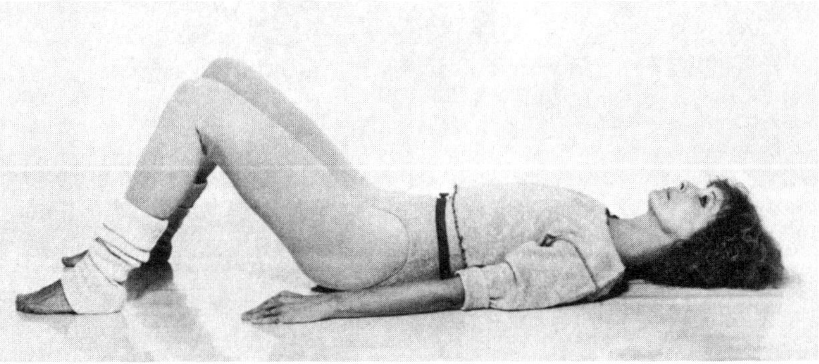

…dann in die Mitte, und zählen Sie bis 2…

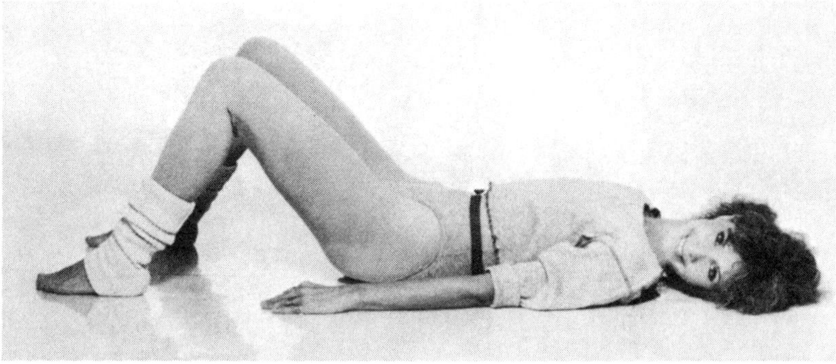

... dann nach links, und zählen Sie bis 2 ...

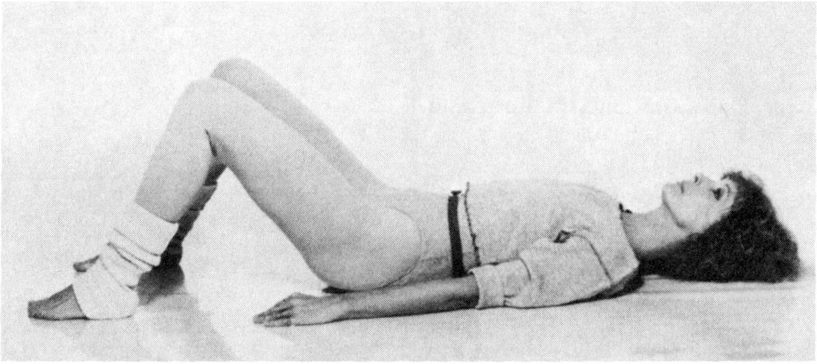

... und zurück zur Mitte, während Sie wieder bis 2 zählen. Holen Sie tief Atem, und vesuchen Sie, beim Ausatmen Ihre Wirbelsäule dem Boden entlang zu strecken. Wiederholen Sie das noch einmal.

5

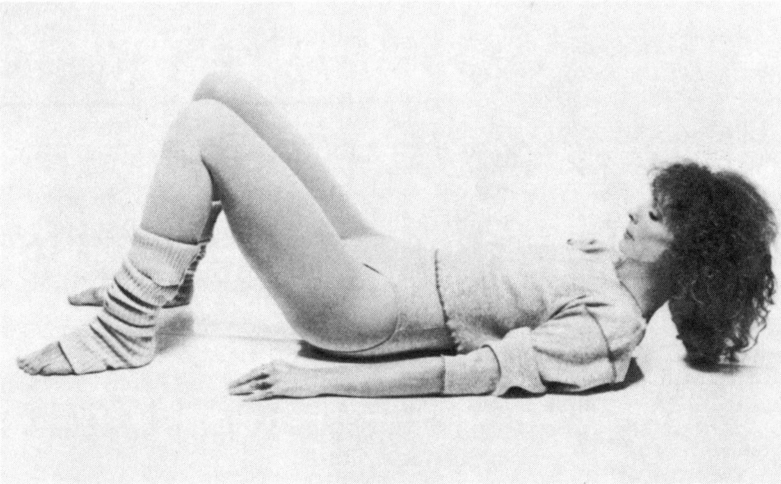

Ziehen Sie das Kinn zur Brust, und rollen Sie sich langsam zu den Knien hoch.

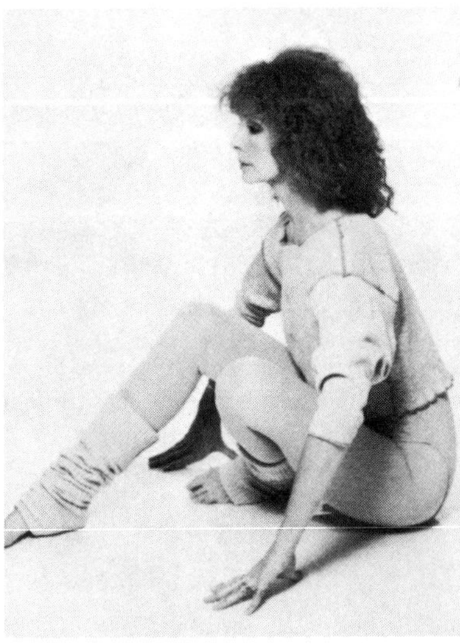

Stellen Sie das rechte Bein vor das linke, und stehen Sie auf.

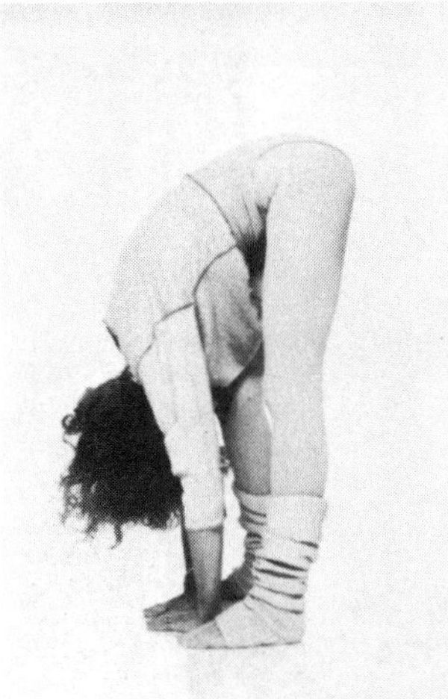

Strecken Sie sich nach unten, beugen Sie das rechte Knie, und halten Sie die Stellung, während Sie bis 4 zählen. Spüren Sie, wie sich die Hinterseite Ihres linken Beines dehnt.

Beugen Sie dann das linke Knie, und bleiben Sie in dieser Stellung, während Sie bis 4 zählen. Konzentrieren Sie sich auf das Dehnen der Hinterseite Ihres rechten Beines.

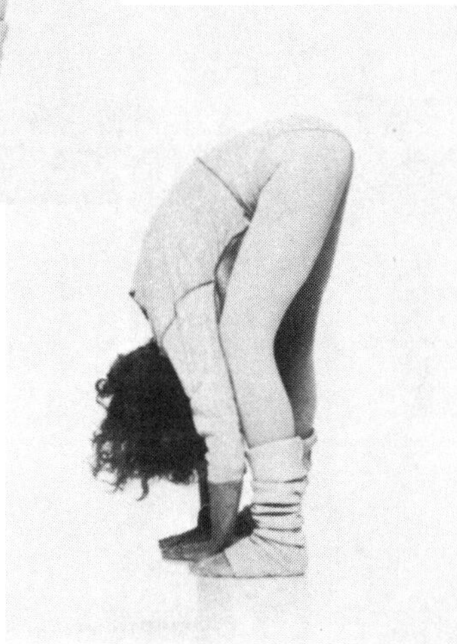

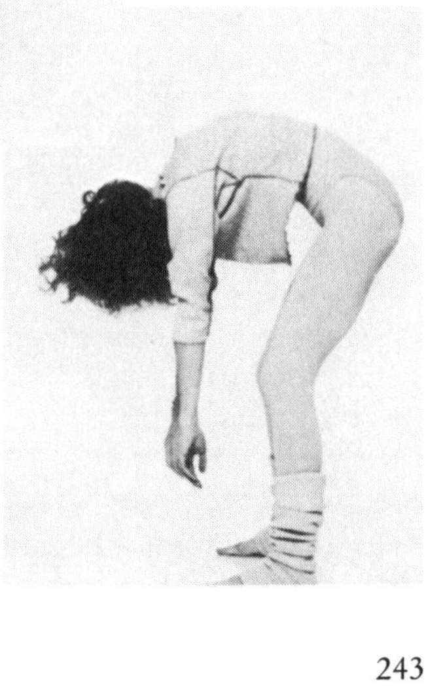

Legen Sie die Hände auf die Unter- oder Oberschenkel, falls es Ihnen schwerfällt, den Boden zu erreichen.

Beugen Sie beide Knie, ziehen Sie den Bauch ein, und rollen Sie sich dann Wirbel für Wirbel in die aufrechte Stellung hoch.

6

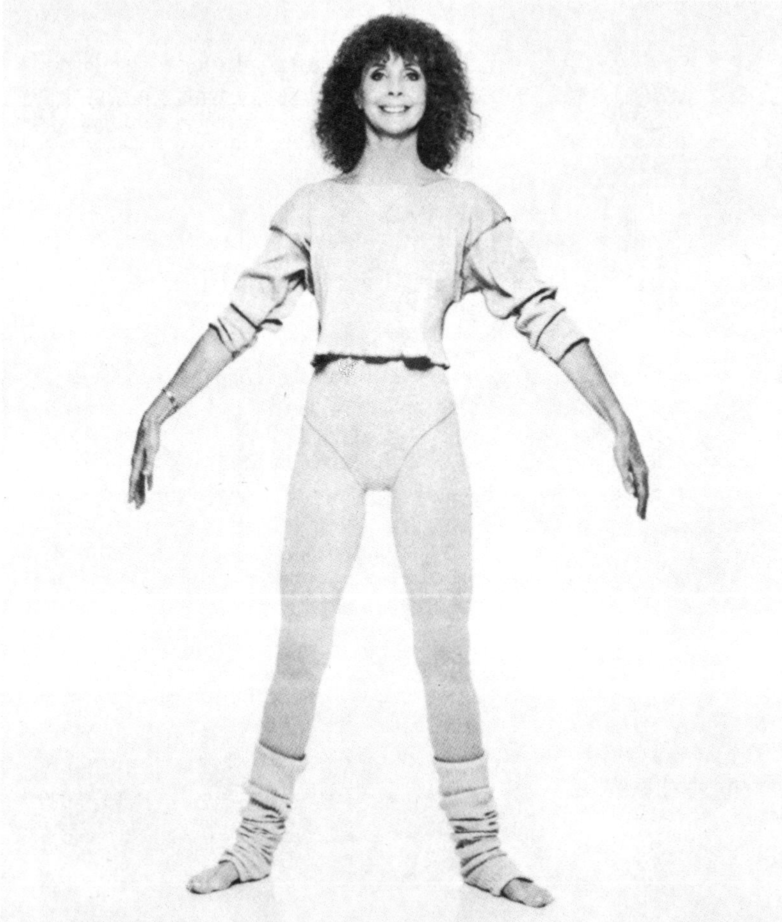

Stellen Sie die Füße leicht auswärts gedreht etwas mehr als hüftbreit voneinander entfernt. Atmen Sie ein, während Sie die Arme mit den Handflächen nach unten über den Kopf heben.

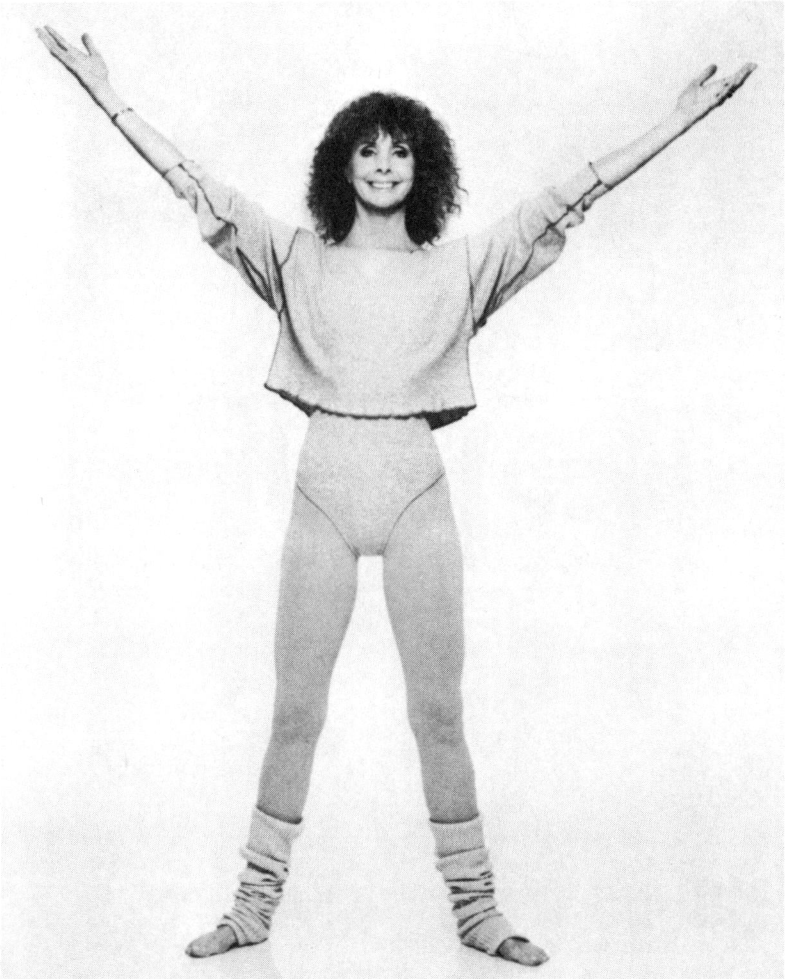

Atmen Sie aus, während Sie die Arme mit den Handflächen wieder senken.

7

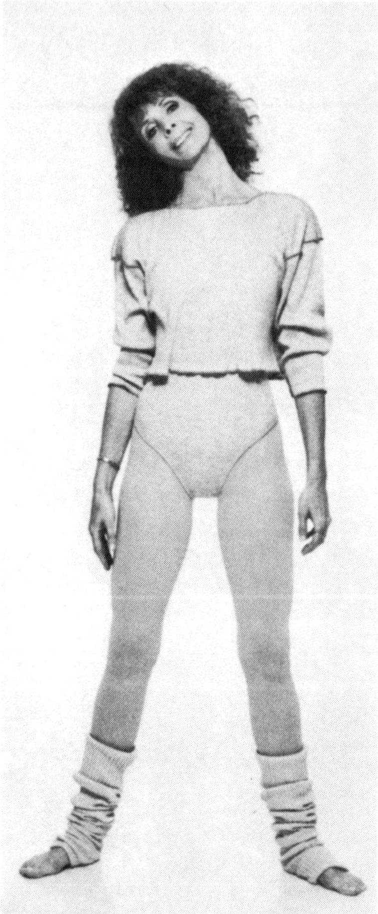

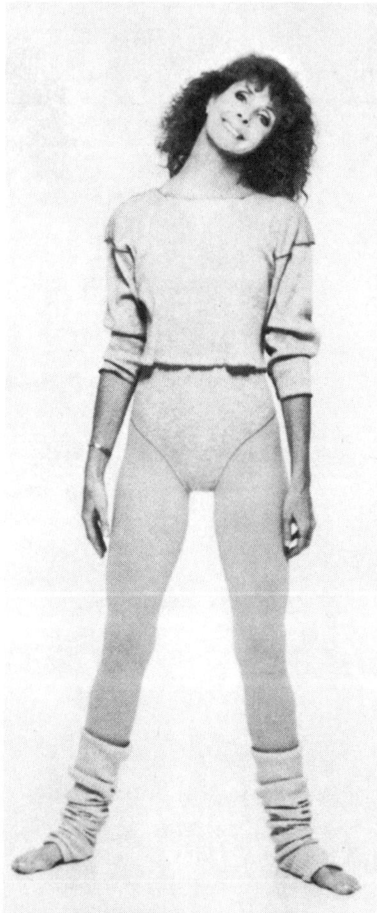

Atmen Sie ein. Atmen Sie aus, während Sie den Kopf nach rechts und das Ohr zur Schulter ziehen. Atmen Sie ein …

… wiederholen Sie das dann nach links.

8

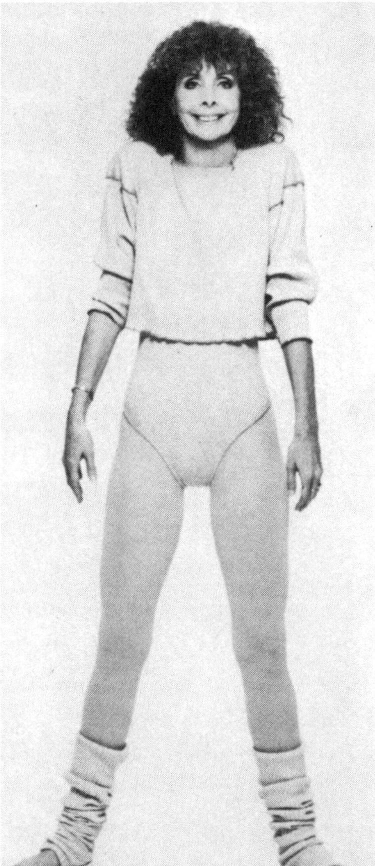

Atmen Sie ein, während Sie die Schultern hochheben...

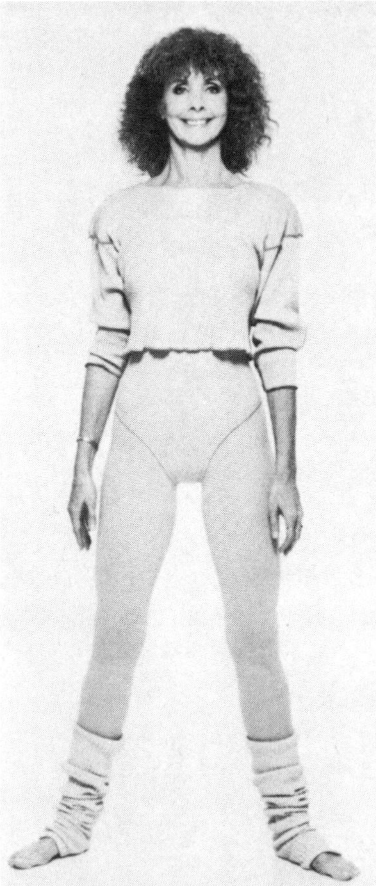

...atmen Sie aus, während Sie die Schultern nach unten drücken. Machen Sie das zweimal. Wenn Sie die Schultern senken, denken Sie daran, Ihre Wirbelsäule zu strecken und größer zu werden.

Gut gearbeitet!

DRITTER TEIL

Das Bild rundet sich

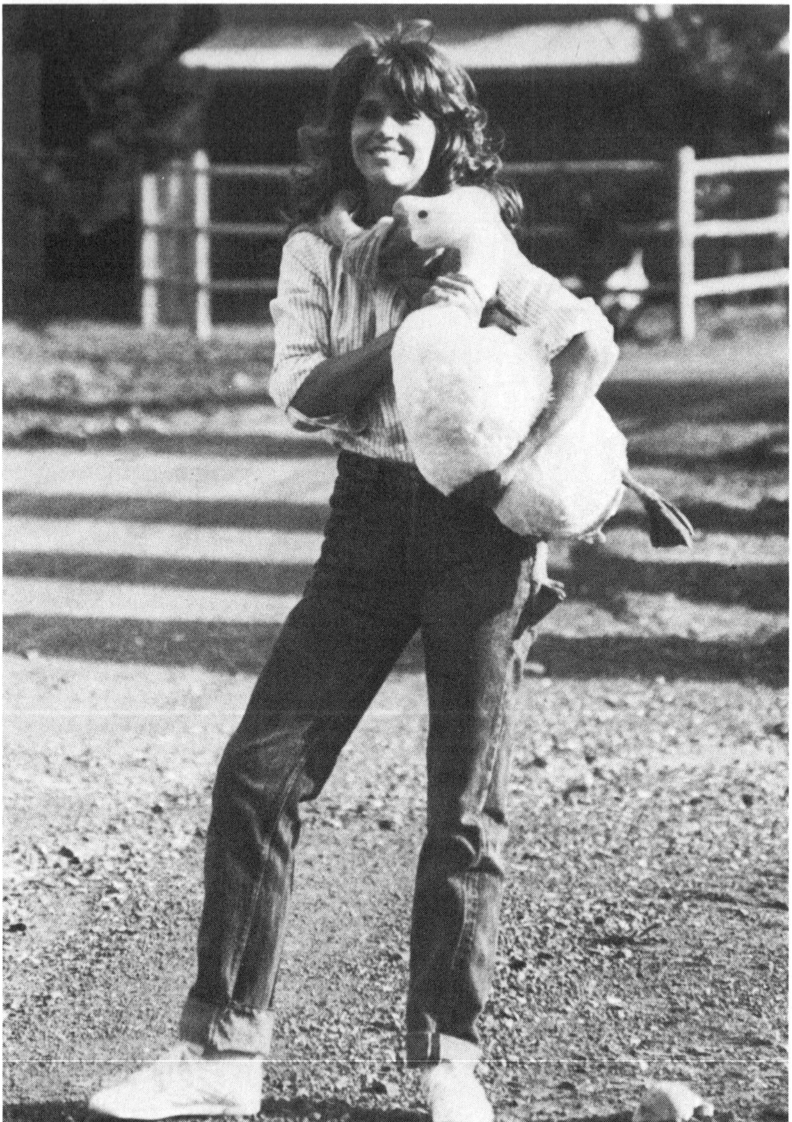

KAPITEL 1

Geplante Patientenschaft

Dieses Buch handelt in erster Linie von der Übernahme der Verantwortung für Ihre eigene Gesundheit und Fitneß in den mittleren Jahren und danach. Regelmäßiges Körpertraining und gute Ernährung sind die Eckpfeiler eines Selbsthilfe-Ansatzes. Aber da ist noch ein letztes wichtiges Element, das zur Sprache kommen sollte: die Entwicklung einer vertrauensvollen *Partnerschaft* mit einer Ärztin/einem Arzt. Ich betone Partnerschaft, weil wir es vermeiden wollen, uns blindlings jemandes Obhut anzuvertrauen. Wir müssen uns genügend Informationen verschaffen, damit wir mit dem Arzt, den wir wählen, ein sachkundiges Gespräch führen können. Lassen Sie sich dabei von folgenden Grundsätzen leiten:

1. Bauen Sie eine dauerhafte Beziehung zu einem »Hausarzt« auf
Es empfiehlt sich, ein Vertrauensverhältnis zu einem sach- und fachkundigen Arzt zu haben, mit dem man persönlich gut auskommt und an den man sich mit allen gesundheitlichen Problemen wenden kann. Das ist besser, als im Notfall hastig nach einem Arzt zu suchen, der einen ebensowenig kennt wie man ihn. Die Wahl dieses Allgemeinarztes erfordert Zeit und geschieht am besten, wenn man gesund ist. Auf diese Weise hat man Gelegenheit, einander kennenzulernen, bevor eine Krise eintritt.

Als Hausärzte/innen für Frauen eignen sich speziell Gynäkologen mit Kenntnissen in allgemeiner Medizin. Ihr Arzt kann auch Internist/in oder Allgemeinmediziner/in mit fundierten Kenntnissen in Gynäkologie sein. Fragen Sie Freundinnen, Nachbarinnen oder andere Ärzte, die Sie kennen, ob sie Ihnen jemanden empfehlen können. Ein Arzt, der sich eines guten Rufes erfreut, bietet eine bessere Aussicht auf eine dauerhafte Beziehung.

Das bin ich mit unserer Gans Newton in Laurel Springs.

Nachstehend die wichtigsten Qualitäten, auf die Sie bei Ihrer Suche achten sollten:

- Erfahrung und Sicherheit in der Arbeit mit Frauen in den mittleren Jahren.
- Die Einstellung, daß Altern und Menopause normale Vorgänge seien.
- Kommunikationsfähigkeit – Aufgeschlossenheit für Ihre Fragen und Sorgen; Bereitschaft, Sie umfassend über Ihren Gesundheitszustand zu informieren, alle empfohlenen Behandlungen und die Alternativen genau zu erklären und Ihnen Zugang zu Ihren Unterlagen zu gewähren.
- Konsequent ausgeübte Praxis, sich über die neuesten medizinischen Entwicklungen auf dem laufenden zu halten.
- Betonung der Vorsorge und Erkenntnis, daß Gesundheit auf vielen interagierenden Faktoren beruht.
- Konservative Einstellung in bezug auf die Verordnung von Tests, Medikamenten und Operationen.
- Relative Verfügbarkeit.
- Diskretion.
- Das Gefühl gegenseitiger Achtung und Freundlichkeit.
- Die Unterstützung durch einen kompetenten und hilfsbereiten Mitarbeiterstab (die Arbeitsmoral der Mitarbeiter sagt einem oft eine Menge über den Arzt oder das Ärzteteam, für den/die sie tätig sind).

2. Führen Sie schriftliche Aufzeichnungen über Ihre Gesundheit
Falls Sie dies nicht bereits tun, empfehle ich Ihnen, eine persönliche Akte oder ein Notizheft über Ihre Gesundheit anzulegen. Ich habe festgestellt, je länger die eigene Krankengeschichte wird, desto schwieriger ist es, alles im Gedächtnis zu behalten, und desto wichtiger scheinen Einzelheiten zu werden. Mit Hilfe knapper, sachdienlicher Aufzeichnungen hat man alle nötigen Informationen stets griffbereit. Vielleicht empfiehlt es sich sogar, diese Aufzeichnungen zu den Arztbesuchen mitzunehmen, zusammen mit einer Liste von Fragen, die Sie beantwortet haben wollen, oder Kopien von Röntgenaufnahmen aus Ihrer Akte, die relevant sein könnten. Diese Akte sollte folgendes enthalten:

- Namen und Adressen der Ärzte, die Sie aufsuchen, sowie Daten und Zweck der Besuche.

- Ihre Notizen über das Resultat der Besuche einschließlich der verschriebenen Medikamente.
- Ihre Erfahrungen mit den Medikamenten, speziell, ob negative Nebenwirkungen oder Allergien aufgetreten sind.
- Alle Operationen sowie Name und Adresse des Krankenhauses und des Chirurgen.
- Gegenwärtige oder frühere berufliche Gesundheitsrisiken.
- Die Krankengeschichte Ihrer nächsten Angehörigen – Eltern und Geschwister.
- Ihre Menstruationstabellen und alle Anzeichen des Klimakteriums.
- Sonstige medizinische Einzelheiten, die Sie im Gedächtnis behalten wollen.

Falls Sie von einem Krankenhaus oder einem niedergelassenen Arzt eine Kopie Ihrer offiziellen Krankengeschichte haben wollen, ist zu beachten, daß diese Frage in jedem amerikanischen Bundesstaat anders geregelt ist. Im Jahre 1980 existierten nur in 25 Bundesstaaten Gesetze, die einen unmittelbaren Zugang zu den Krankenblättern der Kliniken gestatteten, und nur in 15 Staaten wurde der Zugang zu den von ärztlicher Seite geführten Krankengeschichten gestattet. Und selbst diese Bestimmungen sind unterschiedlich. Manche gestatten, die ganze Krankengeschichte zu kopieren, andere bloß, sie zu lesen. In manchen ist das Recht verbrieft, nur eine Zusammenfassung der Krankengeschichte zu erhalten. Unter den günstigsten Umständen kann ein Arzt seinen Patienten Zugang zu ihrer Krankengeschichte gewähren, selbst wenn er nicht durch staatliche Bestimmungen dazu verpflichtet ist. Aber davon abgesehen sind die Ärzte in *jedem* Bundesstaat verpflichtet, auf Ihre schriftliche Bitte und Ermächtigung hin Ihre Krankengeschichte einem anderen Arzt oder einem Anwalt zuzuleiten.

3. Informieren Sie sich über die speziellen gesundheitlichen Probleme von Frauen in der Lebensmitte

Das Klimakterium, ein gesunder Aspekt des Alterungsprozesses der Frau, wurde bereits eingehend besprochen. Auf den restlichen Seiten dieses Kapitels möchte ich auf zwei weitere überaus wichtige Gesundheitsprobleme von Frauen in den mittleren Jahren eingehen – die operative Entfernung der Gebärmutter (Hysterektomie) und die chronische Krankheit Brustkrebs. Dies sind *keine* normalen Aspekte des Alterungsvorgangs. Beide treten jedoch bei älteren Frauen immer häufiger auf. Aus diesem Grund halte ich es für wichtig, alles Wissenswerte darüber in Erfahrung zu bringen, um das Risiko, beides zu erleiden, möglichst zu minimieren.

Hysterektomie

Die operative Entfernung der Gebärmutter ist die häufigste größere Operation in den USA. Tatsächlich hat unser Land die höchste Hysterektomierate in der Welt, und die Zahlen nehmen ständig zu. Wenn sich dieser Trend fortsetzt, wird *mehr als die Hälfte* aller Frauen im Alter von 65 eine Hysterektomie hinter sich haben – und viele davon unnötigerweise. Schätzungsweise 40 Prozent aller Hysterektomien werden inzwischen für überflüssig gehalten! Darüber hinaus treten zahlreiche Komplikationen auf, die Rekonvaleszenz dauert lange, und die Operation ist kostspielig. Aus all diesen Gründen sollten wir sehr gut informiert sein, falls uns je eine solche Operation angeraten wird.

Eine der wichtigsten Entscheidungen, die in Zusammenhang mit der Hysterektomie getroffen werden müssen, betrifft das Ausmaß der Operation. Eine Hysterektomie ist die operative Entfernung des Uterus, aber das Verfahren bedeutet häufig mehr als dies. Bei der »partiellen« Operation wird nur der Uterus ohne den Gebärmutterhals entfernt. Eine »subtotale« Operation schließt die Cervix (den Hals) mit ein. Eine »totale« oder »radikale« Hysterektomie bedeutet, daß sowohl Uterus und Cervix sowie Eierstöcke und Eileiter entfernt werden (die Entfernung von einem oder beiden Eierstöcken wird auch als Ovarialexstirpation oder Oophorektomie bezeichnet).

Wir müssen absolut sicher sein, *was* der Arzt vorschlägt und weshalb. Ich kenne Fälle, in denen beispielsweise die Eierstöcke von Frauen entfernt wurden, ohne daß sich diese vorher darüber im klaren waren. Und jetzt, da wir wissen, daß die Eierstöcke weiterhin eine Rolle für die Hormonproduktion nach der Menopause spielen, sollte ihre Entfernung niemals routinemäßig erfolgen.

Die Entfernung eines Bestandteils unserer Fortpflanzungsorgane sollte *nur* als Reaktion auf eine drohende schwere Krankheit erfolgen – nachdem alle übrigen medizinischen Alternativen ausgeschieden sind. Eine Hyster-

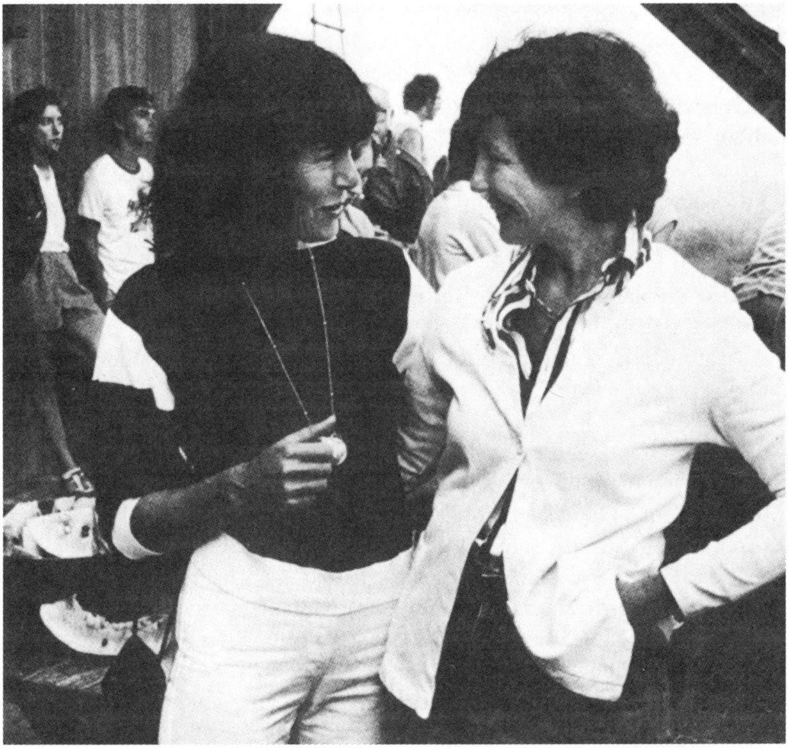

ektomie sollte beispielsweise *nicht* zum Zweck der Sterilisation vorgenommen werden. Dafür stehen andere Methoden zur Verfügung – wie die Tubenligatur –, und diese sind viel gefahrloser, einfacher und billiger und haben nicht die möglichen Nachwirkungen einer Gebärmutterresektion. Die Gebärmutter sollte auch nicht notwendigerweise wegen eines »Vorfalls« derselben entfernt werden (dieser ist auf operativem Wege leicht zu beheben) oder wegen kleiner Myome (diese schrumpfen nach der Menopause gewöhnlich von selbst). Schließlich sollte eine Hysterektomie auch nicht aus Gründen der Vorbeugung erfolgen, wenn keine Anzeichen einer Krankheit vorhanden sind. So wurden beispielsweise manchmal die Eierstöcke zur Vorbeugung gegen Ovarialkrebs entfernt, ein zwar lebensgefährlicher, aber relativ seltener Krebs bei Frauen.

Folgende Bedingungen sind stichhaltige Gründe, eine Hysterektomie in Erwägung zu ziehen:

- Krebs der Gebärmutter, des Gebärmutterhalses, der Eierstöcke, Eileiter bzw. der Scheide.
- Extreme Endometriose, die auf andere Behandlungen nicht anspricht (dies ist das Austreten von Gebärmutterschleim aus dem Uterus).
- Zahlreiche *große* gutartige Myome, die auf die Blase oder andere Organe drücken könnten.
- Starke und lang anhaltende Blutungen, die nicht auf eine Curettage oder andere Behandlungen ansprechen.
- *Chronische* Erkrankung oder Infektion der Eileiter oder Eierstöcke.

Die zweite Meinung

Wenn es sich nicht um einen Notfall handelt, holen Sie *immer* eine zweite Meinung ein. Die Entfernung der Gebärmutter ist gewöhnlich eine Entscheidung, die nicht unter Druck zustande kommt, Sie haben also genügend Zeit, um sich die Sache gut zu überlegen und sich einen unnötigen Eingriff zu ersparen. Zögern Sie nicht, einen zweiten Arzt zu Rate zu ziehen. Dies ist eine in der Medizin übliche und bewährte Praxis und sollte für alle selbstverständlich sein, die vor einer nicht unbedingt nötigen Operation stehen – insbesondere auf dem Gebiet der Gynäkologie, wo der Meinung des ersten Arztes oft widersprochen wird.

Die zweite Meinung sollte *unabhängig* von der ersten erfolgen, und Sie können sie sich auf verschiedene Weise verschaffen. Sie können Ihren behandelnden Arzt bitten, Sie an einen anderen Chirurgen zu überweisen, der mit seiner eigenen Praxis nicht in Verbindung steht. Sie können sich auch selbst einen anderen Chirurgen suchen, indem Sie Bekannte um Empfehlungen bitten. In den USA steht Ihnen auch ein telefonischer Auskunftsdienst zur Verfügung, der genau darauf spezialisiert ist. Über diese bundesweit erreichbare, gebührenfreie Nummer erfahren Sie örtliche Adressen und eine Liste von Fragen, die Sie dem Chirurgen stellen sollten. Wen auch immer Sie schließlich wählen, sagen Sie diesem Chirurgen, daß Sie seine/ihre Meinung hören wollen, aber daß er/sie die Operation nicht ausführen wird, sollte sie tatsächlich nötig sein. Sie können Ihren Arzt bitten, den anderen zu informieren – ihm zumindest eine Kopie Ihrer Krankheitsgeschichte zu übermitteln. Vielleicht ziehen Sie es aber vor, einen zweiten Arzt zu konsultieren, ohne daß Informationen ausgetauscht wurden. Wenn der erste Arzt Ihrem Wunsch, eine zweite Meinung zu hören, ablehnend gegenübersteht, dann ist gerade dies ein Hinweis, zu jemand anderem zu gehen.

Falls die zweite Meinung der ersten widerspricht oder falls Sie immer noch nicht überzeugt sind, daß die Operation notwendig ist, dann ziehen Sie einen dritten Arzt zu Rate. Ihre Krankenversicherung kommt in der Regel für die Kosten auf.

Brustkrebs

In den letzten Jahren habe ich vermehrt gehört, daß Freundinnen wegen eines Knotens in der Brust zum Arzt gehen. Die meisten erfahren zu ihrer Erleichterung, daß die Geschwulst gutartig ist. Manche müssen der erschreckenden und schmerzlichen Realität ins Auge sehen, daß sie einen bösartigen Tumor haben. Jede Frau sollte soviel wie möglich über diese Dinge wissen, weil es eine Tatsache ist, daß jede elfte Frau an Brustkrebs erkrankt – in der Regel, aber nicht immer, nach dem 35. Lebensjahr. Brustkrebs ist weiterhin die häufigste Todesursache bei Frauen in den mittleren Jahren bis zum Alter von 55, wonach Herzerkrankungen an seine Stelle treten. Aber es gibt Maßnahmen, die wir ergreifen können, um unsere Chancen zu verbessern.

Wie jeder Krebs ist auch Brustkrebs eine Erkrankung der Zellen. Tatsächlich gibt es etwa 15 verschiedene Arten von Brustkrebs. Beispielsweise wachsen manche Tumoren und dringen schließlich in andere Gewebe außerhalb der Brust ein, während bei anderen das Wachstum zum Stillstand kommt, bevor sich Metastasen bilden. Die schlechte Nachricht über jede Art von Brustkrebs ist, daß bisher weder die Ursache noch ein Heilmittel gefunden wurde und daß die Sterblichkeitsrate in den letzten 50 Jahren mehr oder weniger konstant geblieben ist. Und trotz der Tatsache, daß Brustkrebs die *häufigste* Ursache des Krebstodes für *alle* Frauen ist und für Frauen in den mittleren Jahren eine besondere Gefahr darstellt, werden in den USA nur *4 Prozent* der gesamten Krebsforschungsmittel für das Studium von Brustkrebs aufgewendet. Wir müssen darauf hinarbeiten, daß sich das ändert. Die gute Nachricht ist, daß dennoch erhebliche Fortschritte erzielt wurden. Die Behandlung des Brustkrebses ist heute oft weniger radikal als in der Vergangenheit, und wenn der Tumor frühzeitig entdeckt ist, sind die Chancen für ein längeres Überleben weitaus besser.

Vorbereitet sein

Nachstehend meine Erkenntnisse, was zu tun ist, falls Sie glauben, ein Anzeichen von potentiellem Krebs in einer Brust entdeckt zu haben. Zu diesen Anzeichen zählen:

- Ein Knoten oder eine Verdickung in der Brust.
- Ein Ausfluß aus der Brustwarze.
- Abschuppen der Haut, insbesondere um die Brustwarze.
- Eine Veränderung der Farbe oder Hautstruktur.
- Eine Grübchen- oder Faltenbildung.
- Eine Veränderung der Form.
- Jede Veränderung der normalen Abläufe, die nicht mit dem Menstruationszyklus zusammenhängen.

Das erste, woran Sie sich erinnern sollten, wenn Sie eine oder mehrere der genannten Veränderungen an sich feststellen, ist, daß sich 85 Prozent der entdeckten Knoten als gutartig erweisen. Solche Brustknoten sind tatsächlich häufiger, als man annimmt. Dieses Wissen wird Ihnen, wie ich hoffe, helfen, Ihre Furcht zu überwinden und sofort zum Arzt zu gehen, falls Sie etwas Auffälliges an Ihren Brüsten bemerken. Dies ist als erstes zu tun. Vielleicht ziehen Sie es vor, zunächst zu Ihrem Hausarzt oder Gynäkologen zu gehen. Eine andere Möglichkeit ist, einen Arzt aufzusuchen, der auf die Entdeckung und Diagnose von Brusterkrankungen spezialisiert ist. (Dies sollte vor *jedem* chirurgischen Eingriff geschehen.) Einen solchen Spezialisten können Sie auf Empfehlung Ihres Hausarztes und Gynäkologen, durch Freundinnen oder Universitätskliniken und in den USA durch einen Anruf bei einer bundesweiten, gebührenfreien Linie oder bei der örtlichen Krebsliga erfahren.

Die Diagnose sollte in mehreren Schritten erfolgen (falls der von Ihnen gewählte Arzt von diesem Schema abweicht, sollten Sie ihn/sie nach dem Grund fragen).

Der Arzt nimmt zunächst eine manuelle Brustuntersuchung vor und macht zwei ganz wichtige Tests: eine *Mammographie,* das ist eine

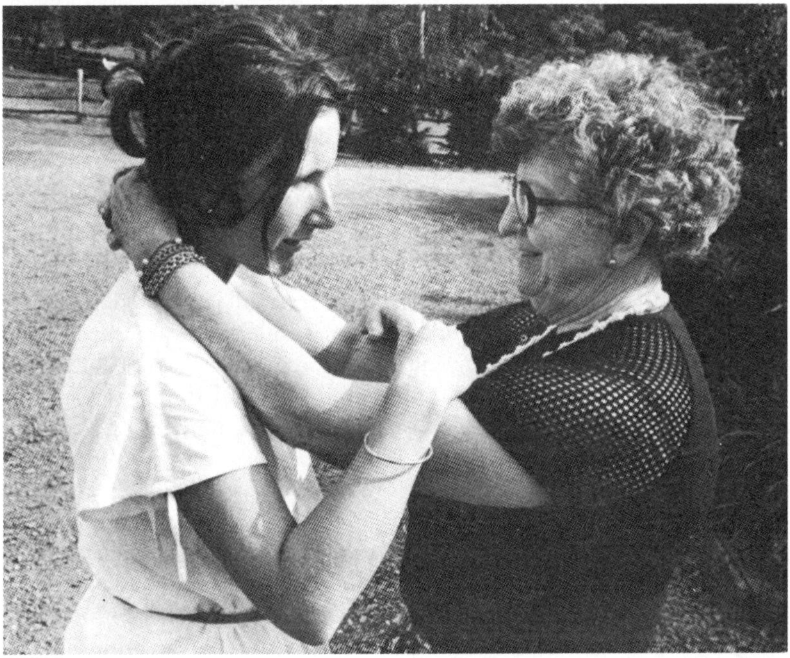

Röntgenaufnahme der Brust, und eine *Nadelpunktion* des Knotens. Mit Hilfe einer dünnen Nadel läßt sich in der Regel Flüssigkeit aus der Geschwulst absaugen, wenn es sich lediglich um eine gutartige Zyste handelt, und diese Flüssigkeit wird dann analysiert. (Dies ist nicht schmerzhaft.) Auf dem Mammogramm werden mit 85prozentiger Sicherheit Tumoren sichtbar, die zu klein sind, um getastet werden zu können. Man kann auch andere, weniger genaue »Brustbilder« anfertigen, die zur Nachfolgeuntersuchung dienen können. Bei der Thermographie werden Anomalien mit Hilfe eines Infrarot-Scanners (auch Szintigraphiegerät) entdeckt; sie eignet sich am besten zur Überprüfung und Beobachtung von Veränderungen in der Brust über längere Zeiträume. Bei der Ultrasonographie dienen Schallwellen zur Feststellung von Anomalien, aber die Ultraschallmethode eignet sich am besten zum Auffinden von Zysten und nicht zur Unterscheidung zwischen gutartigen und bösartigen Knoten, wie das ein Mammogramm kann.

Falls die Punktion keine Flüssigkeit ergibt oder die Laboranalyse und das Bruströntgen Zweifel offenlassen, dann empfiehlt der Arzt eine *operativ durchgeführte Biopsie,* bei der gewöhnlich die gesamte Geschwulst zum Zwecke der Laboranalyse entfernt wird. In früheren Jahren wurden die Patientinnen aufgefordert, eine Erklärung zu unterschreiben, die den Chirurgen ermächtigte, die gesamte Brust zu entfernen, falls eine rasche Untersuchung des Gewebes Krebs ergab. *Dieses Pauschalverfahren wird nicht mehr empfohlen.* Ein kurzes Intervall zwischen Biopsie und der erforderlichen Operation wird heute vorgezogen, falls Brustkrebs diagnostiziert wird. Ein solches Intervall gibt uns Gelegenheit, unsere Operation zu erwägen und zusammen mit dem Arzt über die beste Behandlungsmethode zu entscheiden. Dadurch hat auch das Labor Gelegenheit, das Gewebe sorgfältiger zu studieren, und der Arzt kann das Ausmaß und den Typus des Krebses genauer bestimmen.

Optionen

Das Wichtigste, was wir über die chirurgischen Optionen wissen sollten, ist, daß die Brust nicht unbedingt entfernt werden muß. Man kommt immer mehr von der früheren entstellenden »radikalen Mastektomie« ab. Bei diesem Verfahren, das manchmal nach dem Arzt, der es einführte, auch als Halsted bezeichnet wird, wurde nicht nur die gesamte Brust, sondern auch die darunterliegende Brustmuskulatur und das im ganzen Brustkorb und unter dem Arm verzweigte Lymphsystem entfernt.

Die häufigste Behandlungsmethode ist heute die »totale Mastektomie« (früher als »gemäßigt radikale Mastektomie« bezeichnet). Bei diesem Eingriff werden die Brust und die Lymphknoten unter dem Arm entfernt, aber die Brustmuskeln bleiben erhalten. Es hat sich gezeigt, daß die Überlebensrate dabei dieselbe ist wie bei der weitergehenden Operation; außerdem ist danach eine Wiederherstellungsplastik der Brust möglich, falls Sie das wünschen. Man weiß heute, daß eine radikalere Amputation nicht notwendigerweise besser ist.

Bei einer anderen, relativ neuen und immer häufiger gewählten Alternative bleibt die gesamte Brust oder der größte Teil davon erhalten, und dieses Verfahren kann ebenso gute Überlebenschancen bieten. Dabei werden lediglich die Geschwulst selbst und das sie unmittelbar umgebende Gewebe und häufig einige der Lymphknoten unter dem Arm entfernt, um festzustellen, ob sich der Krebs ausgebreitet hat. Nach der Operation wird mit Strahlentherapie und später, falls der Krebs über die Brust hinaus vorgedrungen ist, mit Chemotherapie oder krebshemmenden Medikamenten behandelt. Zum Zeichen der Niederschrift werden Untersuchungen durchgeführt, um die Resultate der totalen Mastektomie und der Entfernung der Geschwulst mit *und* ohne Bestrahlung zu vergleichen.

Die Größe der Geschwulst ist ein wesentlicher Faktor für die Entscheidung, ob sich die Operation auf diese beschränken kann, deshalb ist die frühzeitige Entdeckung so wichtig. Eine Geschwulst mit einem Durchmesser von weniger als zweieinhalb Zentimeter ist am ungefährlichsten (erstes Stadium). Eine Geschwulst mit einem Durchmesser von weniger als 5 cm mit oder ohne Nachweis von Metastasen *kann* für eine beschränkte Operation in Frage kommen (zweites Stadium). Zum Glück wird die überwiegende Mehrzahl aller Brustkarzinome entdeckt, bevor diese Stadien überschritten sind, etwa die Hälfte davon bereits im ersten Stadium.*

Vor einer Brustoperation sind mehrere weitere wichtige Schritte zu unternehmen. (1) Entscheiden Sie, ob Sie später eine Brustplastik wünschen, damit der Chirurg dies bei der Operation berücksichtigen kann. (Sollten Sie sich jedoch erst nachher dazu entschließen, ist eine solche plastische Chirurgie immer noch möglich.) (2) Sorgen Sie von vornherein dafür, daß das Brustgewebe sofort nach der Entfernung auf seine Ansprechbarkeit durch Östrogen und Progesteron untersucht wird. Ein Drittel aller Brustkrebse sind stark hormonabhängig, das heißt, daß sie durch die körpereigenen Hormone gefördert werden. Für ein Drittel trifft dies nicht zu, und das restliche Drittel liegt irgendwo dazwischen. Der Östrogentest ist inzwischen allgemein üblich, dagegen ist der Progesterontest noch ziemlich neu, und Sie sollten sich vergewissern, daß Vorbereitungen für beide Tests getroffen werden. Die Ergebnisse sollten einen bleibenden Bestandteil Ihrer Krankengeschichte bilden. Diese informieren den Arzt darüber, ob die Beeinflussung Ihres Hormonspiegels in die Nachsorge einbezogen werden sollte und vielleicht einen Rückfall verhindern könnte. (3) Planen Sie schon im voraus ein Rehabilitationstraining.

* Falls Brustkrebs bereits im ersten Stadium entdeckt wird, beträgt die Chance, mehr als fünf Jahre zu überleben, heute 87 Prozent, und mehr als zehn Jahre 70 Prozent. Für die Behandlung im zweiten Stadium lauten die entsprechenden Zahlen 70 Prozent und 50 Prozent. Erfolgt die Entdeckung später, beträgt die Überlebensrate von mehr als fünf Jahren 57 Prozent.

Sprechen Sie mit Ihrem Arzt oder einer Krankengymnastin darüber. In den USA gibt es verschiedene Programme, z. B. eine Initiative der Amerikanischen Krebsgesellschaft und ein Angebot der YWCA oder die Angebote vieler jüdischer Gemeindezentren. Gründliches Training des Oberkörpers, das sowohl durch diese Programme als auch von meinem Fitneßprogramm angestrebt wird, ist ein entscheidender Aspekt der Wiederherstellung nach einer Brustoperation.

Vorsorge

Es wird angenommen, daß Brustkrebs, wie die meisten chronischen Krankheiten, keine einzelne Ursache hat. Die ersten Hinweise auf Möglichkeiten der Verhütung liefern uns die bekannten *Risikofaktoren:*

- persönliche Vorgeschichte von Brustkrebs
- Fälle von Brustkrebs in der Familie sowohl väterlicher- als auch mütterlicherseits, aber insbesondere bei der Mutter oder einer Schwester, speziell, wenn deren Krebs vor dem 40. Lebensjahr auftrat, und in erhöhtem Maß, wenn beide Brüste davon befallen waren
- Überschreitung des 40. Lebensjahres
- ein langes Fortpflanzungsstadium – aufgrund früher Menstruation (vor dem 12. Lebensjahr), einem späten Klimakterium (nach 50) oder beidem
- keine Schwangerschaften
- erstmalige Mutterschaft nach dem 35. Lebensjahr
- die Kinder wurden nicht selbst gestillt
- späte oder keine sexuelle Aktivität
- übermäßige Bestrahlung
- persönliche Vorgeschichte anderer Krebsarten
- persönliche Vorgeschichte gutartiger Tumoren, z. B. Fibrozystöse Mastopathie (Zysten in der Brust)
- extreme Fettleibigkeit oder Körpergröße
- Abstammung von europäischen Juden, nichtjüdischen Nordeuropäern und wohlhabenden schwarzen Frauen
- Bewohnerin industrialisierter Ballungszentren im Nordosten der USA.

Leider sind selbst diese Risikofaktoren noch einigermaßen ungewiß, deshalb müssen wir uns, bis mehr bekannt ist, *alle* so verhalten, als seien wir gefährdet, und müssen daher bestimmte Vorsichtsmaßnahmen ergreifen, die ich nachstehend zusammenfasse.

1. Monatliche Selbstuntersuchung der Brust

Die Wichtigkeit einer frühen Entdeckung haben Sie bereits gesehen. Die Selbstuntersuchung der Brust spielt dabei wahrscheinlich die wichtigste Rolle. Neunzig Prozent aller Brustknoten werden von den Frauen selbst oder deren Liebespartnern entdeckt – nicht vom Arzt. Das größte Problem bei der Selbstuntersuchung ist jedoch, daß die meisten von uns sie lieber meiden, weil es bedeutet, nach etwas zu suchen, was wir nicht finden wollen. Deshalb müssen wir uns vor Augen halten, daß die große Mehrzahl aller Knoten gutartig ist. Wir müssen also mit unseren eigenen Brüsten vertraut werden, müssen es uns zur Gewohnheit machen, sie auf Veränderungen hin zu beobachten, und sollten die Sicherheit erwerben, daß es uns gelingen wird, jede Veränderung frühzeitig zu erkennen. Ihre Ärztin/Ihr Arzt kann Ihnen zeigen, wie man die Brüste untersucht, und wird Ihnen gut erklären können, wie sich ein Knoten in der Brust anfühlt. Siehe auch das Diagramm auf Seite 264/265.

2. Periodische Untersuchungen durch Ihre Ärztin/Ihren Arzt

Auch Brustuntersuchungen durch Ihren Arzt sind wichtig, obwohl Sie Ihre eigenen Brüste selbst am besten kennen. Sie und Ihr Arzt sollten entscheiden, wie oft Sie ihn, je nach Ihrem Risikograd, aufsuchen sollten. Die Amerikanische Krebsgesellschaft empfiehlt im Alter von 20 bis 40 Jahren eine ärztliche Brustuntersuchung alle drei Jahre und danach einmal im Jahr.

3. Das Mammogramm

Zur *Diagnose* eines verdächtigen Brustknotens ist die Anfertigung eines Mammogramms unerläßlich. Die Mammographie zur *Untersuchung* scheinbar gesunder Brüste auf Krebs hin ist eine andere Sache und ein Schritt, den wir uns sorgfältig überlegen sollten. Der Vorteil ist, daß das Mammogramm Krebsgeschwülste entdecken kann, noch *bevor* Sie sie tasten können. Die Gefahr dabei ist, daß die Röntgenstrahlen ein Risikofaktor für Brustkrebs sind. Zum Glück gibt es inzwischen Röntgengeräte, mit denen es möglich ist, die Brust bei sehr geringen Strahlungsdosen zu durchleuchten.

Selbstuntersuchung der Brüste

Mit einiger Übung werden sich die folgenden drei einfachen Maßnahmen automatisieren. Nehmen Sie diese Untersuchungen *einmal monatlich* vor.

Vor der Menopause ist der beste Zeitpunkt zur Untersuchung der Brüste etwa eine Woche nach Ihrer Periode, wenn die Brüste gewöhnlich nicht empfindlich oder geschwollen sind. Nach der Menopause oder einer totalen Hysterektomie wählen Sie den ersten Tag des Monats für die regelmäßige Untersuchung.

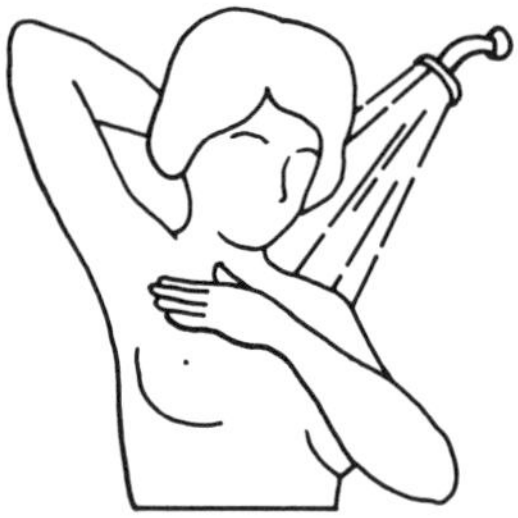

1. Unter der Dusche

Untersuchen Sie Ihre Brüste während des Badens oder Duschens; die Hände gleiten leicht über nasse Haut. Betasten Sie beide Brüste rundherum sachte mit ausgestreckten Fingern. Tasten Sie die linke Brust mit der rechten Hand ab und die rechte mit der linken. Achten Sie auf feste Knoten, Geschwülste oder Verdikkungen.

2. Vor einem Spiegel

Inspizieren Sie Ihre Brüste mit hängenden Armen. Strecken Sie dann die Arme nach oben. Achten Sie auf Veränderungen in der Kontur beider Brüste, auf Schwellungen, Grübchenbildung oder Veränderungen der Brustwarze. Stützen Sie als nächstes die Hände in die Hüften, und pressen Sie sie fest nieder, um die Brustmuskeln anzuspannen. Die linke und rechte Brust sind bei den meisten Frauen nicht genau gleich.

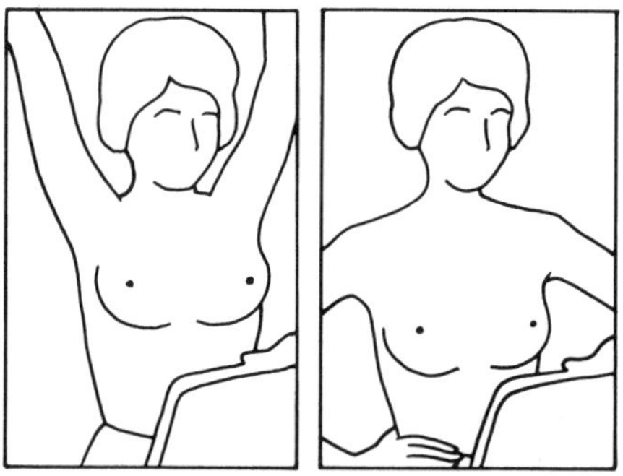

Regelmäßige Inspektion zeigt Ihnen, was für Sie normal ist, und gibt Ihnen Vertrauen zu Ihrem Urteil.

3. Im Liegen

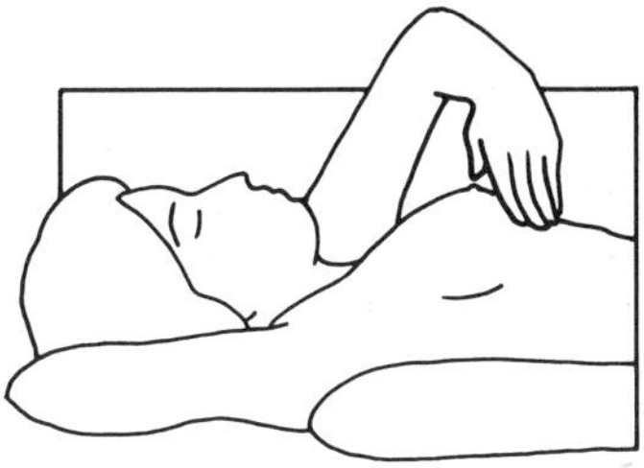

Um die rechte Brust zu untersuchen, legen Sie ein Kissen unter Ihre rechte Schulter. Legen Sie die rechte Hand hinter den Kopf – dadurch verteilt sich das Brustgewebe gleichmäßiger auf dem Brustkorb. Tasten Sie nun mit den gestreckten Fingern der linken Hand sachte in kleinen, kreisförmigen Bewegungen um ein imaginäres Zifferblatt herum. Beginnen Sie am obersten Teil Ihrer rechten Brust (zwölf Uhr), gehen Sie dann zu ein Uhr über und so weiter im Kreis herum, bis Sie wieder bei zwölf sind. Ein Wulst von festem Gewebe am unteren Bogen der Brust ist normal. Rücken Sie dann 2 cm nach innen zur Brustwarze hin; vollführen Sie diese Kreisbewegungen, bis Sie *jede Partie der Brust* einschließlich der Brustwarze untersucht haben. Dazu sind mindestens drei Kreisbewegungen nötig. Wiederholen Sie nun diese Prozedur mit der rechten Hand auf der linken Brust. Achten Sie darauf, wie sich Ihre Bruststruktur anfühlt.

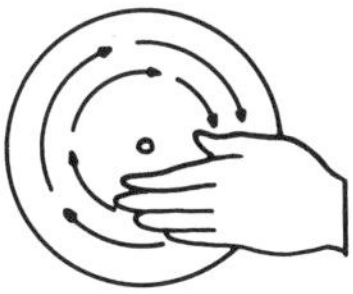

Drücken Sie zuletzt beide Brustwarzen zwischen Daumen und Zeigefinger. Jede Absonderung, ob farblos oder blutig, sollte sofort dem Arzt gemeldet werden.

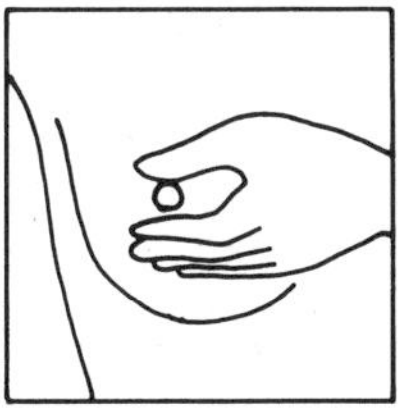

Das amerikanische National Cancer Institute empfiehlt Frauen der folgenden Kategorie, mit ihrem Arzt über die Ratsamkeit routinemäßiger Mammogramme zu sprechen:

- alle Frauen über 50
- Frauen über 40, deren Mütter oder Schwestern Brustkrebs hatten
- Frauen über 35, die bereits an Brustkrebs erkrankt waren.

Die *American Cancer Society (ACS)* geht noch etwas weiter und empfiehlt *allen* Frauen, zwischen dem 35. und 40. Lebensjahr ein sogenanntes Baseline-Mammogramm machen zu lassen, das Bestandteil ihrer Krankengeschichte wird. Damit ist ein Bild zu Vergleichszwecken bei späteren Tests vorhanden. Die ACS empfiehlt auch, mit den Ärzten über die Möglichkeit der Anfertigung weiterer Mammogramme in den Vierzigern zu sprechen. Sie empfiehlt ein *jährliches* Mammogramm für alle Frauen über 50. Was immer Sie mit Ihrem Arzt beschließen, vergewissern Sie sich stets, daß modernste Geräte mit minimaler Dosis verwendet werden.* Falls Sie sich aus irgendeinem anderen Grund röntgen lassen müssen, vergewissern Sie sich stets, daß Ihre Brüste vorsichtshalber abgeschirmt sind.

4. Richtige Ernährung und regelmäßige Bewegung

Die Ernährung wird inzwischen als ein *wichtiger* Faktor für die Entstehung von Brustkrebs angesehen – insbesondere eine *fettreiche Kost.* Die höchsten Krebsraten treten in Ländern wie dem unseren auf, die den höchsten Fettkonsum haben. Umgekehrt gibt es in Ländern mit fettarmer Kost nur wenig oder gar keinen Brustkrebs. Amerikanerinnen konsumieren beispielsweise mehr als dreimal soviel Fett wie Japanerinnen – bei denen Brustkrebs nahezu unbekannt ist. Japanerinnen, die in den Westen emigrieren und westliche Ernährungsgewohnheiten annehmen, werden plötzlich für Brustkrebs anfällig. Die Hypothese lautet, daß das Fett in der Nahrung indirekt einen östrogenen Nährboden bilden könnte, der bestimmten Arten von Brustkrebs förderlich ist.

* Die Mammographie-Richtlinien des *American College of Radiology* empfahlen 1983 eine Dosis von nicht mehr als 1 rad (Einheit der absorbierten Strahlendosis) für eine Untersuchung beider Brüste aus jeweils zwei Perspektiven (das heißt insgesamt vier Bilder). Die neuesten Geräte halten diesen Grenzwert ein.

Zur Verminderung sämtlicher Krebsarten sind die folgenden Ernährungsrichtlinien wichtig:

- Essen Sie weniger gesättigtes *und* ungesättigtes Fett.
- Essen Sie mehr komplexe Kohlenhydrate.
- Nehmen Sie viel Nahrung mit einem hohen Gehalt an Vitamin C und Vitamin A zu sich (bzw. Beta-Karotin, dem Vitamin-A-Vorläufer, der in dunkelgrünem und orangefarbenem Gemüse wie Karotten enthalten ist).
- Essen Sie reichlich Gemüsearten wie Broccoli, Kohl, Blumenkohl, Rosenkohl und Spinat, die eine besonders starke entgiftende Wirkung zu haben scheinen.
- Vermeiden Sie Industrieprodukte und deren Zusätze.
- Halten Sie Ihr Normalgewicht, und bemühen Sie sich nötigenfalls, überschüssiges Fett loszuwerden.
- Trinken Sie Alkohol in mäßigen Mengen, falls überhaupt.
- Rauchen Sie nicht.

Die Rolle des Immunsystems beim Schutz vor Krebs ist noch nicht vollständig bekannt, aber richtige Ernährung und regelmäßiges Körpertraining trägt dazu bei, Ihr Immunsystem voll funktionsfähig zu erhalten.

5. Maßnahmen gegen gutartige Brustgeschwülste

Etwa jede fünfte Frau weist gutartige Fibrome (Bindegewebsgeschwülste) und Zysten (mit Flüssigkeit gefüllte Hohlräume) der Brust auf (fibrozytische Mastopathie). Diese Zysten und Fibrome verursachen eine ähnliche Empfindlichkeit und Schwellung, wie wir sie oft vor oder während der Menstruation haben, jedoch unabhängig davon. Ein unmittelbarer Zusammenhang mit Brustkrebs ist nicht nachgewiesen, aber im Augenblick scheint die Fibrozystöse Mastopathie ein *möglicher* Risikofaktor zu sein.

Ärzte haben eine gewisse Besserung dieses Zustands erreicht, wenn die Frauen völlig auf Koffein verzichten und täglich bis zu 600 IE Vitamin E einnehmen (siehe Seite 53, »Ernährung, die uns fit hält«). Falls Sie an dem genannten Syndrom leiden, empfehle ich Ihnen, mit Ihrem Arzt über diese Diätvorschläge zu sprechen. Je geschwulstfreier Ihre Brüste sind, desto aufschlußreicher werden Ihre Selbstuntersuchungen sein und um so beruhigter werden Sie sich fühlen.

6. Warnung vor Östrogentherapie
Da manche Krebsarten hormonabhängig sind, kann die Östrogentherapie im Klimakterium ein Risikofaktor für Brustkrebs sein. Falls Sie beschlossen haben, Östrogen zu nehmen, vergewissern Sie sich, daß dessen Auswirkungen durch die Einnahme von Progesteron zu bestimmten vorgeschriebenen Zeiten kompensiert werden. Leider sind uns die langfristigen Wirkungen der Progesteron-Therapie als solcher noch nicht bekannt.

Rauchen Sie?

- Rauchen ist die wichtigste einzelne Ursache eines frühzeitigen Todes und verschiedenster Erkrankungen von Frauen und Männern.
- Frauen beginnen heute in einem früheren Alter zu rauchen. Unter den männlichen Jugendlichen ist die Zahl der Raucher abnehmend, während der Prozentsatz bei den Mädchen zunimmt, und je jünger die Frau anfängt, desto größer ist die Wahrscheinlichkeit, zur Gewohnheitsraucherin zu werden.
- Mehr Frauen werden heute starke Raucherinnen. Amerikanerinnen sind die stärksten Raucherinnen von allen Frauen der Welt – *insbesondere Amerikanerinnen im Alter von 35–44.*
- Das Risiko einer Raucherin, an Lungenkrebs zu sterben, ist um das Acht- bis Zwölffache erhöht, das Risiko, an einem Schlaganfall zu sterben, um das Dreifache, und das Risiko, an einem Herzinfarkt, Emphysem (Lungenblähung) oder chronischer Bronchitis zu sterben, ist doppelt so hoch wie bei Nichtraucherinnen.

Ich wende mich in diesem Abschnitt an die 30 Prozent Amerikanerinnen, die rauchen. Die meisten von ihnen *wollen* aufhören. Das ist nicht das Problem. Es liegt auch nicht an Charakterschwäche, das dies so schwierig ist. Das Rauchen aufzugeben, gilt als ebenso schwer, wenn nicht noch schwerer, als der Verzicht auf Alkohol. Es ist auch bekannt, daß es den Frauen oft schwerer fällt, von den Zigaretten zu lassen, als den Männern – obwohl beide Geschlechter echte Fortschritte im Kampf gegen das Rauchen erzielt haben. Heute gibt es mehr Exraucher/innen als je zuvor. Denjenigen, die noch rauchen, möchte ich helfen, mit diesem Gespenst fertig zu werden, indem ich noch etwas näher auf seine bereits erwähnten raschen Alterungswirkungen eingehe.

In den letzten paar Jahrzehnten hat sich die Gesundheit der Frauen in fast jeder Hinsicht gebessert – mit einer auffallenden Ausnahme: Lungenkrebs. Tatsächlich könnte Lungenkrebs zu dem Zeitpunkt, da Sie dies lesen, Brustkrebs bereits als führende Ursache des Krebstodes von Frauen überholt haben – in Kalifornien und Washington ist dies bereits geschehen! Bei Männern ist er bereits der häufigste Killerkrebs. Wir holen schnell auf, vor allem, weil Frauen jetzt ebensoviel rauchen wie Männer. Frauen haben zur Zeit des Zweiten Weltkriegs in großer Zahl zu rauchen begonnen, und die Auswirkungen dieser Entwicklung werden wir noch viele Jahre zu sehen bekommen.

Das niederschmetternde Faktum in bezug auf den Lungenkrebs, der sich gewöhnlich in den mittleren Jahren zeigt, ist, daß nur etwa fünf bis zehn Prozent der davon Befallenen geheilt werden. Lungenkrebs ist weitaus letaler und schwieriger, früh zu entdecken, als Brustkrebs. Obwohl also heute weniger Frauen an Lungenkrebs als an Brustkrebs erkranken, ist das Todesrisiko größer, weil Lungenkrebs am schwersten zu bekämpfen ist. Aber auf der positiven Seite ist er wahrscheinlich am leichtesten zu *verhindern*. In den meisten Fällen brauchen wir bloß das Rauchen aufzugeben.

Was läßt uns weiterrauchen? Gewohnheit. Streß. Andere Familienmitglieder, die rauchen. Das Nikotin, das möglicherweise physisch suchterzeugend wirkt. Und insbesondere die Tabakindustrie, für die die Frauen eine Hauptzielgruppe darstellen.

Die Zigarettenreklame macht etwa 10 bis 16 Prozent aller Anzeigen in Frauenzeitschriften aus.*

Die Zigarettenwerbung hat von Anfang an alle Frauen, die rauchen, mit der Fata Morgana der Schlankheit gelockt – »Greifen Sie zu einer Lucky statt zu einem Bonbon«. Inzwischen ist sie zur Trittbrettfahrerin der Frauenbewegung geworden: Die »unabhängige Karrierefrau« gilt nun als lukrativster Markt der Zigarettenwerbung – »Sie haben es weit gebracht«. Die Zigaretten werden nicht nur als »leicht« angepriesen, sie versprechen uns die Freiheit, Gelassenheit, sexuelle Attraktivität, Energie und Selbstsi-

* Eine wachsende Anzahl von Zeitschriften weigern sich inzwischen grundsätzlich, solche Anzeigen zu veröffentlichen. Zu diesen lobenswerten Periodika zählen *Good Housekeeping, Seventeen, Mother Jones, Prevention* und *National Geographic.*

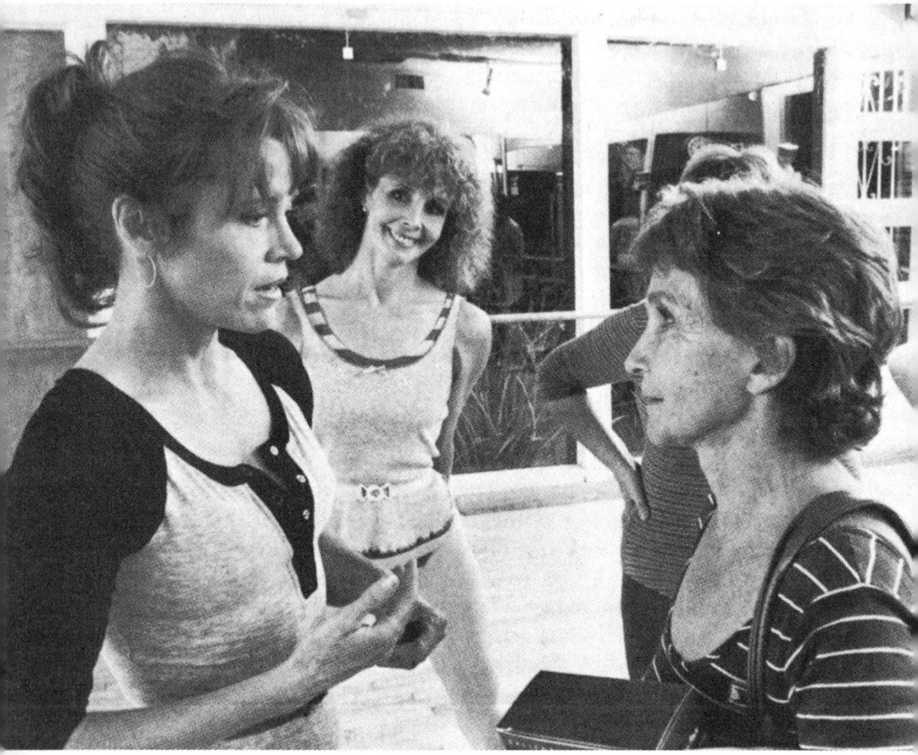

Hier unterhalte ich mich nach dem Prime Time Training mit Hazel Washburn, die es geschafft hat, sich das Rauchen abzugewöhnen.

cherheit, die uns den Erfolg im Berufsleben und in der Liebe sichern sollen. Virginia Slims stehen heute Seite an Seite neben dem Marlboro Man – eine Tragödie der Chancengleichheit, wie ich finde. Sagen wir nein zu den Dingen, die uns zum Rauchen verführen.

Auf Zigaretten mit niedrigem Teer- und Nikotingehalt umzusteigen, kann das Risiko von Lungenkrebs und Herzerkrankungen bis zu einem gewissen Grad reduzieren – aber nur, wenn Sie nicht öfter oder tiefer inhalieren, und nur, wenn Sie die Zahl der Zigaretten nicht erhöhen, was Raucher/innen gewöhnlich tun, wenn sie auf leichtere Zigaretten umsteigen. »Leichte« zu rauchen, ist *keine* realistische Alternative zum völligen Verzicht auf Zigaretten. Sie enthalten immer noch die schädlichen drei Gifte: Teerstoffe, Nikotin und Kohlenmonoxid. Außerdem werden heute Zusätze verwendet, um das Aroma zu ersetzen, das durch den schwächeren Tabak verlorengeht. Durch diese Zusätze könnten sich die Gefahren des Rauchens *erhöhen,* statt sich zu vermindern. Und niemand außer der Tabakindustrie weiß, welches diese Zusätze sind.

Kurz, es gibt keine gefahrlose Zigarette.

Ich bin keine Raucherin, aber ich habe mit vielen Frauen gearbeitet, die das Rauchen aufgegeben und statt dessen ein Programm zur Verbesserung ihrer gesamten Fitneß begonnen haben. Nach allem, was ich gesehen und gehört habe, rate ich Ihnen, zunächst zu entscheiden, auf welche Weise Sie persönlich das Rauchen aufgeben wollen. Ein gesundes Ernährungs- und Fitneßprogramm, wie ich es vorgestellt habe, kann eine enorme Hilfe sein, da es den anfänglichen Streß des Aufhörens vermindert und Ihren Widerstand gegen Rückfälle stärkt. Es stehen auch viele gute Hilfsmittel zur Verfügung, manche davon kostenlos, die ich unter den Bezugsquellen anführe. Aber halten Sie sich vor Augen, daß das Rauchen zu den Gewohnheiten zählt, mit denen am schwersten zu brechen ist. Erwarten Sie nicht, daß es leicht sein wird. Es kann sein, daß Sie mehr als ein Jahr lang gegen ein Verlangen zu rauchen anzukämpfen haben. Wappnen Sie sich also innerlich mit Ihrer ganzen Kraft, um diesen Kampf zu gewinnen.

TESTING, TESTING

Nachstehend eine Liste ärztlicher Untersuchungen, deren routinemäßige Durchführung von Medizinern und medizinischen Organisationen empfohlen wird. Durch diese Vorschläge will ich Sie nicht der Notwendigkeit entheben, mit Ihrem Hausarzt zu entscheiden, welche Tests am besten für Sie sind. Ein guter Arzt wird Sie umfassend darüber aufklären. Aber es empfiehlt sich immer, auch selbst einen Überblick zu haben, insbesondere, falls Sie noch keinen Arzt gefunden haben, dem Sie Vertrauen entgegenbringen. Die folgenden Empfehlungen sind kein starres Schema.

Schieben Sie einen Arztbesuch niemals hinaus, wenn Sie außergewöhnliche Symptome feststellen.

Alljährlich

Untersuchung der Zähne

Alle sechs Monate ist noch besser. Im Alter von 60 Jahren verlieren 45 Prozent der Amerikaner/innen ihre Zähne – nicht infolge des Alters oder von Karies, sondern in der Regel infolge von Parodontose, die durch mangelhafte Zahnpflege bedingt ist. Bakterieller Zahnbelag, die sogenannte Plaque, setzt sich unterhalb des Zahnfleisches fest. Die stützenden Knochen bilden sich zurück, um sich vor Infektion zu schützen, und die Folge ist, daß die Zähne ausfallen. Gründliche Reinigung der Zahnzwischenräume mit Zahnseide sowie tägliches Bürsten mit der schonendsten Zahnpasta, die Sie finden können, ist ebenso wesentlich für den Schutz vor Parodontose wie regelmäßige Besuche beim Zahnarzt zur Überprüfung und Säuberung der Zähne. Alle zwei Jahre empfiehlt es sich, die Zähne durchleuchten zu lassen.

Gynäkologische Untersuchung

Nach dem 40. Lebensjahr sollte dies stets eine Papanicolaou-Karzinomdiagnostik zur Feststellung von Gebärmutterhalskrebs einschließen. Sexuell aktive Frauen mit mehreren Partnern sollten diesen Abstrich zweimal jährlich machen lassen. Bis zum 40. Lebensjahr wird dieser Abstrich alle drei Jahre empfohlen, falls das Ergebnis in zwei aufeinanderfolgenden Jahren negativ gewesen ist (es sei denn, Sie gehören einer speziellen Risikogruppe an). Bei dieser Gelegenheit empfiehlt es sich, auch gleich eine Brustuntersuchung vornehmen zu lassen.

Rektale Untersuchung

Nach dem 40. Lebensjahr ist diese Untersuchung wichtig, um Dickdarmkrebs auszuschließen, der bei Frauen in den mittleren Jahren die dritthäufigste Ursache des Krebstodes ist.

Nach dem 50. Lebensjahr sollte ein jährlicher Stuhltest und möglicherweise eine tiefere rektale Untersuchung vorgenommen werden.

Allgemeine körperliche Untersuchung
Folgende Tests werden am besten einmal im Jahr durchgeführt:
- Blutdruckmessung
- ein vollständiges Blutbild, das die Blutfettwerte und eine Untersuchung auf Anämie einschließt
- eine Urinuntersuchung, bei der der Zucker, Protein- und Kalziumspiegel festgestellt wird.

Alle zwei Jahre

Glaukomtest
Mit zunehmendem Alter erhöht sich die Anfälligkeit für Glaukom (grüner Star). Dieses Augenleiden ist durch eine Verhärtung des Auges und extrem hohen Druck im Augapfel gekennzeichnet, der den Sehnerv schädigen und Blindheit verursachen kann. Nach dem 40. Lebensjahr wird alle zwei Jahre eine Augenuntersuchung empfohlen, die einen Glaukomtest einschließt. Lassen Sie diese von einem Augenspezialisten durchführen.

Mit Ihrem Arzt entscheiden

- Vergleichs- und Nachfolge-Mammogramme
- Vergleichs-Knochenmessung wegen Osteoporose (falls die nötige Ausrüstung vorhanden ist)
- Abstände der Brustuntersuchungen durch den Arzt
- Abstände der gynäkologischen Untersuchungen und Tests, falls gegenwärtig eine Östrogentherapie erfolgt.

Vollständige körperliche Untersuchung

Eine gute Faustregel für die Häufigkeit einer vollständigen Durchuntersuchung, bei der *alles* überprüft wird und die die meisten der oben erwähnten Tests einschließt, ist folgende: drei in den Dreißigern, vier in den Vierzigern, fünf in den Fünfzigern und einmal jährlich ab dem 60. Lebensjahr.

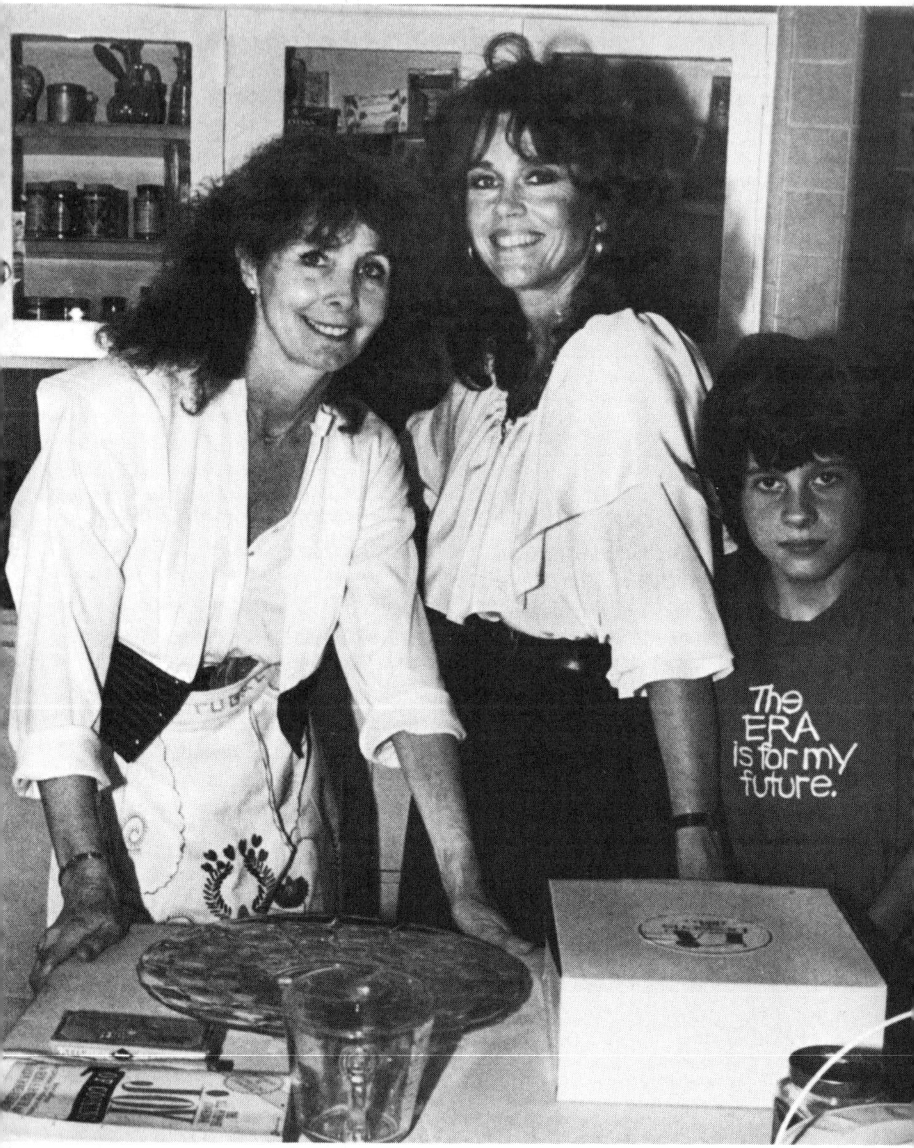
The
ERA
is for my
future.

KAPITEL 2

Schluß: Ein Blick von der Brücke

Ein Jahr ist vergangen, seit wir mit der Niederschrift dieses Textes begonnen haben. Wir sind weiter herumgereist und haben ein viel größeres Terrain bearbeitet, als ich anfangs erwartete. Mignon hat sich zur wahrscheinlich jüngsten Expertin über die Lebensmitte entwickelt. Zusammen haben wir stellvertretend an jedem Symptom gelitten, über das wir geschrieben haben. Nichts ist uns erspart geblieben.

Für mich persönlich ist die Arbeit an diesem Buch äußerst wichtig gewesen. Nachdem ich mich so gründlich mit der Erfahrung der mittleren Jahre auseinandergesetzt und alle Facetten davon kennengelernt habe, fürchte ich mich weniger vor dem Älterwerden, ich fühle mich auf das Kommende besser vorbereitet und bin entschlossen, aus diesem Abschnitt meines Lebens das Allerbeste zu machen. Ich hoffe, daß das auch für Sie gilt.

Ich bin mehr denn je davon überzeugt, daß wir es unseren Kindern schulden – unseren Mädchen *und* Jungen –, ein neues Image der Frauen aufzubauen, das altersunabhängig ist und ein Bild reifer Schönheit, reifer Sexualität und die Möglichkeit einer tatkräftigen Rolle bis in das hohe Alter einschließt. Sonst wird die Jugend keinen Anreiz sehen, sich auf ihre Zukunft vorzubereiten – und wir ebensowenig. Wenn wir weiterhin dem Glauben anhängen, daß wir Frauen nichts anderes anzubieten haben als ein junges Gesicht und einen jungen Körper sowie die Fähigkeit, Kinder in die Welt zu setzen, dann wird das Älterwerden eine ebenso peinigende Vorstellung bleiben, wie sie es für unsere Vorgängerinnen gewesen ist. Wir werden dann in zunehmendem Alter zunehmend verletzbarer sein. Wir

Shirlee, Troy und ich bei den Vorbereitungen zu Vaters Geburtstag, der sein letzter sein sollte.

werden uns der Erfüllung berauben, die darin besteht, jeden Aspekt unseres Lebens zu entwickeln.

Wir Frauen müssen mit der alten Mär aufräumen, daß die Weiblichkeit in der Lebensmitte endet, wir Frauen allein müssen Frausein neu definieren. Wir haben der Jugend eine einzigartige Perspektive anzubieten, da wir zwischen den Generationen stehen, zwischen alten und neuen Wertvorstellungen, zwischen alten und neuen Gesetzen – einen Blick von der Brücke.

Wir sind die Pionierinnen – die erste Generation von Frauen, die sich bewußt und stolz zu ihren mittleren Jahren bekennen und für uns selbst und unsere Töchter einen positiven neuen Weg durch einen früher mißverstandenen und ignorierten Lebensabschnitt bahnen. Es liegt an uns. Wir sind reife Frauen.

Vanessa und ich zu Beginn des Sommers 1984.

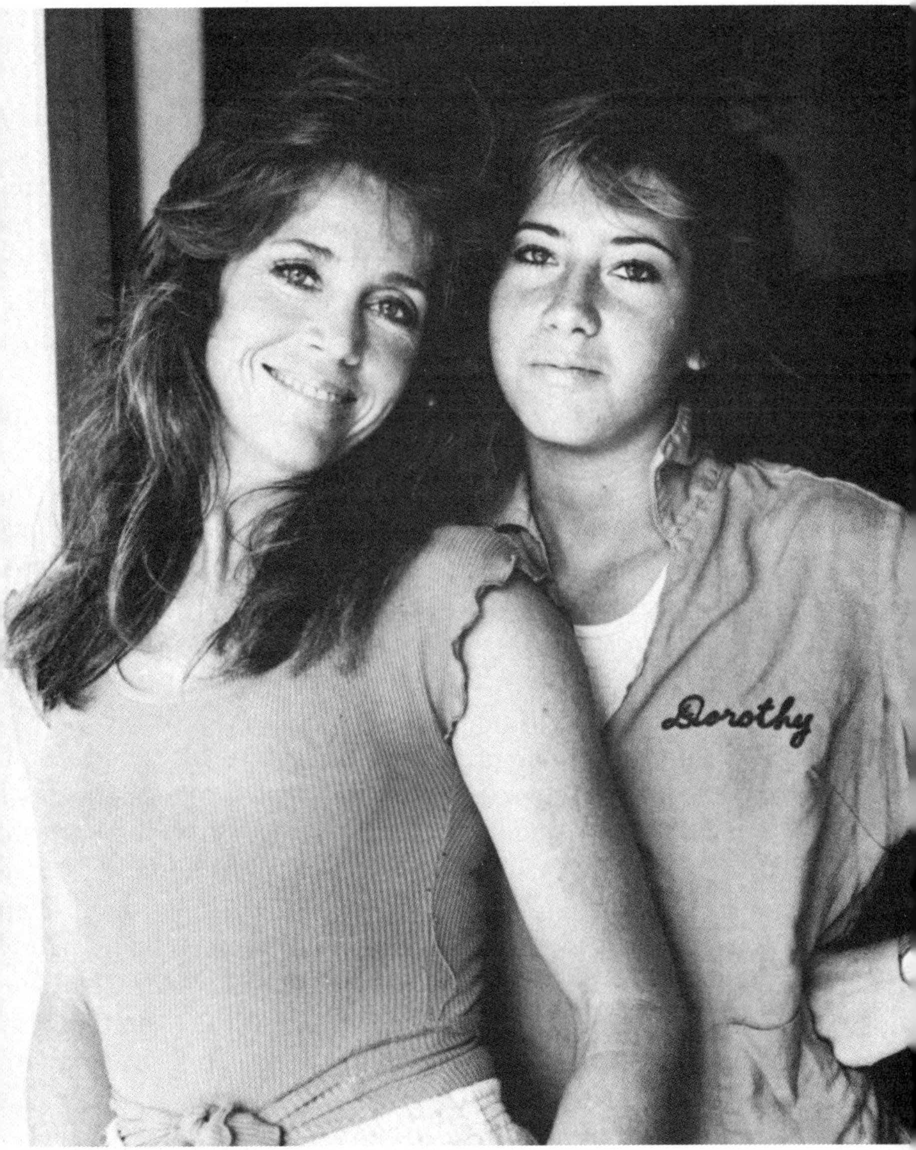
Dorothy

Danksagungen

Mein Dank all jenen, die mich so großzügig unterstützten, indem sie mir ihre Zeit und Energie zur Verfügung stellten:

Evelyn Anderson, R. N., Ph. D., Ko-Koordinatorin der Menopause Clinic, Medizinische Fakultät der Universität von Kalifornien, San Diego, und Professorin für Säuglingspflege, Universität von San Diego; Jeffrey Bland, Ph. D., Professor für Ernährungsbiochemie, Universität von Puget Sound; das Boston Women's Health Collective; Femmy De-Lyser, R. N., Geburtserzieherin und Direktorin des Trainingsprogramms für Schwangerschaft, Geburt und Rekonvaleszenz am Jane Fonda Workout Studio; Jay Fliegelman, Professor, Fachbereich Englisch, Stanford University; James F. Fries, M. D., Associate Professor für Medizin an der Stanford Universität und Direktor der Stanford Arthritis Clinic; James G. Garrick, M. D., Direktor des Center for Sports Medicine, Saint Francis Memorial Hospital, San Francisco; Sadja Greenwood, M. D., M. P. H., Min An Health Center, San Francisco; Sonia Hamburger, Ko-Koordinatorin der Menopause Clinic, Universität von Kalifornien, San Diego; Henry G. Harter, D. C.; Michael F. Jacobson, Ph. D., Executive Director, Center for Science in the Public Interest; Gayle Kamer; Michael D. Lockshin, M. D., Professor der Medizin, Fachbereich Rheumatologie, Medical College der Cornell Universität und Attending Physician, Hospital for Special Surgery, New York; Judy Mahle Lutter, Präsidentin, Melpomene Institute of Women's Health Research; Maryann Napoli, Center for Medical Consumers and Health Care Information, New York; das National Institute on Aging; das National Women's Health Network; Morris Notelovitz, M. D., Ph. D., Direktor, Center for Climacteric Studies und Professor für Geburtshilfe und Gynäkologie, Universität von Florida; Maxine Ostrum, M. D.; Jane Porcino, Ph. D., Direktorin, Fachbereich Gerontologie, State University von New York in Stony Brook und Ko-Direktorin, National Action Forum for Older Women; Aviva Rahmani,

Malerin; Robert W. Rebar, M. D., Professor und Leiter der Abteilung für Fortpflanzungsendokrinologie und Unfruchtbarkeit, Prentice Women's Hospital, Northwestern University; Tish Sommers, Präsidentin, Older Women's League; und die Women's Equity Action League.

Mein Dank und meine Anerkennung gelten Carol Garabedian, Choreographin des Fitneßprogramms für die besten Jahre.

Meine Liebe und Dankbarkeit gilt meiner wunderbaren Stiefmutter, Shirlee Fonda.

Mein besonderer Dank gilt Georges Borchardt, unserem literarischen Agenten, seiner Frau und Kollegin Anne, Fred Hills, unserem Lektor bei Simon and Schuster, und den im verborgenen wirkenden Mitarbeiterinnen Leslie Ellen, Debi Karolewski, Denise Kurtzman und Jennifer Robertson.

Mignon möchte ihren persönlichen Dank an Camille Wenzel, Kim McCarthy, Leslie McCarthy, Suzanne McCarthy, Colleen Di Pilla, Laura Seitel, Joyce Sachs, Danielle Pellegrin, Mary Kushner, Mary Humboldt, Scott Altmann und Bob Mulholland für ihre Unterstützung und Ermutigung während der Arbeit an diesem Buch abstatten; und ein spezielles Dankeschön an Tootsie.

Anhang

Themenspezifische Publikationen und Kontaktadressen

Ernährung, die uns fit hält

Deutsche Gesellschaft für Ernährung DGE e. V.
Feldbergstr. 28, 6000 Frankfurt a. M. 1
Tel. 069 / 27 01 46
Aufklärung über richtige Ernährung. Schriften können kostenlos bezogen werden.

Schweiz. Vereinigung für Ernährung SVE
Postfach, 3000 Bern 9
Tel. 031 / 24 04 11

Moore Lappé, Frances: Die Öko-Diät, Fischer tb, Frankfurt a. M. 1978.

Strauss, Friedel / Clerc, Paul: Ernährung in der zweiten Lebenshälfte, Müller Rüschlikon/Stuttgart/Wien 1972.

Wir kommen in Schwung

Feldenkrais, Moshe: Bewußtheit durch Bewegung, Suhrkamp, Frankfurt a. M. 1978.

Steffny, Manfred / Breuer, Rosmarie: Das Frauen-Laufbuch, Spiridon-Verlag, Hilden 1982.

Geplante Patientenschaft

Hysterektomie

BRD: Pro Familia
Bundesgeschäftsstelle
Cronstettenstr. 30, 6000 Frankfurt a. M.
Tel. 069 / 550901
Vermittlung lokaler Adressen, Selbsthilfegruppen etc.

CH: Information und Beratung für Frauen INFRA
Mattengasse 27, 8005 Zürich
Tel. 01 / 448844

A: Frauen beraten Frauen
Marotingergasse 19, 1180 Wien
Tel. 222 / 943392

Eine Broschüre »Hysterektomie«, hrsg. vom Frauengesundheitszentrum, ist zu beziehen bei:
IFF (Information für Frauen)
Blumenstr. 43, D-6900 Heidelberg

Kleissl, H. P. / Kindermann, G.: Operationen in der Frauenheilkunde. Eine Informationsschrift für Patientinnen, perimed-Verlag, Erlangen 1978.

Brustkrebs

Deutsche Krebshilfe
Thomas-Mann-Str. 40, Postfach 1467, 5300 Bonn 1
Tel. 0228 / 657081

Schweizerische Krebsliga
Postfach 2284, 3001 Bern
Tel. 031 / 462767

Österreichische Krebsgesellschaft
Spitalgasse 17A, 1090 Wien
Tel. 222 / 425139

Scheel, Mildred / Aumüller, Jochen: Der Krebshilfe-Ratgeber, Bd. 1: Wer behandelt mich richtig? Goldmann tb 10880, München 1983.
Bd. 2: Nützliche Adressen von Tumorzentren, Selbsthilfegruppen, Nachsorgezentren etc. Goldmann tb 10881, München 1983.

Simonoton, Carl O. / Matthews Simonoton, Stephanie / Creighton, James: Wieder gesund werden. Eine Anleitung zur Aktivierung der Selbstheilungskräfte für Krebspatienten und ihre Angehörigen; mit Kassette, Rowohlt, Reinbek 1982.

Rauchen

Ärztlicher Arbeitskreis Rauchen und Gesundheit
Maybachstr 14–16, 6800 Mannheim 1

Arbeitsgemeinschaft Tabakmißbrauch
Laupenstr. 5, 3008 Bern

Österreichische Arbeitsgemeinschaft für Volksgesundheit
Stubenring 1, 1010 Wien

Allgemeine Gesundheitsfragen

BRD:

Deutscher Patienten-Schutzbund e. V.
Adenauerallee 94, 5300 Bonn
Tel. 0228 / 218801

Anonyme Alkoholiker AA
Deutsche Kontaktstelle
Postfach 422, 8000 München 1

Deutsche Arbeitsgemeinschaft Selbsthilfegruppen e. V. (BRD)
Nationale Kontakt- und Informationsstelle zur Anregung und Unterstützung von Selbsthilfegruppen
Albrecht-Achilles-Str. 65, 1000 Berlin 31
Tel. 030 / 8914019

Selbsthilfegruppen bei Depressionen:
Emotions Anonymous EA
Kontaktstelle Deutschland
Hohenheimer Str. 75, 7000 Stuttgart 1
Tel. 0711 / 243533

Selbsthilfegruppen bei Eßproblemen, Eß- und Magersucht:
Overeaters Anonymous
Kontaktstelle Nord
Nr. 081870A, Hauptpostlagernd, 5000 Köln 1
Kontaktstelle Süd
Tullastr. 15, 7800 Freiburg

Schweiz:

Schweizerische Patientenorganisation
Florastr. 12, 8008 Zürich
Tel. 01 / 2525422

Anonyme Alkoholiker AA
Kontaktstelle Schweiz
Cramerstr. 7, 8004 Zürich
Tel. 01 / 2413030

Vermittlungsstellen von Selbsthilfegruppen:
Team Selbsthilfe
Freiestr. 16, 8032 Zürich
Tel. 01 / 558678

Emotions Anonymous EA
Kontaktstelle Schweiz
Postfach 228, 4016 Basel

Unser Körper, unser Leben. Ein Handbuch von Frauen für Frauen. (2 Bände) Rowohlt tb, Reinbek 1984. (Kapitel 16: Die Wechseljahre S. 228–252)

Frau: Ein Handbuch über Sexualität, Verhütung, Abtreibung, Schwangerschaft und Geburt, Körper und Krankheit, Klimakterium und Alter. Frauenbuchverlag, München 1978.

Von JANE FONDA sind folgende Publikationen in deutscher Sprache erhältlich:

»Ich fühl' mich gut«, Jane Fondas Fitneß-Buch, Krüger Verlag, Frankfurt a. M. 1983.
Jane Fondas erstes Buch über Gesundheit und Fitneß. Neben den Grundlagen der guten Ernährung und des Körpertrainings wird hier das vollständige Fitneß-Programm für Anfänger und Fortgeschrittene präsentiert, welches in Fondas eigenen Fitneß-Studios erarbeitet wurde.

Jane Fonda's Workout (Video-Kassette, Beta und VHS)
Die Kassette basiert auf dem Fitneßprogramm, das im Buch »Ich fühl' mich gut« vorgestellt wird. Sie enthält ein gründliches Trainingsprogramm für Anfänger und für Fortgeschrittene. Das Anfänger-Programm dauert 30 Minuten, das Programm für Fortgeschrittene 55 Minuten.

Jane Fondas Schwangerschaftsbuch, Krüger Verlag, Frankfurt a. M. 1984.
Dieses Buch präsentiert das von Femmy DeLyser geschaffene Spezialprogramm, das Frauen sicher durch die rapiden physischen Veränderungen geleitet, die mit der Mutterschaft verbunden sind. Es umfaßt das ganze Jahr von der Zeugung bis zur Rekonvaleszenz und dem Stillen, das Verhalten bei der Entbindung, und es präsentiert ein Spezialprogramm, das in den Fitneß-Studios für werdende und junge Mütter angeboten wird.

Register

Bildnachweis

Fotos

Fotos, die hier nicht angeführt werden, stammen von Harry Langdon.
Murray Alcosser 26, 30, 58–61; Arlene Blum 79; Troy Freemann 80; Burt Glinn/Magnum 255; Kelvin Jones 108; Richard Kalvar/Magnum 259; Kiran 19; Mark Reiter/50 Plus 83, 91; Lorraine Rorke 97; Suzanne Tenner 8, 22/23, 71, 274, 277; UPI 102.

Zeichnungen

Zeichnungen, die hier nicht angeführt werden, stammen von Barbara Shock.
Der Puls: Ihr persönlicher Trainer: Aviva Rahmani und Barbara Shock 94; Silhouette: Loren Clapp 113; Selbstuntersuchung der Brüste: mit freundlicher Genehmigung der American Cancer Society 264/265.

Besondere Erwähnung verdienen auch folgende Mitarbeiter:
Choreographie: Carol Garabedian; Frisuren: Barron; Make-up: Jeff Jones.